医古文

全国高等医学院校「十三五」规划教材

王育林◎主编

北京科学技术出版社

图书在版编目（CIP）数据

医古文/王育林主编；张净秋等参编．—北京：北京科学技术出版社，2016．9（2019.9重印）
ISBN 978－7－5304－8424－1

Ⅰ．①医…　Ⅱ．①王…　②张…　Ⅲ．①医古文　Ⅳ．①R2

中国版本图书馆 CIP 数据核字（2016）第 130791 号

醫古文

主　　编：王育林
策划编辑：于　雷
责任编辑：于　雷　张晓雪
责任校对：贾　荣
责任印制：李　茗
出 版 人：曾庆宇
出版发行：北京科学技术出版社
社　　址：北京西直门南大街 16 号
邮政编码：100035
电话传真：0086－10－66135495（总编室）
0086－10－66113227（发行部）　0086－10－66161952（发行部传真）
电子信箱：bjkj@bjkjpress. com
网　　址：www. bkydw. cn
经　　销：新华书店
印　　刷：三河市国新印装有限公司
开　　本：787mm×1092mm　1/16
字　　数：380 千字
印　　张：17.5
版　　次：2016 年 9 月第 1 版
印　　次：2019 年 9 月第 4 次印刷
ISBN 978－7－5304－8424－1/R·2114

定　　价：**49.00 元**

编 者 名 单

主　编： 王育林

副主编： 张净秋　陈　婷　张宝文

编　者：（以姓氏笔画为序）

王　瀚　王育林　宁　静

张　戬　张净秋　张宝文

陈　婷　裴云龙

前　言

医古文是研究古代医学文献语言文字现象的一门学科，是高等院校中医药类专业的一门专业基础课。同时它也是中医药从业人员进行中医经典训练的终身教育课程。它通过课堂传授古代汉语知识，讲解医学文选以及课下指导阅读训练，来培养学生阅读中医经典、运用专业术语及查检中医古代文献的能力，为后续的深入学习和终身研究打下基础。

本教材是根据国务院《中医药健康服务发展规划（2015－2020年）》《教育部等六部门关于医教协同深化临床医学人才培养改革的意见（教研〔2014〕2号）》的精神，紧密围绕培养古代医学文献阅读理解能力这一根本目的，并汲取了国家规划教材《医古文》《标准医古文》以及《高等医古文教程》的优点，经过编者对文选的重选校勘，对基础知识的进一步修订而最终完成。

全书分为上编、下编和附录三个部分。上编为阅读文选。选注了先秦至清代的古文，共三十篇，选文篇目包涵了本科教学大纲以及职称考试医古文大纲要求的全部篇目，以求更全面地服务于学生和其他读者。文选的内容涵盖了先秦古文、名医传记、医案医话和中医经典古籍的序言及文段。下篇为基础知识。主要介绍了有助于提高古医籍阅读理解水平的基本理论、基本知识和基本技能，包括汉字、词义、语法、工具书和古代文化常识五章。附录为繁简字对照表和常用词。

本教材为锻炼学生阅读古代医学文献的能力，自目录至附录全部使用繁体字，文选部分原文依据所用版本保留了异体字。

本教材参考、汲取了其他教材的优点，在充分尊重教学传统的基础上，努力创新，力图使其更好地服务教学，令人耳目一新。

由于编者水平有限，不足和错误恐在所难免，望广大读者和专家学者不吝赐教。

编者

2016年9月

目　録

上編　閱讀文選

一、秦醫緩和 …… 3
二、晉公子重耳之亡 …… 8
三、蘇秦始將連橫說秦惠王 …… 14
四、晉靈公不君 …… 19
五、秋水（節選） …… 23
六、扁鵲傳 …… 26
七、華佗傳 …… 32
八、錢仲陽傳 …… 41
九、丹溪翁傳 …… 47
十、《漢書·藝文志》序及方技略 …… 54
十一、《傷寒雜病論》序 …… 60
十二、《新修本草》序 …… 64
十三、《黃帝内經素問》序 …… 69
十四、《本草綱目》序 …… 73
十五、《串雅》序 …… 77
十六、《溫病條辨》序 …… 81
十七、寶命全形論 …… 85
十八、元氣存亡論 …… 89
十九、大醫精誠 …… 92
二十、汗下吐三法該盡治病詮 …… 96
二十一、養生論 …… 100
二十二、醫俗亭記 …… 105
二十三、诸家得失策 …… 108
二十四、贈賈思誠序 …… 112
二十五、病家兩要說 …… 116
二十六、不失人情論 …… 120
二十七、諸醫論 …… 124

二十八、醫案六則 …… 128
二十九、藥論五則 …… 136
三十、醫話四則 …… 142

下編　基礎知識

第一章　漢　字 …… 151
第一節　漢字的起源與發展 …… 151
第二節　漢字形體的演變 …… 152
第三節　漢字的結構 …… 154
第四節　通假字、古今字、異體字、簡繁字 …… 159
第二章　詞　義 …… 164
第一節　古今詞義的異同 …… 164
第二節　詞的本義與引申義 …… 170
第三節　同義詞及其辨析 …… 176
第三章　語　法 …… 179
第一節　實詞的活用 …… 179
第二節　特殊的語序 …… 185
第四章　工具書 …… 188
第一節　辞書的編排與檢索 …… 188
第二節　常用工具書舉要 …… 191
第五章　古代文化常識 …… 206
第一節　天　文 …… 206
第二節　曆　法 …… 209
第三節　記　時 …… 213
第四節　避諱方法 …… 222

附録一　繁簡字對照表 …… 228
附録二　常用詞 …… 244

上編　閱讀文選

一、秦醫緩和

《左傳》

【提要】

這兩則文獻，在中國古代醫學史上具有重要意義。前一則顯示出醫緩診斷的正確，反映了當時社會已廣泛運用灸、刺、藥等多種療法，文中提到的“膏肓”“二豎”等詞語，成爲後世廣泛運用的典故。後一則記述了醫和對“房中”作用的正確認識和對“蠱”病的看法，其中所述“六氣”和“情志”病因説，對中醫理論的形成有一定影響。本文節選自《左傳》成公十年和昭公元年，據清嘉慶二十一年（1816）阮元校刻《十三經注疏》整理點校。《春秋左氏傳》，或稱《左氏春秋》，簡稱《左傳》，是我國古代一部敘事詳細的編年體史書，其作者據傳是魯國人左丘明，與《公羊傳》《穀梁傳》合稱“春秋三傳”。在中國古代經學典籍中，“傳”是對“經”的解釋。全書以魯國紀年為綱，記載了由魯隱公元年（前722）至魯哀公二十七年（前468）間魯國和各國的歷史事實，較真實地反映了春秋時代各國的政治、經濟、軍事和文化等方面的事件，是研究中國古代社會的很有價值的歷史文獻。《左傳》在文學上和語言上成就很大，長於描繪戰爭，善於鋪敘辭令，為後代歷史著作和敘事散文樹立了典範。為《左傳》作注解者較多，現存晉代杜預之注最古，另有唐孔穎達正義、陸德明釋文，均編入《十三經注疏》，清代有劉文淇的《春秋左氏傳舊注疏證》。

晉侯夢大厲[1]，被髮及地[2]，搏膺而踊[3]，曰：“殺余孫，不義[4]。余得請於帝矣[5]！”壞大門及寢門而入[6]。公懼，入于室[7]。又壞户[8]。公覺[9]，召桑田巫[10]，巫言如夢。公曰：“何如?”曰：“不食新矣[11]。”

---

[1] 選自《左傳·成公十年》，這一年即公元前581年。　晉侯：即晉景公姬獳（nòu），一名據，前599～前581年在位。　厲：指惡鬼。

[2] 被：後來作“披”，披散。

[3] 搏：拍打。　膺：胸。　踊：跳躍。

[4] 殺余孫，不義：魯成公八年（晉景公十七年），景公誅殺趙氏貴族趙同、趙括（趙盾之弟、趙武之叔祖），趙武因年幼留在宮中而幸免。這也是“趙氏孤兒”故事的最早形態和最接近於真實的面貌。文中的厲鬼是趙氏祖先，向晉景公詛咒、問罪。

[5] 帝：皇天上帝。

[6] 大門：宮殿大門。　寢門：古禮天子五門，諸侯三門。最內之門曰寢門，即路門。後泛指內室之門。

［7］室：指寢宫內室。

［8］户：單扇的門。

［9］覺（jiào）：睡醒。白居易《長恨歌》：云髻半偏新睡覺，花冠不整下堂來。《紅樓夢》第38回《菊夢》詩：籬畔秋酣一覺清，和云伴月不分明。此指驚醒。

［10］桑田巫：桑田地方的巫者。桑田，古地名，春秋時屬虢國，晉滅虢後，歸并於晉。在今河南靈寶縣北。

［11］新：此指新收獲的麥子。不食新：吃不上新收的麥子。

公疾病[1]，求醫于秦，秦伯使醫緩爲之[2]。未至，公夢疾爲二豎子[3]，曰："彼良醫也。懼傷我，焉逃之？"其一曰："居肓之上，膏之下[4]，若我何？"醫至，曰："疾不可爲也，在肓之上，膏之下，攻之不可[5]，達之不及[6]，藥不至焉，不可爲也。"公曰："良醫也！"厚爲之禮而歸之[7]。

［1］疾病：患重病，類似"病篤"。

［2］秦伯：指秦桓公，前603～前577年在位。

［3］二豎子：兩個童子。後世以稱疾病，即本此。

［4］膏肓：指心下膈上。此處被認爲病位深隱，藥力難以達到。後世喻病情危重。肓（huāng），心脏和膈膜之間。膏，指心尖脂肪。

［5］攻：治，當指用灸法治療。

［6］達：此當指用針刺治療。攻之不可、達之不及，用灸法、針刺都無法治療。

［7］歸：使……歸。使動用法。

六月丙午[1]，晉侯欲麥[2]，使甸人獻麥[3]，饋人爲之[4]。召桑田巫，示而殺之。將食，張[5]，如厠[6]，陷而卒。小臣有晨夢負公以登天[7]，及日中，負晉侯出諸厠，遂以爲殉[8]。

［1］六月：此指周曆六月，相當於夏曆四月，這時麥子成熟。　丙午：丙午日。

［2］麥：用作動詞，嘗新麥。

［3］甸人：官名。負責爲天子諸侯管理藉田（由天子諸侯親自過問耕作的土地），并供給獵獲野物。天子諸侯俱有此官，據《禮記·祭義》，諸侯有藉田百畝。甸，古時郭（外城）外曰郊，郊外曰甸。

［4］饋（kuì）人：主管宫中飲食的廚師。

［5］張（zhàng）：指腹脹欲瀉。此義後來作"脹"。

［6］如：到……去。

［7］小臣：官名，官中執役的太監。

［8］殉：陪葬。此指陪葬的人。

晉侯求醫於秦[1]，秦伯使醫和視之[2]。曰："疾不可爲也。是謂近女室[3]，疾如蠱[4]。非鬼非食，惑以喪志[5]。良臣將死[6]，天命不祐。”公曰：“女不可近乎?”對曰：“節之。先王之樂，所以節百事也[7]，故有五節[8]。遲速本末以相及，中聲以降。五降之後，不容彈矣[9]。於是有煩手淫聲[10]，慆堙心耳[11]，乃忘平和[12]，君子弗聽也。物亦如之。至於煩[13]，乃舍也已，無以生疾。君子之近琴瑟[14]，以儀節也[15]，非以慆心也。天有六氣，降生五味，發爲五色[16]，徵爲五聲[17]。淫生六疾[18]。六氣曰陰、陽、風、雨、晦、明也。分爲四時，序爲五節[19]，過則爲菑[20]。陰淫寒疾，陽淫熱疾，風淫末疾[21]，雨淫腹疾，晦淫惑疾[22]，明淫心疾[23]。女，陽物而晦時[24]，淫則生內熱惑蠱之疾。今君不節、不時[25]，能無及此乎?”

[1] 選自《左傳・昭公元年》。這一年即公元前 541 年。晉侯：即晉平公，名彪。前 557 ~ 前 532 年在位。

[2] 秦伯：即秦景公。公元前 576 ~ 前 537 年在位。

[3] 謂："爲"的通假字，因爲。一說"室"字爲"生"字之誤，此句讀爲"是爲近女，生疾如蠱"。可參。另外，清儒王念孫謂，應讀作"是謂近女，室疾如蠱"。蠱，禍也。室疾，王闓運《湘綺樓日記》"同治八年十一月三日"條曰："室疾，今言房勞也。"

[4] 蠱（gǔ）：蠱疾。此指因沉溺女色而導致的心志惑亂之病。

[5] 非鬼非食，惑以喪志：病并非由于鬼神（詛咒）或由于飲食（不当），而是因迷惑于女色，以喪失心志。

[6] 良臣：此指晉大夫趙孟，即趙武，又稱趙文子。

[7] 節：節制。

[8] 五節：指宫、商、角（jué）、徵（zhǐ）、羽，中國古代的五聲音階，相當於 dol、re、mi、so、la。此外還有四種偏音：變宫、變徵、清角、清羽。

[9] "遲速"四句：指奏樂時，或快或慢，自始至終遞相連貫，達到和諧之聲，然後下降，至五聲下降之後，就停止奏樂。相及，相連。中聲，中正和諧之聲。五降，指五聲都減弱。

[10] 煩手：此指手法繁雜混亂。煩，繁雜。由于中和之聲既息，再奏就成了多餘繁雜的音乐。淫，过度。

[11] 慆（tāo）堙（yīn）心耳：即"慆心堙耳"。久听嘈雜之音，使耳没而難禁。慆，喜悦，這里是使……喜悦，指過分、過度之意；堙，使……堵塞。均爲使動用法。

[12] 忘：忘記，失去。　平和：指上文之中聲。過此，君子不聽。

[13] 烦：過度。

[14] 琴瑟：古代絃樂器名，此喻女色。《詩經・關雎》：窈窕淑女，琴瑟友之；《小雅・常棣》：妻子好合，如鼓瑟琴。

[15] 儀：禮儀。

[16] 天有六氣：氣，氣象。　五味：辛、酸、鹹、苦、甘。　五色：白、青、赤、黑、黄。　發：表現。

[17] 徵為五聲：徵，驗證，顯現。

[18] 淫生六疾：五味、五色、五聲過度則生出六種疾病。類似《老子》所說，"五色令人目盲，五音令人耳聾，五味令人口爽，馳騁畋獵令人心发狂，難得之貨令人行妨。"

[19] 五節：五行之節。古人以五行之木、火、金、水配春、夏、秋、冬，每時72天，餘日配屬於土，是謂五節。一說，五節指五聲之節，此說更妥當。

[20] 菑（zāi）：同"災"。

[21] 末疾：此指四肢之病。

[22] 晦淫惑疾：夜晚將息失宜，易患心神惑亂的疾病。晦，夜晚。

[23] 明淫心疾：白天思慮過度，易患心神勞倦的疾病。明，白晝。心疾：精神疾病，抑鬱症或發瘋。《左傳·襄公三年》記載楚國將領子重伐吳失敗，"君子謂'子重於是役也，所獲不如所亡'，楚人以是咎子重。子重病之，遂遇心疾而卒"，指思慮過度而得腦病、精神病。

[24] 陽物：此處意謂女性是男性的附屬物，從杜預說。陽，此指男性。晦淫，男女同寢常在夜間，所以叫晦時。晦淫，指房事過多。

[25] 不節、不時：不節指女色過度，不時指近女色不分晦明（無論晚上白天）。

出，告趙孟[1]。趙孟曰："誰當良臣[2]？"對曰："主是謂矣[3]。主相晉國[4]，於今八年，晉國無亂，諸侯無闕[5]，可謂良矣。和聞之，國之大臣，榮其寵禄，任其大節[6]。有菑禍興，而無改焉[7]，必受其咎。今君至於淫以生疾，將不能圖恤社稷[8]，禍孰大焉？主不能禦[9]，吾是以云也。"趙孟曰："何謂蠱？"對曰："淫溺惑亂之所生也[10]。於文，皿蟲爲蠱。穀之飛亦爲蠱[11]。在《周易》，女惑男，風落山，謂之蠱[12]。皆同物也[13]。趙孟曰："良醫也。"厚其禮而歸之。

---

[1] 趙孟：即趙武，傳說中的"趙氏孤兒"，死後謚文子。

[2] 當：稱得上。

[3] 主是謂：等於說"謂主"，賓語前置。主，大夫的敬稱，此指趙孟。

[4] 相（xiàng）：輔佐。

[5] 闕（quē）：嫌隙。

[6] 大節：指關係國家存亡安危的大事。

[7] 有災禍興，而無改焉：此處的"災禍"就是指晉平公好色過度。指趙武既然任國之大節，必須改正國君招惹災禍的行為，而趙武卻沒有使他改正。改，糾正。

[8] 圖恤：謀劃憂慮。社稷：本指土神和穀神，後借指國家。

[9] 禦：《爾雅·釋言》：禦，禁也，即制止。

[10] 淫溺惑亂：過分沉醉、迷惑（於某一種事物）導致癲狂。

[11] "穀之飛"句：古人將穀物儲藏過久或受濕而生的飛蟲也稱爲蠱。

[12] "在《周易》"四句：指在《周易》中，蠱卦的含義是長女迷惑少男，大風吹

落木葉到山下。蠱，卦名。下卦爲巽（xùn）卦，爲長女，爲風；上卦爲艮（gèn）卦，爲少男，爲山。杜預注此句“巽下艮上蠱。巽為長女，為風；艮為少男，為山。少男而說長女，非匹，故惑。山木得風而落”。

[13] 同物：同類。

課外實踐

（一）詞語注釋

(1) 搏 (2) 踊 (3) 二豎 (4) 張 (5) 慆 (6) 堙 (7) (於) 煩 (8) (儀) 節 (9) 徵 (為) (10) 淫 (11) (不) 時 (12) (誰) 當 (13) 主 (相) (14) 圖恤 (15) (同) 物

（二）課外閱讀

予讀褚氏遺書有曰博涉知病多診識脉屢用達藥嘗撫卷以爲名言山居僻處博歷何由於是廣輯古今名賢治法奇驗之迹類摘門分世採人列爲書曰名醫類案是亦褚氏博歷之意也自夫三墳墜而九邱湮方書繁而經論廢或指素難以語人鮮不以爲迂者醫之術日益濫觴通經學古世不多見太史公作史記傳淳于意備書其治病死生主名病狀診候方脉詳悉弗遺葢將以折同異極變化求合神聖之道以立權度於萬世軒岐俞扁之書匪直爲虛誚已也今予斯編雖未敢僭擬先哲然宣明往範昭示來學既不詭於聖經復易通乎時俗指迷廣見或庶幾焉耳學者譬之由規矩以求班因彀以求羿引而伸之遡流窮源推常達變將不可勝用矣（明江應宿《名醫類案·自序》）

要求：

1. 標點文章。
2. 翻譯畫綫的句子。
3. 按文意回答問題。

   章太炎先生指出：“中醫之成績，醫案最著。欲求前人之經驗心得，醫案最有綫索可尋，循此鑽研，事半功倍。”簡述此話的道理。

二、晉公子重耳之亡

《左傳》

【提要】

晉文公（前671～前628），姓姬，名重耳，是春秋時期晉國國君，曲沃武公之孫、獻公之子。春秋五霸之一。獻公死後，奚齊、卓子、夷吾先後立為國君。公子重耳流亡國外十九年，在秦穆公護送下回國即位，稱晉文公。本文選自《左傳·僖公二十三、二十四年》，記載晉重耳出奔、流亡的經過，揭示了春秋時期各國統治集團中的矛盾鬥爭，生動描寫了晉文公早年落難時的鮮明形象。"春秋五霸"中的另外四人分別是：齊桓公、宋襄公、秦穆公、楚莊王。本文據清嘉慶二十一年（1816）阮元校刻《十三經注疏》點校整理。

晉公子重耳之及於難也[1]，晉人伐諸蒲城[2]。蒲城人欲戰。重耳不可，曰："保君父之命而享其生祿[3]，於是乎得人。有人而校[4]，罪莫大焉。吾其奔也[5]。"遂奔狄[6]。從者狐偃、趙衰、顛頡、魏武子、司空季子[7]。狄人伐廧咎如[8]，獲其二女：叔隗、季隗[9]，納諸公子。公子取季隗，生伯儵[10]、叔劉；以叔隗妻趙衰[11]，生盾。將適齊，謂季隗曰："待我二十五年，不來而後嫁。"對曰[12]："我二十五年矣，又如是而嫁，則就木焉[13]。請待子。"處狄十二年而行。過衛。衛文公不禮焉[14]。出於五鹿[15]，乞食於野人。野人與之塊[16]。公子怒，欲鞭之。子犯曰："天賜也[17]。"稽首[18]，受而載之。

---

［1］及於難：指晉太子申生之難。《左傳》記僖公四年十二月，晉獻公聽從驪姬的讒言，逼迫太子申生自縊而死，其餘二子重耳、夷吾也同時出奔。《史記·晉世家》載，晉獻公最早令太子申生、重耳、夷吾三人離開國都絳的時候，晉國人已經得知太子必將被廢黜。

［2］蒲城：今山西隰縣，當時是重耳的封地。公子重耳駐守此地，對晉獻公形成威脅，因此獻公決定對他進兵。

［3］保：倚仗。　生祿：養生的祿邑。古代貴族從封地中取得生活資料。

［4］校（jiào）：違抗、對抗。

［5］其：副詞，表示說話人對將采取的行動的一種肯定的判斷、願望或決心。句末常與語氣詞"也"配合。可譯為"一定""肯定"等。

[6] 狄：古代中國北方的部族，散處在北方諸侯國之間。

[7] 狐偃：重耳的舅父，字子犯，因此也稱"舅犯"或"咎犯"。　趙衰（cuī）：字子餘。　魏武子：名犨（chōu）。　司空季子：一名胥臣。他們和顛頡五人日後都是晉國的大夫。

[8] 廧咎（qiáng gāo）如：狄族的別種。

[9] 隗（wěi）：廧咎如族的姓。

[10] 儵（yōu）：人名。

[11] 以叔隗妻趙衰：把叔隗嫁給趙衰。妻，名詞活用為動詞，嫁給。《論語·公冶長》有兩則寫道"子謂公冶長，'可妻也。雖在縲絏之中，非其罪也。'以其子妻之""子謂南容，'邦有道，不廢；邦無道，免于刑戮'，以其兄之子妻之"，分別說孔子將自己的女兒和侄女嫁給了公冶長、南容兩位學生。

[12] 對曰：回答，應答。《廣韵·隊韵》："對，答也。應也。"

[13] 就木：指進入棺材。

[14] 衛文公：當時衛國的君主。

[15] 五鹿：衛地，今河南濮陽縣東北。

[16] 塊：土塊。《史記·晉世家》作"野人盛土器中進之"。

[17] 天賜：土塊象徵土地，是建立國家的徵兆，所以稱為天賜。

[18] 稽首：以頭抵地，為時甚久。《周禮》規定的"九拜"中等級最高的下拜禮節。

及齊，齊桓公妻之，有馬二十乘[1]，公子安之[2]。從者以為不可。將行，謀於桑下。蠶妾在其上[3]，以告姜氏。姜氏殺之，而謂公子曰："子有四方之志[4]，其聞之者，吾殺之矣。"公子曰："無之。"姜曰："行也！懷與安，實敗名。[5]"公子不可。姜與子犯謀，醉而遣之[6]。醒，以戈逐子犯。

[1] 有馬二十乘（shèng）：即有馬八十匹。馬四匹為一乘。

[2] 安：形容词活用为动词、意动用法，以之为安。

[3] 蠶妾：採桑葉養蠶的女奴隸。

[4] 四方之志：指遠大的志向。

[5] "懷與安"二句：貪戀享受，安於現狀，是可以摧毀人的聲名的。懷，貪戀妻室。

[6] 醉而遣之：把重耳灌醉以後，打發上路。

及曹，曹共公聞其駢脅[1]，欲觀其裸。浴，薄而觀之[2]。僖負羈之妻曰："吾觀晉公子之從者，皆足以相國[3]。若以相，夫子必反其國[4]。反其國，必得志於諸侯[5]。得志於諸侯，而誅無禮[6]，曹其首也。子盍蚤自貳焉[7]？"乃饋盤飧[8]，寘璧焉[9]。公子受飧反璧[10]。

及宋，宋襄公贈之以馬二十乘[11]。

[1] 曹共公：當時曹國的君主。　騈脅（pián xié）：指腋下肋骨連成一片，是一種生理上的畸形。一說指肌肉健壯，不顯肋。脅：肋骨。

[2] 薄：設簾而窺之。

[3] 相：助，輔佐。《論語·季氏》載“危而不持，顛而不扶，則將焉用彼相矣”，即指輔佐的意思。相國、丞相、首相的“相”皆是此意。

[4] 反其国：返回他的国家。反，後来分化出“返”字。

[5] 得志於諸侯：指稱霸。

[6] 誅無禮：對他无禮的國家。誅，討伐。

[7] 盍：何不。　蚤：“早”的同音假借字。　貳：兩屬，此處指暗中結交重耳。

[8] 盤飧（sūn）：一盤飯食。飧：晚飯。

[9] 寘璧焉：在盤飧中藏着璧玉，暗中表示敬意。寘，放置。古代的“置”表示赦免。

[10] 受飧反璧：接受飯食，表示領情；退回璧玉，表示不貪。　反，後來分化出“返”字。

[11] 宋襄公：當時宋國的君主。

及鄭，鄭文公亦不禮焉[1]。叔詹諫曰[2]：“臣聞天之所啓[3]，人弗及也。晉公子有三焉[4]，天其或者將建諸[5]。君其禮焉。男女同姓，其生不蕃[6]。晉公子，姬出也，而至于今[7]，一也。離外之患[8]，而天不靖晉國[9]，殆將啓之，二也。有三士，足以上人，而從之[10]，三也。晉、鄭同儕[11]，其過子弟固將禮焉[12]，況天之所啓乎？”弗聽。

[1] 鄭文公：當時鄭國的君主。

[2] 叔詹：鄭大夫。

[3] 天之所啓：言重耳是上天所佑助的人。啓，開，引申為贊助。

[4] 有三焉：指有三件不同尋常的事。

[5] 天其或者將建諸：或者上天有意樹立他吧。其，大概。或者，或許。“其”与“或者”皆表示不肯定意義的副詞，因強調其語氣，故連用。諸，兼詞，之乎。

[6]“男女”二句：中國古代有同姓不婚的說法，認為夫妻同姓，子孫不能蕃盛。

[7]“晉公子”三句：晉公子姬姓，母親狐姬也是姬姓，但是重耳一直活到今天。

[8] 離外之患：指遭受逃亡到外國的憂患。離同“罹”，遭受。外，指逃亡外國。

[9] 靖：安，指使之安定。

[10] 三士：《國語·晉語》中言指狐偃、趙衰和賈佗。賈佗，本文未言及。

[11] 晉、鄭同儕（chái）：晉、鄭是同等地位的國家。

[12] 其過子弟：那路過鄭國的子弟。

及楚，楚子饗之[1]，曰：“公子若反晉國，則何以報不穀[2]？”對曰：“子女玉帛，則君有之；羽毛齒革[3]，則君地生焉。其波及晉國者[4]，君之餘也，其何以報君？”曰：“雖然[5]，何以報我？”對曰：“若以君之靈，得反晉國[6]，晉、楚治兵，遇於中原，其辟君三舍[7]。若不獲命[8]，其左執鞭弭[9]、右屬櫜鞬[10]，以與君周旋。”子玉請殺之[11]。楚子曰：“晉公子廣而儉[12]，文而有禮。其從者肅而寬[13]，忠而能力。晉侯無親[14]，外內惡之。吾聞姬姓唐叔之後，其後衰者也[15]，其將由晉公子乎[16]！天將興之，誰能廢之？違天必有大咎。”乃送諸秦。

[1] 楚子：指楚成王。　饗之：以盛大的酒席款待他。中國古代的“饗”和“宴”內容、禮節不同，“饗”是按一定禮製的宴飲，對象不同，有不同的規格；“宴”則是以酒食酬請賓客，規模或大或小，“宴”即宴飲的通稱。一般來說，“饗”的規格要高於“宴”，禮敬意極重。

[2] 不穀：君主的自我謙稱。穀，善。

[3] 羽毛齒革：指鳥羽、獸毛、象牙、牛皮等物。

[4] 波及：散及。

[5] 雖然：即使如此。

[6] 以君之靈：托您的福。

[7] 其：將要。　辟：回避，後來分化為“避”字。　舍：三十里為一舍。

[8] 若不獲命：不獲命，當時的外交辭令，猶言不得到允許，指若不能得到您退兵的命令。

[9] 鞭弭（mǐ）：馬鞭和弓。

[10] 櫜鞬（gāo jiàn）：裝弓箭的口袋。

[11] 子玉：楚國的令尹（丞相），後在城濮之戰中敗給重耳率領的晉軍而羞愧自殺。

[12] 廣而儉：志廣而用儉。

[13] 肅而寬：態度嚴肅而待人寬厚。

[14] 晉侯：指晉惠公，即成為晉國國君後的公子夷吾。　無親：指惠公國內外關係都不好，不得人心。

[15]“吾聞”二句：周朝姬姓，成王封弟叔虞於唐（今山西翼城西），稱唐叔。其子改國號爲晉。後衰者，最後衰敗的國家，也就是將要強大的國家，類似《論語》中稱年輕後學為“後死者”。

[16]“其將”句：意為可能由晉公子重耳這一支繼承下去。

秦伯納女五人[1]，懷嬴與焉[2]。奉匜沃盥[3]，既而揮之[4]。怒曰：“秦、晉匹也，何以卑我！”公子懼，降服而囚[5]。他日，公享之[6]。子犯曰：“吾不如衰之文也[7]。請使衰從。”公子賦《河水》[8]，公賦《六月》[9]。趙衰曰："重耳拜賜[10]。"公子降[11]，拜，稽首。公降一級而辭焉[12]。衰曰："君稱所以佐天子者命重耳，重耳敢不拜？"

二十四年春，王正月[13]，秦伯納之[14]。

[1] 納女：指給他娶配偶。

[2] 懷嬴：秦穆公之女，曾嫁晉懷公（晉惠公之子）。懷公自秦逃歸後，又配給重耳。秦，嬴姓，故稱懷嬴。

[3] 奉匜（yí）沃盥（guàn）：（懷嬴）捧著盛水器澆水給重耳洗手。奉，後來作"捧"。匜，盛水器。沃，澆水。盥，洗手。

[4] 既而揮之：（重耳）洗手後，本應待授巾拭干，而他不待授巾揮去手中餘水使干，非禮也。既，完畢。揮，指揮手使去。

[5] 降服而囚：指重耳脫去上服並拘禁自已，向懷嬴謝罪。

[6] 公：指秦穆公。

[7] 文：指言辭的文采，長於外交辭令。

[8] "公子"句：春秋時期在外交宴會中指定篇名，使樂工奏樂，稱為賦詩。這是《詩經》在當時的重要用法。引詩者必須懂得詩篇的含義以及寓意、外交場合的引申義，聽者也要明白其中的奧秘，並與引詩者應和。這是春秋時期重要的外交禮儀，是一種特有的對話、交往方式，也足以體現一個國家君主、卿大夫的文化素養和外交能力。在本篇中，重耳指定演奏的《河水》，古代注家以為這就是《詩經》中的《沔（miǎn）水》篇。篇首"沔彼流水，朝宗於海"兩句，說滿滿的流水，歸向大海。這裏有晉國人士歸國当朝事秦國的意思。

[9]《六月》：《詩經》篇名。篇首"六月棲棲，戎車既飭"，說六月中急急遑遑，兵車已經準備好了。這是歌頌尹吉甫輔佐周宣王北伐獲勝的詩。

[10] 拜賜：拜謝秦穆公賦詩表示的好意。

[11] 降：下階。

[12] 公降一級：秦穆公走下一級台階。

[13] 王正月：即周曆的正月。王，指周天子。

[14] 秦伯納之：指秦穆公用武力保護重耳入晉國。

課外實踐

一、詞語注釋

（1）保（君父）（2）校（3）妻（4）就木（5）乘（6）懷（与安）（7）駢脅（8）薄（9）蚤（10）貳（11）盘飧（12）啓（13）審（14）離（外之患）（15）靖（16）儕（17）不穀（18）三舍（19）弭（20）櫜鞬（21）沃

二、閱讀實踐

醫師掌醫之政令聚毒藥以共醫事凡邦之有疾病者疕瘍者造焉則使醫分而治之<u>食醫掌</u>

和王之六食六飲六膳百羞百醬八珍之齊凡食齊眡春時羹齊眡夏時醬齊眡秋時飲齊眡冬時凡和春多酸夏多苦秋多辛冬多鹹調以滑甘凡會膳食之宜牛宜稌羊宜黍豕宜稷犬宜粱雁宜麥魚宜苽凡君子之食恒放焉疾醫掌養萬民之疾病四時皆有癘疾春時有痟首疾夏時有痒疥疾秋時有瘧寒疾冬時有嗽上氣疾以五味五穀五藥養其病以五氣五聲五色眡其死生兩之以九竅之變參之以九藏之動凡民之有疾病者分而治之死終則各書其所以而入于醫師瘍醫掌腫瘍潰瘍金瘍折瘍之祝藥劀殺之齊凡療瘍以五毒攻之以五氣養之以五藥療之以五味節之凡藥以酸養骨以辛養筋以鹹養脉以苦養氣以甘養肉以滑養竅凡有瘍者受其藥焉（《周禮・天官》）

要求：

1. 標點文章。
2. 翻譯畫綫的句子。
3. 按文意回答問題。
   簡述周代的醫事制度。

三、蘇秦始將連橫說秦惠王

《戰國策》

【提要】

戰國時代是春秋以後更激烈的大兼併時代。蘇秦是縱橫家中合縱派的領軍人物。遊說時善於抓住要害，單刀直入，說理清楚。蘇秦發憤讀書，“引錐自刺其股”的故事，後世傳為佳話。本文選自《戰國策·秦策》。《戰國策》按東周、西周、秦、齊、楚、趙、魏、韓、燕、宋、衛、中山依次分國編寫，經漢代劉向校編，共三十三篇。今人繆文遠有《戰國策新注》。湖南長沙馬王堆出土西漢帛書記述戰國時事，定名《戰國縱橫家書》，與本書內容相似。本文據民國八年（1919）上海商務印書館出版《四部叢刊》初編影印之江南圖書館藏元至正十五年刊本《戰國策校註》點校整理。

蘇秦始將連橫說秦惠王[1]，曰：“大王之國，西有巴蜀、漢中之利，北有胡、貉、代、馬之用[2]，南有巫山、黔中之限，東有崤、函之固[3]。田肥美，民殷富；戰車萬乘，奮擊百萬[4]；沃野千里，蓄積饒多，地勢形便。此所謂天府，天下之雄國也。以大王之賢，士民之众，車騎之用，兵法之教，可以併諸侯，吞天下，稱帝而治。願大王少留意[5]，臣請奏其効。”秦王曰：“寡人聞之，毛羽不豐滿者，不可以高飛；文章不成者[6]，不可以誅罰；道德不厚者，不可以使民；政教不順者，不可以煩大臣。今先生儼然不遠千里而庭教之[7]，願以異日。”

[1] 連横：也作“連衡”。當時秦地處西方，六國地處南北。六國諸侯聯合拒秦稱合從，即“合眾弱以攻一強”。相對地，六國事奉秦國稱連衡，即“事一強以攻眾弱”。

[2] 胡、貉（mò）、代、馬：胡、貉，北方兩个少數民族。代、馬，地名，代郡、馬邑。

[3] 崤（xiáo）、函：崤山和函谷。自古为險要的關隘。函谷東起崤山，故以並稱。

[4] 奮擊：精選善戰，敢於衝鋒陷陣，勇於殊死決戰的士卒。

[5] 少：稍，略加。

[6] 文章：指法令。　成：完備。

[7] 儼然：嚴肅莊重的樣子。　庭教：當面教導。庭，直也。

蘇秦曰：“臣固疑大王之不能用也。昔者神農伐補遂[1]，黃帝伐涿鹿而禽蚩尤[2]，堯伐驩兜[3]，舜伐三苗，禹伐共工，湯伐有夏[4]，文王伐崇[5]，武王伐紂，齊桓任戰而霸天下[6]。由此觀之，惡有不戰者乎[7]？古者使車轂擊馳[8]，言語相結[9]，天下为一；約從連横，兵革不藏；文士並飭[10]，諸侯亂惑；萬端俱起，不可勝理；科條既備，民多伪態；書策稠濁，百姓不足；上下相愁，民無所聊[11]；明言章理[12]，兵甲愈起；辯言偉服，戰攻不息；繁稱文辭，天下不治；舌敝耳聾，不見成功；行義約信，天下不親[13]。於是乃廢文任武，厚養死士，綴甲厲兵[14]，効勝於戰場[15]。夫徒處而致利[16]，安坐而廣地，雖古五帝三王五霸、明主賢君，常欲坐而致之，其勢不能，故以戰續之。寬則兩軍相攻，迫則杖戟相撞，然後可建大功。是故兵勝於外，義強於內，威立於上，民服於下。今欲併天下，淩萬乘，詘敵國[17]，制海內，子元元[18]，臣諸侯，非兵不可。今之嗣主忽於至道，皆惛於教，亂於治，迷於言，惑於語，沉於辯，溺於辭。以此論之，王固不能行也。”

---

[1] 補遂：傳說中上古部落名。

[2] 禽：捉拿，擒獲。此義後來作“擒”。

[3] 驩（huān）兜：相傳和共工、三苗、鯀並稱“四兇”。

[4] 有夏：即夏朝，指夏桀。有，虛詞，無義。

[5] 崇：古國名，在今陝西户縣一帶。傳說崇侯虎助紂虐。

[6] 任戰：善戰。

[7] 惡（wū）：豈，哪。

[8] 使車轂（gǔ）擊馳：形容各國使者頻繁交往。馳似為衍字。轂擊，來往車輛互相撞擊。轂，車輪的中心部分，有圓孔，可以插軸。

[9] 結：結交，訂立盟約。

[10] 飭（shì）：通“飾”。見段玉裁《說文解字註》。

[11] 聊：依賴。

[12] 章：后来作“彰”。

[13] 以上陳述舌辯之士的危害，为韻語。韻部標示如下：言語相結（質），天下为一（質）；約從連横（陽），兵革不藏（陽）；文士並飭（職），諸侯亂惑（職）；萬端俱起（之），不可勝理（之）；科條既備（職），民多伪態（之）；書策稠濁（屋），百姓不足（屋）；上下相愁（幽），民無所聊（幽）；明言章理（之），兵甲愈起（之）；辯言偉服（職），戰攻不息（職）；繁稱文辭（之），天下不治（之）；舌敝耳聾（東），不見成功（東）；行義約信（真），天下不親（真）。

[14] 綴甲厲兵：縫補鎧甲，磨礪兵器。

[15] 効勝：致勝，取勝。

[16] 徒處：指無所為，不進行戰爭。徒：空。

[17] 詘（qū）：使屈服。

[18] 元元：百姓，庶民。

說秦王書十上而說不行。黑貂之裘敝，黄金百金盡，資用乏絕，去秦而歸。羸縢履蹻[1]，負書擔囊，形容枯槁，面目黧黑[2]，狀有愧色。歸至家，妻不下維[3]，嫂不为炊，父母不與言。蘇秦喟然歎曰："妻不以我为夫，嫂不以我为叔，父母不以我为子，是皆秦之罪也。"乃夜發書，陳篋數十[4]，得太公《陰符》之謀[5]，伏而誦之，簡練以为揣摩[6]。讀書欲睡，引錐自刺其股，血流至足。曰："安有說人主不能出其金玉錦繡，取卿相之尊者乎？"朞年[7]，揣摩成。曰："此真可以說當世之君矣。"

[1] 羸縢履蹻（lěi téng lǚ juē）：裹着綁腿，穿着草鞋。羸，當為"羸"，通"纍"，纏繞，裹縛，捆綁。縢，綁腿布。蹻，通"屩"。

[2] 黧（lí）黑：指臉色黑。

[3] 維：當作"絍"，指織機。

[4] 陳篋（qiè）：擺出書箱。

[5] 太公陰符：《漢書·藝文志》有《陰符經》。

[6] 簡練：指淘汰洗練，撮取精要。　揣摩：揣度對方，以相比合。一說為《揣》《摩》二篇。

[7] 朞（jī）年：一整年。

於是乃摩燕烏集闕[1]，見說趙王於華屋之下，抵掌而談[2]。趙王大說，封为武安君，受相印。革車百乘、錦繡千純[3]、白璧百雙、黄金萬鎰[4]以隨其後，約從散横以抑強秦，故蘇秦相於趙而關不通。當此之時，天下之大，萬民之衆，王侯之威，諸臣之權，皆欲决於蘇秦之策。不費斗粮，未煩一兵，未戰一士，未絕一弦，未折一矢，諸侯相親，賢於兄弟[5]。夫賢人在而天下服，一人用而天下從。故曰："式於政[6]，不式於勇；式於廊廟之内[7]，不式於四境之外。"當秦之隆，黄金萬鎰为用，轉轂連騎，炫熿於道[8]。山東之國[9]，從風而服，使趙大重。且夫蘇秦，特窮巷掘門、桑户棬樞之士耳[10]，伏軾樽銜[11]，横历天下，庭說諸侯之主，杜左右之口，天下莫之伉[12]。

[1] 摩燕烏集闕：說法不一，一說，燕烏集闕是塞名。摩，近。

[2] 抵（zhǐ）掌：擊掌。指談得很歡暢，很投契。

[3] 純（tún）：匹，束。

[4] 鎰（yì）：二十兩。

[5] 賢：勝過，超過。

[6] 式：依賴，用。

[7] 廊廟：指朝廷。

[8] 炫熿（huáng）：光耀顯赫。"熿"同"惶"。

［9］山東：指崤山或華山以東地區，指東方六國。

［10］窮巷掘（kū）門、桑户棬（quān）樞：住在貧苦的鄉里，窟穴而居，用桑條為戶，用樹枝彎曲成圈接著門軸。形容居室簡陋。掘，通“堀”，俗作“窟”。挖洞。棬，彎曲成圈。

［11］伏軾樽（zǔn）銜：俯身靠在車前的横木上，用手拉著韁繩。指乘車。樽，當為“撙”，節制。銜，馬嚼子。

［12］伉：“抗”的通假字，匹敵。

將說楚王，路過洛陽。父母聞之，清宮除道[1]，張樂設飲，郊迎三十里。妻側目而視，側耳而聽。嫂蛇行匍伏[2]，四拜，自跪而謝[3]。蘇秦曰：“嫂何前倨而後卑也[4]?”嫂曰：“以季子[5]位尊而多金。”蘇秦曰：“嗟乎！貧窮則父母不子，富貴則親戚畏懼。人生世上，勢位富厚，盖可以忽乎哉[6]！”

［1］宮：房屋，居室。

［2］蛇行匍伏：像蛇一樣伏地爬行，指扭扭捏捏，歪歪斜斜，故作姿態的屈卑動作。匍伏，即“匍匐”。

［3］謝：道歉。

［4］倨（jù）：傲慢。

［5］季子：蘇秦字季子。

［6］盖：通“盍”，何，怎麽。

課外實踐

一、詞語注釋

（1）奮擊（2）少（3）庭（4）有（夏）（5）惡（有不戰）（6）結（7）飭（8）聊（9）章（10）効勝（11）徒處（12）詘（13）元元（14）贏縢履蹻（15）朞（16）純（17）鎰（18）賢（19）式（20）炫熿（21）掘（22）棬（23）樽（24）伉

二、閱讀實踐

隋大業中太醫博士巢元方等奉詔撰書凡六十七門一千七百二十論陳振孫書録解題稱王燾外台秘要諸論多本此書今勘之信然又第六卷解散病諸候為服寒食散者而作惟六朝人有此證第二十六卷貓鬼病候見於北史及太平廣記者亦惟周齊時有之皆非唐以後語其為舊本無疑其書但論病源不載方藥蓋猶素問難經之例惟諸證之末多附導引法亦不言法出誰氏考隋志有導引圖三卷註曰立一坐一臥一或即以其說編入歟讀書志稱宋朝舊制用此書課試醫士而太平興國中集聖惠方每門之首亦必冠以此書蓋其時去古未遠漢以來經方脈論存者尚多又裒集眾長共相討論故其言深密精邃非後人之所能及內經以下自張機王叔和葛洪數家書外此為最古究其旨要亦可云證治之津梁矣（《四庫全書總目·子部·醫家類》）

要求：

1. 標點文章。
2. 翻譯画綫的句子。
3. 按文意回答問題。

   根據上文談談《諸病源候論》一書的特點和價值。

四、晉靈公不君

《左傳》

【提要】

《晉靈公不君》出自《左傳·宣公二年》，即公元前607年。晉靈公，名夷皋，晉襄公之子，文公之孫，是歷史上有名的暴君。文章講述了以趙盾、士季爲代表的敢於直諫、忠於國事的大臣力勸靈公從善如流、過而能改、圖恤社稷，而靈公卻意圖加害的歷史事件。文中還塑造了鉏麑、提彌明等典型人物，表現出先秦志士的氣節和情操。

全文据中華書局1980年影印清嘉慶二十一年（1816）阮元校刻《十三經注疏》整理點校。

晉靈公不君[1]。厚斂以彫牆[2]。從臺上彈人[3]，而觀其辟丸也[4]。宰夫胹熊蹯[5]不熟，殺之，寘諸畚[6]，使婦人載以過朝[7]。趙盾、士季見其手[8]，問其故而患[9]之。將諫，士季曰："諫而不入[10]，則莫之繼也[11]。會請先，不入，則子繼之。"三進及溜[12]，而後視之。曰："吾知所過矣，將改之。"稽首[13]而對曰："人誰無過？過而能改[14]，善莫大焉。《詩》曰：'靡不有初，鮮克有終。'[15]夫[16]如是，則能補過者鮮矣。君能有終，則社稷之固也，豈惟羣臣賴之[17]。又曰：'衮職有闕，惟仲山甫補之。'[18]能補過也。君能補過，衮不廢矣。[19]"

---

[1] 不君：不行君道。君，名詞活用爲動詞。

[2] "厚斂"句：厚，重。斂，賦税。厚斂，加重賦税。彫，畫。

[3] 彈人：用彈弓射人。

[4] 辟："避"的古字，躲避。

[5] 宰夫：廚師。　胹（ér）：燉制。　熊蹯（fán）：熊掌。

[6] 諸：兼詞，相當於"之於"。　畚（běn）：草繩編成的筐子一類的器具。

[7] 過朝：經過朝廷。晉靈公視人命如草芥，隨意殺人，並藉以恫嚇别人。

[8] 趙盾：晉國正卿，謚號宣子。　士季：名會，晉國大夫。其手，指宰夫的手。

[9] 患：擔憂。

[10] 不入：不納，指不接納諫言。

[11] 莫：表否定的不定代詞，相當於"沒有誰"。　之：代詞，這裏指代趙盾，

做“繼”的賓語。

[12] 三進及溜：三進，指往前走了三次。溜，通“霤”，房頂瓦壠滴水處，這裏指房檐下。士會進諫，先往前走了一段，之後伏在地上行禮，靈公知道他要進諫，假裝沒看見，於是士會又往前走再行禮，如此三次到了房檐下，靈公沒有辦法，才理會他。

[13] 稽（qǐ）首：古代最爲恭敬的禮節，近似於磕頭。整個動作較爲緩慢，首先要先拜，之後雙手合抱按地，頭伏在手前邊的地上停留一會兒。

[14] 人誰無過？過而能改：兩個“過”，前一個爲名詞，指過錯；後一個爲動詞，指犯錯。

[15] 靡不有初，鮮克有終：出自《詩經·大雅·蕩》。靡，沒有。鮮（xiǎn），少。克，能。這一句話是說。事情無不有一個好的開端，但很少能有一個好的結果。

[16] 夫（fú）：助詞，一般用在一句話的開端，標誌將要闡發議論或敘說事情的語氣。

[17] 賴：依靠。

[18] 衮職有闕，惟仲山甫補之：出自《詩經·大雅·烝民》。衮（gǔn），古代王侯所穿繡有龍紋的禮服。職，“識”的假借，偶爾，適值。闕，破損。這一句是說，以衮衣偶有破損比喻周王偶有缺失，則仲山甫能及時勸告補過，說明他能盡大臣的職責。

[19] 衮：在此句中表面指衮服，實際代指晉靈公的君位。

猶[1]不改。宣子驟[2]諫。公患之，使鉏麑賊之[3]。晨往，寢門闢矣[4]。盛服將朝，尚早，坐而假寐[5]。麑退，歎而言曰：“不忘恭敬，民之主也。賊民之主，不忠；弃君之命，不信[6]。有一於此，不如死也。”觸[7]槐而死。

[1] 猶：還、仍。
[2] 驟：屢次，多次。
[3] 患：厭惡。　鉏麑（chú ní）：晉國力士。　賊：殺。
[4] 闢：開。
[5] 盛服：穿戴整齊。　假寐：不脫衣帽打盹。
[6] 信：守信用。
[7] 觸：撞。

秋九月，晉侯飲[1]趙盾酒，伏甲[2]將攻之。其右[3]提彌明知之，趨[4]登曰：“臣侍君宴，過三爵，非禮也。”遂扶以下。公嗾夫獒焉[5]。明搏而殺之。盾曰：“弃人用犬，雖猛何爲[6]！”鬭且出。提彌明死之[7]。

[1] 飲（yìn）：使……喝，也就是給……喝。
[2] 甲：鎧甲，這裏指穿鎧甲的兵士。
[3] 右：車右，又稱驂乘。古代乘車，一車三人，尊者在左，禦者在中，驂乘居右。但君王或戰爭時的主帥居中，禦者在左。驂乘都是勇力之士，負責執干戈禦敵，並

負責戰爭中的力役之事。

[4] 趨：快步走。

[5] 嗾（sǒu）：唤狗的聲音，這裏作動詞，嗾使。　夫（fú）：指示代詞，那。　獒（áo）：猛犬。

[6] 何爲：做什麽，這裏指“頂得了什麽”。

[7] 死之：爲他（趙盾）死，這裏指殉難。

初[1]，宣子田於首山[2]，舍[3]于翳桑。見靈輒餓[4]，問其病，曰：“不食三日矣。”食[5]之，舍其半。問之，曰：“宦[6]三年矣，未知母之存否。今近焉，請以遺[7]之。”使盡[8]之，而爲之簞食[9]與肉，寘諸橐[10]以與之。既而與爲公介[11]，倒戟以禦公徒[12]，而免之。問何故，對曰：“翳桑之餓人也。”問其名居，不告而退。遂自亡[13]也。

[1] 初：從前。

[2] 田：打獵，後寫作“畋”。　首山：即首陽山，在今山西永濟縣南。

[3] 舍：外出留宿。

[4] 餓：因挨餓而病倒。

[5] 食（sì）：給他東西吃。

[6] 宦：僕隸，這裏指做僕隸。

[7] 遺（wèi）：給。

[8] 盡：用作動詞，吃盡。

[9] 簞：盛飯用的竹筐。　食（sì）：飯。

[10] 橐（tuó）：口袋。

[11] 既而：不久。　與（yù）：參加。　介：甲，這裏指甲士。

[12] 公徒：諸侯的步兵。

[13] 亡：逃亡，指趙盾逃亡。

乙丑[1]，趙穿攻靈公於桃園[2]。宣子未出山而復[3]。大史[4]書曰：“趙盾弑其君。”以示於朝。宣子曰：“不然。”對曰：“子爲正卿，亡不越竟[5]，反不討賊[6]，非子而誰？”宣子曰：“烏呼！‘我之懷矣，自詒伊慼’[7]，其我之謂矣！”

孔子曰：“董狐，古之良史也，書法不隱[8]。趙宣子，古之良大夫也，爲法受惡[9]。惜也，越竟乃免。”

[1] 乙丑：爲宣公二年九月二十六日。

[2] 攻：當爲“殺”字之誤。　桃園，靈公的苑囿。

[3] 山：晉國國界處的山。

[4] 大史：即“太史”，古“大”“太”爲一字。太史，官名，古代掌管記載國家

大事，這裏指晉國太史董狐。

[5] 竟：國境，邊境。後作“境”。

[6] 反：同“返”，返回。賊，大逆不道的人，這裏指趙穿。

[7] 我之懷矣，自詒伊慼：這兩句極類《詩經·邶風·雄雉》，只今本“自詒伊慼”作“自詒伊阻”。這一句的意思是，由於我的思念，反而給自己招致憂患。懷，懷念、眷戀。詒，通“貽”，給。伊，此、這。慼，憂患。

[8] 書法：記事的原則。　隱：隱諱。

[9] 惡：惡名。

課外實踐

一、詞語注釋

(1)（不）君 (2) 雕 (3) 胹 (4) 患（之）(5) 鮮 (6) 克 (7) 驟 (8) 賊（之）(9) 辟 (10) 信 (11) 觸 (12) 飲 (13) 趨 (14) 嗾 (15) 死（之） (16) 田 (17) 舍 (18) 餓 (19) 宧（三年）(20) 遺 (21) 戚

二、閱讀實踐

儒之門户分于宋醫之門户分于金元觀元好問傷寒會要序知河閒之學與易水之學爭觀戴良作朱震亨傳知丹溪之學與宣和局方之學爭也然儒有定理而醫無定法病情萬變難守一宗故今所叙録兼眾說焉明制定醫院十三科頗为繁碎而諸家所著往往以一書兼數科分隸为難今通以時代为次漢志醫經經方二家後有房中神仙二家後人誤讀为一故服餌導引歧塗頗雜今悉刪除周禮有獸醫隋志載治馬經等九家雜列醫書閒今從其例附録此門而退置於末簡貴人賤物之義也太素脈法不關治療今别收入術數家兹不著録（《四庫全書總目·子部·醫家類》）

要求：

1. 標點文章。
2. 翻譯画綫的句子。
3. 按文意回答問題。

簡述“病情萬變難守一宗”的道理。

五、秋水（節選）

《莊子》

【提要】

本文選自《莊子·秋水》。莊子，名周，宋國蒙人，戰國中期道家思想的代表人物。《莊子》一書相傳是由莊子及其後學所作，全書現存三十三篇，分內篇七、外篇十五、雜篇十一。《莊子》具有濃厚的浪漫主義色彩，包含豐富的寓言，想像奇特，語言富有詩性，汪洋恣肆，對後世文學、哲學產生重大影響。唐天寶元年，詔號莊周為南華真人，《莊子》為《南華真經》。文章節選了《秋水》篇中三段故事，分別表現了命運由天道決定，應安時聽命；對權力的厭棄；觀察事物藝術化心態的主題。本文據民國八年（1919）上海商務印書館出版《四部叢刊》初編，影印涵芬樓藏明世德堂刊本《南華真經》整理。

孔子遊於匡[1]，宋人圍之數匝[2]，而弦歌不惙[3]。子路入見，曰："何夫子之娱也？"孔子曰："來，吾語女[4]。我諱窮[5]久矣，而不免，命也；求通[6]久矣，而不得，時[7]也。當堯、舜而天下無窮人，非知得[8]也；當桀、紂而天下無通人，非知失[9]也：時勢適然[10]。夫水行不避蛟龍者，漁父之勇也；陸行不避兕[11]虎者，獵夫之勇也；白刃交於前，視死若生者，烈士之勇也；知窮之有命，知通之有時，臨大難而不懼者，聖人之勇也。由處[12]矣！吾命有所制[13]矣！"無幾何[14]，將甲者進[15]，辭[16]曰："以爲陽虎也，故圍之；今非也，請辭而退。"

[1] 遊：遊宦，到別國去做官。　匡：地名，在今河北長垣縣。其位置於宋、衛、鄭三國之間，故或稱衛邑，或稱鄭邑，或稱宋邑。因此下文有"宋人圍之數匝"。

[2] 匝（zā）：周。

[3] 弦歌：依琴瑟而詠歌。　惙：同"輟"，止。

[4] 語（yù）：告訴。　女（rǔ）：第二人稱代詞，你，後作"汝"。

[5] 窮：不得志，不順利。

[6] 通：得志，順利。

[7] 時：時勢。

[8] 知：通"智"。知得，用智慧獲得的。

[9] 知失：智力不足而失誤。

［10］適然：正好，恰好，正趕上。
［11］兕（sì）：古代犀牛一類的獸。
［12］由：仲由，即子路。　處：休息、安息、安居。
［13］制：制約、限定。
［14］無幾何：沒多久。
［15］將甲者：率領兵士的將官。將，率領。甲，兵士。
［16］辭：道歉。

惠子相梁[1]，莊子往見之。或[2]謂惠子曰："莊子來，欲代子相。"於是惠子恐，搜於國中三日三夜。莊子往見之，曰："南方有鳥，其名鵷鶵[3]，子知之乎？夫鵷鶵，發於南海而飛於北海，非梧桐不止[4]，非練實[5]不食，非醴泉[6]不飲。於是鴟[7]得腐鼠[8]，鵷鶵過之，仰而視之曰：'嚇[9]！'今子欲以子之梁國而嚇我邪？"

［1］惠子：惠施。　相梁：作梁國宰相。
［2］或：有的人。
［3］鵷鶵（yuān chú），指鳳凰一類的鳥。
［4］止：棲息。
［5］練實：竹實。
［6］醴泉：味道甘美如甜酒的泉水。
［7］鴟：貓頭鷹。
［8］腐鼠：腐爛的死老鼠。
［9］嚇：狀聲詞，表示驚怕的語氣。

莊子與惠子遊於濠梁[1]之上。莊子曰："儵魚[2]出游從容，是魚樂也。"惠子曰："子非魚，安知魚之樂？"莊子曰："子非我，安知我不知魚之樂？"惠子曰"我非子，固不知子矣；子固非魚也，子之不知魚之樂，全矣[3]！"莊子曰："請循其本[4]。子曰'女安知魚樂'云者，既已知吾知之而問我。我知之濠上也。"

［1］濠：濠水。　梁：橋。
［2］儵（tiáo）魚：白鰷魚。
［3］全矣：完全如此，意爲無可辯駁。
［4］循：追溯。　本：源，指開頭的話題。

課外實踐

一、詞語注釋

(1) 匝 (2) 窮 (3) 通 (4) 適然 (5) 兕 (6) 處 (7) 制 (8) 鵷鶵 (9) 鴟

二、閱讀實踐

莊子者蒙人也名周周嘗為蒙漆園吏與梁惠王齊宣王同時其學無所不闚然其要本歸於老子之言故其著書十餘萬言大抵率寓言也作漁父盜跖胠篋以詆訿孔子之徒以明老子之術畏累虛亢桑子之屬皆空語無事實然善屬書離辭指事類情用剽剝儒墨雖當世宿學不能自解免也其言洸洋自恣以適己故自王公大人不能器之楚威王聞莊周賢使使厚幣迎之許以為相莊周笑謂楚使者曰千金重利卿相尊位也子獨不見郊祭之犧牛乎養食之數歲衣以文繡以入大廟當是之時雖欲為孤豚豈可得乎子亟去無污我我寧游戲污瀆之中自快無為有國者所羈終身不仕以快吾志焉（司馬遷《史记・老子韓非列傳》）

要求：

1. 標點上文。
2. 翻譯劃綫的句子。
3. 按文意回答問題。
   莊子思想的精髓是什麼？

六、扁鵲傳

〔漢〕司馬遷

【提要】

本文選自中華書局2014年版“點校本二十四史修訂本”《史記》之《扁鵲倉公列傳》，節選時有刪減。作者司馬遷（前145～前90?），字子長，西漢夏陽（今陝西韓城）人，我國古代偉大的史學家和文學家。《史記》原名《太史公書》，是我國第一部紀傳體通史，記述了上自傳說中的黃帝下至漢武帝統治時期長達三千多年的歷史。全書共一百三十篇，包括十二本紀、三十世家、七十列傳、十表、八書，該書不僅是歷史巨著，也是文學名著，魯迅先生曾稱之爲“史家之絕唱，無韻之《離騷》”。《扁鵲傳》是中國歷史上第一篇醫家傳記，司馬遷開體例之先河，不僅反映出他高於前人及同時代史家的視角和見識，也爲後世醫家傳記提供了書寫範式。

扁鵲者[1]，勃海郡鄭人也[2]。姓秦氏[3]，名越人。少時爲人[4]舍長。舍客長桑君過，扁鵲獨奇之，常謹遇之[5]。長桑君亦知扁鵲非常人也。出入十餘年，乃呼扁鵲私坐，閒與語曰[6]：“我有禁方，年老，欲傳與公，公毋泄。”扁鵲曰：“敬諾[7]。”乃出其懷中藥予扁鵲：“飲是以上池之水[8]三十日，當知物矣。”乃悉取其禁方書盡與扁鵲。忽然不見，殆非人也。扁鵲以其言飲藥三十日，視見垣一方人[9]。以此視病，盡見五藏癥結，特以診脈爲名[10]耳。爲醫或在齊，或在趙。在趙者名扁鵲。

[1] 扁鵲：傳說爲黃帝時名醫，後世尊稱良醫爲扁鵲。此指秦越人。

[2] 勃海郡：古代郡名，今魯西北與冀東南一帶。　鄭：地名。

[3] 姓源自原始氏族名，後成爲部族標誌，用來辨血統，氏爲同姓的分支。戰國開始姓氏的區別作用逐漸消失，漢代以後姓氏就混而爲一了。

[4] 人：當爲衍文。

[5] 謹遇：恭敬地接待。

[6] 閒（jiàn）：私下。

[7] 諾：應答辭。表示認可、遵從。

[8] 上池之水：指未沾及地面的水，舊說指露水或竹葉上水。

[9] 垣（yuán）：牆。　一方：另一面。

[10] 特：只。　名：名義。

當晉昭公時[1]，諸大夫彊而公族弱[2]，趙簡子爲大夫[3]，專國事[4]。簡子疾，五日不知人。大夫皆懼。於是召扁鵲。扁鵲入視病[5]，出，董安于問扁鵲[6]，扁鵲曰："血脈治也[7]，而何怪[8]！昔秦穆公嘗如此，七日而寤。今主君之病與之同，不出三日必閒[9]。"居二日半，簡子寤。

［1］晉昭公：春秋時晉國國君姬夷，公元前531～公元前526年在位。

［2］公族：指諸侯或君王的同族。

［3］趙簡子：即趙鞅（？～前475），本姓嬴，又名孟，謚號簡子。春秋後期晉國六卿之一。

［4］專：獨掌。

［5］"扁鵲入"二句：扁鵲診趙簡子疾，又見《史記·趙世家》《淮南子·齊俗訓》高誘注。時爲晉定公十一年，即公元前501年。

［6］董安于：又作"董安閼"，趙簡子的家臣。

［7］治：安定，正常。

［8］而何怪："而"釋爲"你"，"怪"爲動詞，"何"爲疑問代詞，作"怪"的賓語，是賓語前置句。翻譯爲：你奇怪什麼？

［9］閒（jiàn）：病愈。

其後扁鵲過虢[1]。虢太子死，扁鵲至虢宫門下，問中庶子喜方者曰[2]："太子何病，國中治穰過於衆事[3]？"中庶子曰："太子病血氣不時[4]，交錯而不得泄，暴發於外，則爲中害[5]。精神不能止邪氣，邪氣畜積而不得泄，是以陽緩而陰急[6]，故暴蹷而死[7]。"扁鵲曰："其死何如時？"曰："雞鳴至今[8]。"曰："收乎[9]？"曰："未也，其死未能半日也。""言臣齊勃海秦越人也，家在於鄭，未嘗得望精光[10]侍謁於前也。聞太子不幸而死，臣能生之。"中庶子曰："先生得無誕之乎[11]？何以言太子可生也！臣聞上古之時，醫有俞跗[12]，治病不以湯液醴灑[13]、鑱石撟引[14]、案扤毒熨[15]，一撥見病之應[16]，因五藏之輸[17]，乃割皮解肌，訣脈結筋[18]，搦髓腦[19]，揲荒爪幕[20]，湔浣腸胃[21]，漱滌五藏，練精易形。先生之方能若是，則太子可生也；不能若是而欲生之，曾不可以告咳嬰之兒[22]。"終日[23]，扁鵲仰天歎曰："夫子之爲方也，若以管窺天，以郄[24]視文。越人之爲方也，不待切脈、望色、聽聲、寫形[25]，言病之所在。聞病之陽，論得其陰；聞病之陰，論得其陽[26]。病應見於大表[27]，不出千里，決者至衆，不可曲止也[28]。子以吾言爲不誠，試入診太子，當聞其耳鳴而鼻張，循其兩股以至於陰，當尚溫也。"

［1］虢：西周與春秋時代出現的古國名，同名者存在幾個。

［2］中庶子：官名，主管諸侯卿大夫的庶子的教育，漢代以後爲太子屬官。

[3] 治穰（ráng）：舉行除禍祛邪的祭祀。穰，通“禳”。

[4] 不時：這裏指氣血運行沒有規律。

[5] 中：中臟，古人謂內臟爲中臟。中害，即內臟受害。

[6] 陽緩而陰急：陽氣衰微，陰邪熾盛。

[7] 蹷（jué）：昏倒。

[8] 雞鳴：古代時辰代稱，即丑時，相當於淩晨1~3時。

[9] 收：收殮，裝棺。

[10] 精光：儀容神采。

[11] 誕：欺騙。

[12] 俞跗（fū）：黃帝時的名醫。又寫作俞拊、俞柎、榆柎、臾跗等。

[13] 醴（lǐ）灑（shī）：指酒劑。醴，甜酒。灑，通“釃”，濾過的酒。

[14] 鑱（chán）石：鑱針、砭石。　撟（jiǎo）引：導引。

[15] 案扤（wù）：按摩。案，通“按”。扤，搖動。　毒熨（wèi）：指用藥物加熱熨貼。毒，藥物。

[16] 撥：分開。此指診察。　病之應：病人外表的反應，即癥候。

[17] 輸：通“腧（shù）”，腧穴。

[18] 訣：通“決”，疏通。

[19] 搦（nuò）：按壓。

[20] 揲荒爪幕：揲，取。朱駿聲《說文通訓定聲》中言：“揲，謂取膏肓入膈膜也。”荒，通“肓”。爪，抓，掐。幕，通“膜”。

[21] 湔（jiān）浣：清洗。下文“漱滌”同此義。

[22] 咳（hái）嬰：剛會笑的嬰兒。咳，嬰兒笑。

[23] 終日：許久，良久。

[24] 郄：同“郤”，也作“隙”，縫隙。

[25] 寫形：審查病人的形態。寫：猶“審”。

[26] “聞病之陽”四句：診察到疾病的外在病狀，就能推論內在病機；瞭解了疾病的內在病機，即可知曉其外在癥狀。陽，指體表癥狀；陰，指體內病機。《靈樞·外揣》有：“故遠者，司外揣內；近者，司內揣外。”

[27] 大表：體表。

[28] “不出千里”三句：身不出千里之外，闻其患状而能判断其病癥如何，治效甚多，不能一一具言其中原委。曲，委曲，周全，瑣碎。止，司馬貞《索隱》注：“止，語助也。不可委曲其言。”

中庶子聞扁鵲言，目眩然而不瞚[1]，舌撟然而不下[2]，乃以扁鵲言入報虢君。虢君聞之大驚，出見扁鵲於中闕[3]，曰：“竊聞高義之日久矣，然未嘗得拜謁於前也。先生過小國，幸而舉之[4]，偏國寡臣幸甚。有先生則活，無先生則弃捐填溝壑[5]，長終而不得反[6]。”言末卒，因噓唏服臆[7]，魂精泄横[8]，流涕長潸[9]，忽忽承睞[10]，悲不能自止，容貌變更。扁鵲曰：“若太子病，所謂‘尸蹷’者也[11]。太子未死也。”扁鵲乃使弟子子陽厲鍼砥石[12]，以取外三陽五會[13]。有閒，太子蘇。乃使子豹爲五分之熨[14]，以八減之齊和煑之[15]，以更熨兩脅下。太子起坐。更適陰陽，但服湯，二旬而復故。故天下盡以扁鵲爲能生死人。扁鵲曰：“越人非能生死人也，此自當生者，越人能使之起耳。”

[1] 眩然：眼睛昏花的樣子。　瞚：同“瞬”，眨眼。

[2] 撟然：舉起貌。

[3] 中闕（què）：即“闕中”，指宫門下。闕，宫門前兩側對稱的門樓。

[4] 幸：幸運，榮幸。　舉：抬舉，這裏引申爲幫助。

[5] 棄捐填溝壑：“死”的婉稱。壑，山溝。

[6] 反：同“返”。

[7] 服（bì）臆：又作“愊臆”，因悲傷而氣滿鬱塞、哽咽。

[8] 魂精泄横：精神恍惚，情態散亂。魂精，精神。泄，流露。横，紛亂。

[9] 涕：淚。　潸（shān）：淚流的樣子，長潸，則指淚水長流貌。

[10] 忽忽：淚珠滾動貌。眣：同“睫”，睫毛。承眣，司馬貞《索隱》曰：“言淚恒垂以承於睫也。”可譯爲含着眼淚。

[11] 尸蹷：古病名。突然昏倒，其狀如尸。

[12] 厲鍼砥石：打磨針石。厲，同“礪”。礪、砥，皆爲磨刀石，此爲“磨”義。

[13] 三陽五會：百會穴。　外：當爲衍文。

[14] 五分之熨：歷代說法不一。或謂五分熱度的熨法，或謂使溫熱之氣入體表五分，或謂只熨體膚五分大的面積，或謂五分劑量的熨藥。

[15] 八減之齊：古方名，一般認爲是八減方的湯劑。齊，同“劑”湯劑。從内容角度和病情方面看，五分之熨和八減之齊，均爲減輕藥分劑量之意。五分指減一半，八減指原方的十分之八，可能太子尚幼，不能按成人量計。

扁鵲過齊，齊桓侯客之[1]。入朝見，曰：“君有疾在腠理[2]，不治將深。”桓侯曰：“寡人無疾。”扁鵲出，桓侯謂左右曰：“醫之好利也，欲以不疾者爲功。”後五日，扁鵲復見，曰：“君有疾在血脈，不治恐深。”桓侯曰：“寡人無疾。”扁鵲出，桓侯不悦。後五日，扁鵲復見，曰：“君有疾在腸胃閒，不治將深。”桓侯不應。扁鵲出，桓侯不悦。後五日，扁鵲復見，望見桓侯而退走。桓侯使人問其故。扁鵲曰；“疾之居腠理也，湯熨之所及也；在血脈，鍼石之所及也；其在腸胃，酒醪[3]之所及也；其在骨髓，雖司命無柰之何[4]。今在骨髓，臣是以無請[5]也。”後五日，桓侯體病，使人召扁鵲，扁鵲已逃去。桓侯遂死。

[1] 齊桓侯：據裴駰《集解》認爲是戰國時齊侯田和之子桓公田午，公元前384～

公元前379年在位。但上距趙簡子已一百餘年，距虢太子時間更長，疑記載有誤。《韓非子·喻老》作“蔡桓公”。　　客之：以之爲客。

[2] 腠（còu）理：皮膚的紋理與皮下肌肉之間的空隙。

[3] 醪（láo）：醇酒或濁酒，這裏指藥酒。

[4] 司命：傳說中掌管生命的神。

[5] 請：詢問。

使聖人預知微[1]，能使良醫得蚤從事[2]，則疾可已，身可活也。人之所病，病疾多[3]；而醫之所病，病道少。故病有六不治：驕恣不論於理，一不治也；輕身重財，二不治也；衣食不能適[4]，三不治也；陰陽并[5]，藏氣不定，四不治也；形羸不能服藥[6]，五不治也；信巫不信醫，六不治也。有此一者，則重[7]難治也。

扁鵲名聞天下。過邯鄲，聞貴婦人，即爲帶下醫[8]；過雒陽[5]，聞周人愛老人，即爲耳目痹醫；來入咸陽，聞秦人愛小兒，即爲小兒醫：隨俗爲變。秦太醫令李醯[6]自知伎不如扁鵲也，使人刺殺之。至今天下言脈者，由扁鵲也。

[1] 微：細微，指沒有顯露出外部癥狀的疾病。

[2] 蚤：通“早”。　　從事：治療。

[3] 此句有兩個“病”字。前之“病”爲動詞，釋爲擔心、憂慮；後一“病”為名詞，釋爲疾病。下一句之二“病”字類此。

[4] 適：調理、調節適當。

[5] 陰陽并：指血氣不和。《素問·調經論》：“血氣未并，五藏安定。”

[6] 羸（léi）：瘦弱。

[7] 重（zhòng）：表示程度深，相當於“極”“甚”。

[8] 帶下醫：婦科醫生。婦科經帶胎產諸病多屬帶脈之下，故名。

[5] 雒陽：即洛陽。東周王都所在地，故下文言“周人”。

[6] 李醯（xī）：秦武王太醫。

課外實踐

一、詞語注釋

（1）謹（遇）（2）（謹）遇（3）閒（與）（4）公族（5）（血脈）治（6）而（何怪）（7）（必）閒（8）治（穰）（9）中（害）（10）（未）能（11）精光（12）誕（之）（13）因（五藏之輸）（14）訣（脈）（15）搦（髓腦）（16）（揲）荒（17）（爪）幕（18）咳（嬰）（19）終日（20）寫（形）（21）（聞病之）陽（22）（論得其）陰（23）大表（24）曲（止）（25）（不）瞋（26）撟（然）（27）中闕

(28) 弃捐填溝壑 (29) 服臆 (30) (長) 潸 (31) 忽忽 (32) 厲 (鍼) (33) 有閒 (34) 司命 (35) 重 (難治) (36) 帶下醫

二、閱讀實踐

扁鵲曰人一息脈二至謂平脈體形無苦人一息脈三至謂病脈一息四至謂痹者脫脈氣其眼睛青者死人一息脈五至以上死不可治也扁鵲曰平和之氣不緩不急不滑不濇不存不亡不短不長不俛不仰不縱不橫此謂平脈扁鵲曰脈氣弦急病在肝少食多厭裹急多言頭眩目痛腹滿筋攣癲疾上氣少腹積堅時時唾血咽喉中幹相疾之法視色聽聲觀病之所在候脈要訣豈不微乎脈浮如數無熱者風也若浮如數而有熱者氣也脈洪大者又兩乳房動脈復數加有寒熱此傷寒病也若羸長病如脈浮溢寸口復有微熱此疰氣病也如復欬又多熱乍劇乍差難治也又療無劇者易差不欬者易治也 (《脈經》)

要求：

1. 標點文章。
2. 翻譯畫綫的句子。
3. 按文意回答問題。
   文章所說平脈的特徵怎樣？

七、華佗傳

〔晉〕陳壽

【提要】

本文選自中華書局1959年版點校本《三國志·魏志·華佗傳》。作者陳壽（233～297），字承祚，巴西郡安漢縣（今四川南充）人。曾在蜀漢和晉初擔任觀閣令史和著作郎。《三國志》反映漢末魏蜀吳三國鼎立之錯綜複雜的政治形勢，記事翔實，評價公允，是一部紀傳體史學名著，同時也是一部著名的歷史散文著作。不過該書史料過於簡略，後有南朝宋人裴松之爲其作注，援引魏晉之際的有關著作達二百餘種，注文超過原文數倍。本文較全面地記載了東漢末年傑出醫學家華佗的醫學成就以及在醫學教育方面的卓越貢獻，同時記載了其被曹操處死的不幸結局。華佗發明的“麻沸散”早於歐洲使用麻醉劑一千六百年，同時創制了“五禽戲”，以當導引，至今仍被人們廣泛用於健身運動。

華佗字元化，沛國譙人也[1]，一名旉[2]。游學徐土[3]，兼通數經[4]。沛相陳珪舉孝廉[5]，太尉黄琬辟[6]，皆不就[7]。曉養性之術[8]，時人以爲年且百歲[9]而貌有壯容。又精方藥，其療疾，合湯不過數種，心解分劑[10]，不復稱量，煑熟便飲，語其節度[11]，舍去輒愈[12]。若當灸，不過一兩處，每處不過七八壯[13]，病亦應除[14]。若當針，亦不過一兩處，下針言“當引某許[15]，若至，語人”。病者言“已到”，應便拔針，病亦行差[16]。若病結積在内，針藥所不能及，當須刳[17]割者，便飲其麻沸散[18]，須臾便如醉死無所知，因破取。病若在腸中，便斷腸湔洗，縫腹膏摩[19]，四五日差，不痛，人亦不自寤[20]，一月之間，卽平復矣。

---

[1] 沛國：王國名。漢代雖沿襲秦朝行郡縣制，但又以一部分郡縣分封王侯，故當時人常稱“郡國”。到東漢時，王國封地相當於一個郡，侯國封地相當於一個縣。沛國治相縣，故城址在今安徽省濉溪縣西北。　譙（qiáo）：沛國縣名，今安徽省亳（bó）州市。

[2] 旉：同“敷”。

[3] 遊學：離開本鄉到外地求學。　徐土：今徐州一帶。

[4] 數經：多種經書。經，指《易》《書》《詩》《禮》《春秋》等儒家經典著作。

[5] 沛相：沛國的最高行政長官。漢景帝平定吳、楚等“七國之亂”後，改封國的丞相爲相，由中央直接委派，掌握王國行政大權，相當於郡太守。　孝廉：漢代選舉

制的主要科目。被舉之人，名義上須孝順父母，行為清廉。

[6] 太尉：官名，爲漢代全國最高軍事長官。　　辟（bì）：徵召。

[7] 就：就職，就任。

[8] 養性：養生。

[9] 且：將。

[10] 合：配製。　　心解分劑：掌握合湯的藥物分量和藥物配伍比例。

[11] 節度：服藥的方法和注意事項。

[12] 舍去輒愈：吃完药病就好了。

[13] 壯：量詞，藥用艾灸，灼一次謂之一壯。

[14] 應：立即。下文“應便拔針”的“應”，同此。

[15] 引某許：扎針後脹麻的感覺應該傳導到身體某處。引，導。許，處所，此指部位。

[16] 行：輒，即。　　差（chài）：同“瘥”，病愈。

[17] 刳（kū）：剖開。

[18] 麻沸散：古代的麻醉劑，已失傳。據現代人考證，大約是屬於莨宕或曼陀羅等藥的製劑。

[19] 膏摩：敷上膏藥。

[20] 寤：覺察。

故甘陵相夫人有娠六月[1]，腹痛不安。佗視脈[2]，曰：“胎已死矣。”使人手摸知所在，在左則男，在右則女。人云“在左”，於是爲湯下之，果下男形，即愈。

縣吏尹世苦四支煩[3]，口中乾，不欲聞人聲，小便不利[4]。佗曰：“試作熱食，得汗則愈；不汗，後三日死。”即作熱食而不汗出。佗曰：“藏氣[5]已絕於內，當啼泣而絕。”果如佗言。

府吏兒尋、李延共止[6]，俱頭痛身熱，所苦正同。佗曰：“尋當下[7]之，延當發汗。”或難其異[8]，佗曰：“尋外實，延內實[9]，故治之宜殊。”即各與藥，明旦並起。

鹽瀆嚴昕與數人共候佗[10]，適至。佗謂昕曰：“君身中佳否?”昕曰：“自如常[11]。”佗曰：“君有急病見於面，莫多飲酒。”坐畢歸，行數里，昕卒頭眩墮車[12]。人扶將[13]還，載歸家，中宿死[14]。

[1] 故：過去，從前。　　甘陵：縣名，故址在今山東臨清東。有娠（shēn）：怀孕。

[2] 視：診。

[3] 四支煩：四肢疲勞。支，爲“肢”的古字。

[4] 小便不利：證名，指小便量減少、排尿困難及小便完全閉塞不通。

［5］藏氣：五臟的生氣。藏，同“臟”。

［6］兒（ní）：同“倪”，姓。　　共止：一説爲一同居住，一説爲一同到華陀處診病。

［7］下：瀉下、通導之法。

［8］難（nàn）：質問。

［9］尋外實，延内實：當作“尋内實，延外實”。《太平禦覽》和元刻本《類證普濟本事方》卷九《傷寒時疫》引此均作“尋内實，延外實”。實：中醫八綱中的“實、虛”之“實”。

［10］鹽瀆：縣名，故址在今江蘇鹽城西北。

［11］自如常：猶自如、自若，像平时一樣。

［12］卒（cù）：通“猝”，突然。

［13］將：扶持、扶助。

［14］中宿：隔夜。

故督郵頓子獻得病已差[1]，詣佗視脈。曰：“尚虛，未得復，勿爲勞事，御内即死[2]。臨死，當吐舌數寸。”其妻聞其病除，從百餘里來省之。止宿交接，中間三日發病[3]，一如佗言。

督郵徐毅得病，佗往省之。毅謂佗曰：“昨使醫曹吏劉租針胃管訖[4]，便苦欬嗽，欲臥不安。”佗曰：“刺不得胃管，誤中肝也，食當日減，五日不救。”遂如佗言。

東陽陳叔山小男二歲得疾[5]，下利常先啼[6]，日以羸困。問佗，佗曰：“其母懷軀[7]，陽氣内養，乳中虛冷，兒得母寒，故令不時愈[8]。”佗與四物女宛丸[9]，十日卽除。

彭城夫人夜之廁[10]，蠆螫其手[11]，呻呼無賴[12]。佗令溫湯近熱[13]，漬手其中，卒可得寐[14]，但旁人數爲易湯，湯令煖之[15]，其旦卽愈。

軍吏梅平得病，除名還家[16]，家居廣陵[17]。未至二百里，止親人舍。有頃，佗偶至主人許。主人令佗視平。佗謂平曰：“君早見我，可不至此。今疾已結[18]，促去可得與家相見[19]，五日卒。”應時歸，如佗所刻[20]。

［1］督郵：官名，漢置，爲郡守佐官，掌督察屬縣，考核官吏，兼司訴訟捕亡等事。

［2］勞事：過度勞累之事。　　御内：和妻子行房事，下文“交接”義同於此。

［3］間：間隔。

［4］醫曹吏：醫官。　　胃管：即中脘（wǎn）穴。在臍上四寸，治胃痛、嘔吐、泄瀉。　　訖：完畢。

［5］東陽：縣名，治所在今安徽天長西北。

［6］下利：腹瀉。利，同“痢”。

[7] 懷軀：懷孕。
[8] 不時：不及時。
[9] 女宛：治疗虛弱下痢的药。
[10] 彭城：縣名，故址在今江蘇銅山境內。　之：往。
[11] 蠆（chài）：蠍類毒蟲。　螫（shì）：刺、蜇。
[12] 無賴：無奈，没有办法。
[13] 溫湯：加熱湯藥。
[14] 卒：通“猝”，很快。
[15] 煖：同“暖”。
[16] 除名：除去名籍，取消原有身份。
[17] 廣陵：郡名，治淮阴县，故城址在今江蘇省清江市。
[18] 結：牢固。
[19] 促：快。促去，快回去。
[20] 刻：限定、勒定。

佗行道，見一人病咽塞，嗜食而不得下，家人車載欲往就醫。佗聞其呻吟，駐車往視[1]，語之曰：“向來道邊有賣餅家[2]蒜齏大酢[3]，從取三升飲之，病自當去。”卽如佗言，立吐蚍一枚[4]，縣車邊[5]，欲造佗[6]。佗尚未還，小兒戲門前，逆見[7]，自相謂曰：“似逢我公，車邊病是也[8]。”疾者前入坐，見佗北壁縣此蚍輩約以十數。

又有一郡守病，佗以爲其人盛怒則差，乃多受其貨[9]而不加治，無何棄去[10]，留書罵之。郡守果大怒，令人追捉殺佗。郡守子知之，屬使勿逐[11]。守瞋恚既甚[12]，吐黑血數升而愈。

又有一士大夫不快[13]，佗云：“君病深，當破腹取。然君壽亦不過十年，病不能殺君，忍病十歲，壽俱當盡，不足故自刳裂[14]。”士大夫不耐痛癢[15]，必欲除之。佗遂下手，所患尋差[16]，十年竟死[17]。

[1] 駐：車駕停住。
[2] 向來：剛才。
[3] 蒜齏：搗碎的蒜末。　酢（cù）：同“醋”。
[4] 蚍：“蛇”的古字，此指寄生蟲。
[5] 縣：同“懸”，懸掛。
[6] 造：前往拜訪。
[7] 逆：迎面。
[8] “似逢”二句：車邊掛着蛇的病人，想必是遇見我父親了。
[9] 貨：錢財、報酬。
[10] 無何：不久。

[11] 屬（zhǔ）：同“囑”，囑咐。
[12] 瞋恚（chēn huì）：憤怒。
[13] 不快：不適，有病。
[14] “不足”句：不必特地去做剖腹手術。
[15] 痛癢：義偏於“痛”。
[16] 尋：不久。
[17] 竟：終究，終於。

廣陵太守陳登得病，胸中煩懣[1]，面赤不食。佗脈[2]之曰：“府君胃中有蟲數升，欲成內疽[3]，食腥物所爲也。”即作湯二升，先服一升，斯須[4]盡服之。食頃[5]，吐出三升許[6]蟲，赤頭皆動，半身是生魚膾也[7]，所苦便愈。佗曰：“此病後三期當發[8]，遇良醫乃可濟救。”依期果發動，時佗不在，如言而死。

太祖聞而召佗[9]，佗常在左右。太祖苦頭風，每發，心亂目眩。佗針鬲[10]，隨手而差。

李將軍妻病甚，呼佗視脈。曰：“傷娠而胎不去[11]。”將軍言：“聞實傷娠，胎已去矣。”佗曰：“案脈[12]，胎未去也。”將軍以爲不然。佗舍去，婦稍小差[13]。百餘日復動，更呼佗。佗曰：“此脈故事有胎[14]。前當生兩兒，一兒先出，血出甚多，後兒不及生。母不自覺，旁人亦不寤，不復迎[15]，遂不得生。胎死，血脈不復歸，必燥著母脊[16]，故使多脊痛。今當與湯，並針一處，此死胎必出。”湯針既加，婦痛急如欲生者。佗曰：“此死胎久枯，不能自出，宜使人探之[17]。”果得一死男，手足完具，色黑，長可尺所[18]。

[1] 煩懣：中醫指內熱鬱結之症。
[2] 脈：作動詞，切脈。
[3] 府君：漢代對郡相、太守的尊稱。　內疽（jū）：腹中腫爛的毒瘡。
[4] 斯須：一會兒。
[5] 食頃：很短的時間。
[6] 許：表示約略估計的數量。
[7] 鱼膾（kuài）：切細的鱼肉。
[8] 期（jī）：亦作“朞”，周年、一年。
[9] 太祖：指曹操。曹丕稱帝後，追尊曹操爲武皇帝，其孫曹叡又定曹操的廟號爲太祖。
[10] 頭風：頭風病，發病時頭痛目眩。　鬲（gé）：同“膈”，膈俞（shù）穴。
[11] 傷娠：一般解釋爲小產，一說爲傷了胎。
[12] 案：按照、依據。
[13] 稍：稍微、略微。

［14］故事：先例。此謂原来的情況。

［15］迎：接生。

［16］“胎死”三句：血脈不再營養胎兒，使胎兒枯死貼連母脊。

［17］探：摸取。

［18］可：約略。　尺所：一尺左右。所，約計之辭。

佗之絕技，凡此類也。然本作士人，以醫見業[1]，意常自悔。後太祖親理[2]，得病篤重，使佗專視。佗曰：“此近難濟[3]，恒事攻治，可延歲月。”佗久遠家思歸，因曰：“當得家書[4]，方欲暫還耳。”到家，辭以妻病，數乞期不反[5]。太祖累[6]書呼，又敕郡縣發遣[7]。佗恃能厭食事[8]，猶不上道。太祖大怒，使人往檢。若妻信病[9]，賜小豆四十斛[10]，寬假限日；若其虛詐，便收送之[11]。於是傳付許獄[12]，考驗首服[13]。荀彧請曰[14]：“佗術實工，人命所縣[15]，宜含宥之[16]。”太祖曰：“不憂，天下當無此鼠輩耶[17]？”遂考竟佗[18]。佗臨死，出一卷書與獄吏，曰：“此可以活人。”吏畏法不受，佗亦不彊，索火燒之。佗死後，太祖頭風未除。太祖曰：“佗能愈此。小人養吾病，欲以自重，然吾不殺此子，亦終當不爲我斷此根原耳。”及後愛子倉舒病困，太祖歎曰：“吾悔殺華佗，令此兒彊死也[19]。”

初，軍吏李成苦欬嗽，晝夜不寤[20]，時吐膿血，以問佗。佗言：“君病腸癰[21]，欬之所吐，非從肺來也。與君散兩錢[22]，當吐二升餘膿血訖，快[23]自養，一月可小起，好自將愛[24]，一年便健。十八歲當一小發，服此散，亦行復差。若不得此藥，故當死[25]。”復與兩錢散，成得藥，去[26]五六歲，親中人有病如成者，謂成曰：“卿今彊健，我欲死，何忍無急去藥，以待不祥[27]？先持貸我，我差，爲卿從華佗更索。”成與之。已故到譙[28]，適值佗見收，怱怱不忍從求[29]。後十八歲，成病竟發，無藥可服，以至於死。

［1］見：立。《孟子·盡心上》：“修身見於世。”趙岐注：“見，立也。”

［2］親理：親自處理國事。

［3］近：大概。

［4］當：方才。

［5］數（shuò）：多次。　乞期：請假。

［6］累（lěi）：連續、屢次。

［7］敕（chì）：皇帝命令。　發遣：打發，使離去。

［8］厭食事：厭惡爲人役使。　食事：食俸祿侍奉別人。

［9］信：確實。

［10］斛（hú）：宋以前以十斗爲一斛。

［11］收：逮捕，拘押。　送：遣送。

［12］傳：逮捕。　許：許昌。漢獻帝建安元年（196），曹操將東漢都城由洛陽

還至許昌。

［13］考驗：審訊驗實。　　首服：同“首伏”，认罪服罪。

［14］荀彧（yù）：曹操重要的謀士，字文若。

［15］縣：維繫。

［16］含宥：寬容赦免。

［17］鼠輩：對他人的蔑稱，意謂低微下賤的人。

［18］考竟：《釋名·釋喪制》：“獄死曰考竟。考得其情，竟其命於獄也。”

［19］彊死：枉死。

［20］寤：當爲“寐”，入睡。范曄《後漢書·方術列傳》作“寐”，是。

［21］臃：同“癰”。腸臃，腸內腫爛的毒瘡。

［22］錢：指錢匕，古代量取藥末的器具。

［23］快：舒服，暢快。

［24］將愛：保養。

［25］故：必定。

［26］去（jǔ）：也作“弆”，藏。裴松之注：“古語以藏爲去。”

［27］不祥：不吉，指生病。

［28］已：同“以”。　　故：緣故、原因。

［29］怱怱：匆促，急急忙忙。

廣陵吳普、彭城樊阿皆從佗學。普依準佗治[1]，多所全濟。佗語普曰：“人體欲得勞動[2]，但不當使極爾[3]。動搖[4]則穀氣得消，血脈流通，病不得生，譬猶戶樞不朽是也。是以古之仙者爲導引之事，熊頸鴟顧[5]，引輓腰體[6]，動諸關節，以求難老。吾有一術，名五禽之戲[7]：一曰虎，二曰鹿，三曰熊，四曰猨[8]，五曰鳥。亦以除疾，並利蹄足[9]，以當導引。體中不快，起作一禽之戲，沾濡汗出[10]，因上著粉，身體輕便，腹中欲食。”普施行之，年九十餘，耳目聰明，齒牙完堅。阿善針術。凡醫咸言背及胸藏之間不可妄針，針之不過四分，而阿針背入一二寸，巨闕胸藏針下五六寸[11]，而病輒皆瘳[12]。阿從佗求可服食益於人者，佗授以漆葉青黏散[13]。漆葉屑一升，青黏屑十四兩，以是爲率[14]。言久服去三蟲[15]，利五藏，輕體，使人頭不白。阿從其言，壽百餘歲。漆葉處所而有[16]，青黏生於豐、沛、彭城及朝歌云[17]。

［1］準：同。

［2］勞動：運動，活動。

［3］極：勞動過度。

［4］動搖：指形體活動。

［5］熊頸鴟（chī）顧：熊頸，一作“熊經”，熊攀枝懸掛，有如自經（縊）。此處指模仿熊攀枝懸掛的運動動作。鴟顧，像鴟鳥那樣左右回顧。

［6］引輓：牵引，伸展。輓，同“挽”。

［7］五禽之戲：華佗模仿五種動物的動作而創造的保健體操。禽，鳥類通稱，亦指鳥獸。

［8］猨：同“猿”。

［9］利蹄足：走路輕便。

［10］沾濡汗出：全身微微汗出。

［11］巨闕：任脈經穴，其位置在腹正中線，臍上6寸，一説6.5寸。

［12］瘳（chōu）：病癒。

［13］漆葉青黏散：一種藥方。漆葉可以治療虚勞病，又可以殺寄生蟲。青黏是黄精的别名，可以補身體虚勞，又可以治風濕病。

［14］率（lǜ）：比例。

［15］三蟲：人體内的三種寄生蟲。説法不一，一説蛔蟲、赤蟲和蟯蟲；一説蛔蟲、蟯蟲和赤白蟲。

［16］處所：到處。

［17］豐、沛、彭城：均爲縣名，在今江蘇省西北端徐州市一帶地區，鄰近山東、安徽。朝（zhāo）歌：縣名，在今河南省淇縣。

課外實踐

一、詞語注釋

(1)（黄琬）辟 (2)（不）就 (3)（七八）壯 (4) 應（除）(5)（某）許 (6)(行)差 (7)（共）止 (8) 難（其異）(9) 卒（頭眩）(10) 中宿 (11) 勞事 (12)（中）間 (13) 無賴 (14) 向來 (15) 縣（車邊）(16) 逆（見）(17) 屬（使）(18) 瞋恚 (19) 不快 (20) 尋（差）(21) 食頃 (22)（三）期 (23) 傷娠 (24) 案（脈）(25)（稍）小差 (26) 多（脊痛）(27) 可（尺所）(28) 數（乞期）(29) 食事 (30) 信（病）(31)（便）收 (32) 含宥 (33) 彊死 (34) 故（當死）(35) 去（藥）(36) 勞動 (37)（使）極 (38)（爲）率

二、閱讀實踐

史稱華佗以恃能厭事為曹公所怒荀文若請曰佗術實工人命繫焉宜議能以宥曹公曰憂天下無此鼠輩邪遂考竟佗至倉舒病且死見醫不能生始有悔之之歎嗟乎以操之明略見幾然猶輕殺材能如是文若之智力地望以的然之理攻之然猶不能返其恚執柄者之恚真可畏諸亦可慎諸原夫史氏之書于冊也是使後之人寬能者之刑納賢者之諭而懲暴者之輕殺故自恃能至有悔悉書焉後之或者復用是為口實悲哉<u>夫賢能不能無過苟寘于理矣或必有寬之之請彼壬人皆曰憂天下無材邪曾不知悔之日方痛材之不可多也或必有惜之之嘆</u>彼壬人皆曰譬彼死矣將若何曾不知悔之日方痛生之不可再也可不謂大哀乎（唐劉禹錫《劉賓客文集》）

要求：

1. 標點文章。
2. 翻譯畫綫的句子。
3. 按文意回答問題。
   為什麼作者認為“執柄者之恚”甚可畏懼？

八、錢仲陽傳

〔宋〕劉跂

【提要】

本文選自清康熙起秀堂影宋刻本《錢氏小兒藥證直訣》，並參校清光緒十七年內閣中書周學海刻本。作者劉跂，字斯立，號學易老人，河北東光人，居東平。宋神宗元豐二年進士，宋徽宗政和末年卒。著有《學易集》八卷。錢乙《小兒藥證直訣》一書，為其弟子閻季忠（又作孝忠）整理編纂而成，為幼科專書。本文記述了錢乙的身世，他博覽醫書，深通本草，兼長內、婦等科，尤在兒科方面著稱於世。文中以諸多病案說明他不僅有豐富的臨床經驗，而且在辨證施治理論上多有創見。

錢乙，字仲陽。上世錢塘人，與吳越王有屬[1]。俶納土[2]，曾祖贇隨以北，因家於鄆[3]。父顥，善針醫，然嗜酒喜遊。一旦匿姓名[4]，東遊海上，不復返。乙時三歲，母前亡，父同產嫁醫呂氏[5]，哀其孤，收養為子。稍長讀書，從呂君問醫。呂將歿[6]，乃告以家世。乙號泣，請往跡父[7]。凡五六返，乃得所在。又積數歲，乃迎以歸。是時乙年三十餘。鄉人驚嘆，感槩為泣下[8]，多賦詩詠其事。後七年，父以壽終，喪葬如禮。其事呂君，猶事父。呂君歿，無嗣，為之收葬行服[9]，嫁其孤女，歲時祭享[10]，皆與親等。

[1] 吳越王：指錢鏐（liú）。吳越，五代十國之一，在今浙江及江蘇西南部，福建東北部。唐末，鎮海軍節度使錢鏐被封為吳越王。　有屬：有宗屬關係。

[2] 俶（chù）：錢俶。錢鏐之孫，是吳越第五個國王。　納土：獻出土地。指宋平江南時，錢俶獻出所管十三州地方歸宋。

[3] 鄆：鄆州。今山東東平。

[4] 一旦：有一天。

[5] 父同產：與父親同父母所生，指錢乙的姑母。《宋史·錢乙傳》："姑嫁呂氏。"

[6] 呂將歿：姑母將死。呂，當指姑母，非指呂君。《聚珍本》作"姑將歿"。

[7] 跡：同"迹"。追蹤。

[8] 槩：通"慨"。感慨。

[9] 行服：服喪，守孝。

[10] 祭享：陳列祭品祀神供祖。

乙始以顱顖方著山東[1]。元豐中[2]，長公主女有疾，召使視之，有功，奏授翰林醫學[3]，賜緋[4]。明年，皇子儀國公病瘈瘲[5]，國醫未能治。長公主朝，因言錢乙起草野，有異能，立召入，進黃土湯而愈[6]。神宗皇帝召見褒諭[7]，且問黃土所以愈疾狀。乙對曰："以土勝水，木得其平，則風自止[8]。且諸醫所治垂愈[9]，小臣適當其愈[10]。"天子悅其對，擢太醫丞[11]，賜紫衣金魚[12]。自是戚里貴室[13]，逮士庶之家，願致之[14]，無虚日。其論醫，諸老宿莫能持難[15]。俄以病免[16]。哲宗皇帝復召宿直禁中[17]。久之，復辭疾賜告[18]，遂不復起。

---

[1] 顱顖方：小兒方。世無《顱顖方》。今傳《顱顖經》，兒科醫書，係《四庫全書》輯自《永樂大典》，又題為《師巫顱顖經》。顖，同"囟"。顱顖，嬰兒初生，顖未合，故以顱顖作小兒的代稱。

[2] 元豐：宋神宗趙頊（xū）年號（1078～1085）。

[3] 翰林醫學：宋代醫官職稱。隸屬於翰林醫官院，官階從九品。

[4] 賜緋（fēi）：賜給赤色絲帛官服。神宗時，官至六品才能服緋，因錢乙未至六品，特賜緋服。

[5] 瘈瘲（chì zòng）：證名。指手足伸縮交替，抽動不已。

[6] 黃土湯：《金匱要略》方。功能溫陽健脾，養陰止血。

[7] 褒諭：誇獎並告知衆人。

[8] "以土"三句：瘈瘲病多屬風，須平肝木。黃土湯補脾陽，脾屬土，土旺則制水，水受制，則肝木自平而風止。

[9] 垂：將近，將及。

[10] 適當：恰逢。

[11] 擢（zhuó）：提拔。

[12] 紫衣：官服之一種。宋制，官至四品始服紫衣，不及者則賜紫衣。金魚：金質的魚符。又稱金魚袋，又名魚符。

[13] 戚里：帝王外戚聚居之處，此借指帝王外戚。

[14] 致：邀請。

[15] 老宿：指老成有名望的人。　持難（nàn）：自持己見而問難。

[16] 俄：不久。

[17] 宿直：輪流值宿。　禁中：指帝王所居宫內。

[18] 賜告：賜予續假。告，古代官吏休假。

乙本有羸疾，性簡易[1]，嗜酒，疾屢攻，自以意治之，輒愈。最後得疾憊甚，乃嘆曰："此所謂周痹也[2]，周痹入藏者死，吾其已夫！"已而曰："吾能移之，使病在末[3]。"因自製藥，日夜飲之，人莫見其方。居亡何[4]，左手足攣不能用，乃喜曰："可矣！"又使所親登東山，視菟絲所生，秉火燭其下，火滅處斸之[5]，果得茯苓，其大如斗，因以法噉之[6]，閱月而盡[7]。繇此雖偏廢[8]，而氣骨堅悍，如無疾者。退居里舍，杜門不冠屨[9]，坐卧一榻上，時時閱史書雜說。客至，酌酒劇談[10]。意欲之適，則使二僕夫輿之[11]，出沒閭巷。人或邀致之，不肯往也。病者日造門，或扶攜襁負，纍纍滿前[12]。近自鄰井，遠或百數十里，皆授之藥，致謝而去。

[1] 簡易：直率。
[2] 周痹：病名。症見周身疼痛，上下遊行，或沉重麻木，項背拘急，脈濡澀等。
[3] 末：四肢。
[4] 居亡何：過了不久。
[5] 斸（zhú）：掘，挖。
[6] 噉：同“啖”。吃。
[7] 閱月：經過一個月。閱，經歷。
[8] 繇：通“由”。從。
[9] 杜門：閉門。　　不冠屨（jù）：不戴帽，不穿鞋。
[10] 劇談：暢談。
[11] 輿：抬。
[12] 纍纍：連續不斷貌。

初，長公主女病泄利，將殆。乙方醉，曰：“當發疹而愈。”駙馬都尉以為不然[1]，怒責之，不對而退。明日，疹果出，尉喜，以詩謝之。

廣親宗室子病[2]，診之曰：“此可無藥而愈。”顧其幼，曰：“此兒旦夕暴病驚人，後三日過午無恙。”其家恚曰：“幼何疾？醫貪利動人乃如此!”明日果發癇甚急，復召乙治之，三日愈。問何以無疾而知。曰：“火急直視[3]，心與肝俱受邪。過午者，心與肝所用時當更也[4]。”

宗室王子病嘔泄，醫以藥溫之，加喘。乙曰：“病本中熱，脾且傷，奈何以剛劑燥之？將不得前後溲。”與石膏湯[5]。王與醫皆不信，謝罷。乙曰：“毋庸，復召我[6]!”後二日，果來召，適有故不時往[7]。王疑且怒，使人十數輩趣之至[8]。曰：“固石膏湯證也。”竟如言而效。

[1] 駙馬都尉：官名。魏晉以後，凡與公主婚配的人，皆拜駙馬都尉。
[2] “廣親”五字：指《小兒藥證直訣》一書中所載廣親宅二大王的兒子七太尉。廣親，宅名，宋代皇親秦王德芳子孫的府第，見《續資治通鑒長編》卷一百六十一。宗室，皇族。
[3] 火急：指面部所現赤色甚重。心屬火，此係心受邪。直視：謂兩眼發直，不能正常轉動。肝主目，此係肝受邪。
[4] “過午者”二句：過午，肝心旺盛之時已經推移，病勢即可漸退。所用時，寅

卯屬木，巳午屬火，故自寅至午，皆肝心所用時。

[5] 石膏湯：《外臺秘要》引《深師方》方，又名三黃石膏湯。功用清熱瀉火，發汗解表。

[6] "毋庸"二句：不用（石膏湯），還得來找我。庸，用。

[7] 故：事。

[8] 趣（cù）：催促。

有士人病欬，面青而光，其氣哽哽[1]。乙曰："肝乘肺，此逆候[2]。若秋得之可治，今春不可治[3]。"其家祈哀，彊之與藥。明日，曰："吾藥再瀉肝而不少卻[4]，三補肺而益虛，又加唇白，法當三日死。然安穀者過期，不安穀者不及期。今尚能粥，居五日而絕。"

有妊婦得疾，醫言胎且墮。乙曰："娠者五藏傳養，率六旬乃更[5]，誠能候其月，偏補之[6]，何必墮？"已而子母皆得全。

又乳婦因大恐而病，病雖愈，目張不得瞑。人不能曉，以問乙。乙曰："煑郁李酒飲之，使醉則愈。所以然者，目系內連肝膽，恐則氣結，膽衡不下[7]，惟郁李去結，隨酒入膽，結去膽下，目則能瞑矣。"如言而效。

一日過所善翁，聞兒啼[8]，愕曰："何等兒聲？"翁曰："吾家孿生二男子。"乙曰："謹視之，過百日乃可保。"翁不懌[9]。居月餘，皆斃。

[1] 哽哽：呼吸阻塞不暢貌。

[2] "肝乘肺"二句：肝乘肺，是木侮金，故稱逆候。乘，欺凌。

[3] "若秋得之"二句：肺屬金，旺於秋，肺金能克肝木，故"若秋得之可治"；肝屬木，旺於春，肝木侮肺金，使金更虛，故言"春不可治"。

[4] 再：兩次。 卻，減退。

[5] "娠者"二句：謂胎兒在母腹，由母親的五臟遞相滋養，大抵六十天更換一臟。此說見孫思邈《千金要方》引徐之才《逐月養胎方》。率（shuài），大抵。

[6] 偏補之：按胎兒月數和五臟傳養次序，偏補母體某一臟。

[7] 膽衡不下：膽氣偏盛，橫逆不下。衡，通"横"。

[8] 啼：同"啼"。

[9] 懌（yì）：高興。

乙為方博達，不名一師[1]，所治種種皆通，非但小兒醫也，於書無不闚[2]。他人靳靳守古[3]，獨度越縱舍[4]，卒與法合。尤邃本草[5]，多識物理，辨正闕誤。人或得異藥，或持疑事問之，必為言出生本末，物色名貌，退而考之，皆中。末年攣痹浸劇[6]，其嗜酒喜寒食皆不肯禁。自診知不可為，召親戚訣別，易衣待盡，享年八十二，終於家。所著書有《傷寒論指微》五卷、《嬰孺論》百篇。一子早世[7]，二孫今見為醫。

[1] 不名：不局限。
[2] 闚：同“窺”。看。
[3] 靳靳（jìn jìn）：固執。
[4] 度越縱舍：謂治病超越或舍棄古人的成法。
[5] 邃（suì）：精通。
[6] 浸（jìn）：逐漸。
[7] 世：“死”的婉言。

劉跂曰：乙非獨其醫可稱也，其篤行似儒[1]，其奇節似俠[2]，術盛行而身隱約[3]，又類夫有道者。數謂余言：“曩學六元五運[4]，夜宿東平王冢巔觀氣象[5]，至逾月不寐。今老且死，事誠有不在書者，肯以三十日暇從我，當相授。”余笑謝弗能，是後遂不復言。嗚呼！斯人也，如欲復得之，難哉！沒後，余聞其所治驗尤衆，東州人人能言之，剟其章章者著之篇[6]，異時史家序方術之士[7]，其將有考焉。

[1] 篤行：行為惇厚。
[2] 奇節：奇特的節操。
[3] 隱約：潛藏。指不願為官顯名。
[4] 曩（nǎng）：從前。六元五運：五運六氣學說。
[5] 東平王：漢光武帝第八子劉蒼封為東平王。
[6] 剟（duō）：摘取。章章，顯著貌。
[7] 序：為……作傳。

課外實踐

一、詞語注釋

（1）一旦（2）跡（父）（3）褒諭（4）垂（愈）（5）擢（太醫丞）（6）老宿（7）俄（以）（8）賜告（9）亡何（10）斸（之）（11）閱月（12）杜門（13）劇談（14）纍纍（15）趣（之）（16）率（六旬）（17）（不）懌（18）（不）闚（19）靳靳（20）（尤）邃（21）浸（劇）（22）篤行（23）隱約（24）曩（學）（25）剟（其）（26）章章

二、課外閱讀

醫之為藝誠難矣而治小兒為尤難自六歲以下黃帝不載其說始有顱顖經以占壽夭死生之候則小兒之病雖黃帝猶難之其難一也脈法雖曰八至為和平十至為有病然小兒脈微難見醫為持脈又多驚啼而不得其審其難二也脈既難憑必資外證而其骨氣未成形聲未正悲啼喜

笑變態不常其難三也問而知之醫之工也而小兒多未能言言亦未足取信其難四也臟腑柔弱易虛易實易寒易熱又所用多犀珠龍麝醫苟難辨何以已疾其難五也種種隱奥其難固多余嘗致思於此又目見庸醫妄施方藥而殺之者十常四五良可哀也蓋小兒治法散在諸書又多出於近世臆說汗漫難據求其要妙豈易得哉太醫丞錢乙字仲陽汶上人其治小兒該括古今又多自得著名於時其法簡易精審如指諸掌（宋閻孝忠《小兒藥證直訣·原序》）

要求：

1. 標點上文。
2. 解釋加點字。
3. 按文意回答問題。

作者認為小兒病難治的原因有哪幾種？

九、丹溪翁傳

〔元〕戴良

【解題】

本文據商務印書館民國八年（1919）《四部叢刊》初編本影印之罟里瞿氏鐵琴銅劍樓藏明正統間戴統刊本《九靈山房集》整理，內容有刪減。作者戴良（1317～1383），字叔能，號九靈山人，浦江（今屬浙江，與義烏相鄰）人，元代學者。他的《九靈山房集》載有醫學著作多篇。本文全面記述朱丹溪的生平事蹟和醫學理論，詳細介紹他拜師學醫，繼承和發展劉完素、張從正、李杲三家學說的經過，並提出“相火論”和“陽常有餘，陰常不足”的滋陰學派觀點。文章還讚揚他尊崇倫理道德、誨人不倦的美好品質。

丹溪翁者，婺之義烏人也[1]，姓朱氏，諱[2]震亨，字彥脩，學者尊之曰丹谿翁[3]。翁自幼好學，日記千言。稍長，從鄉先生治經，為舉子業。後聞許文懿公得朱子四傳之學[4]，講道八華山，復往拜焉。益聞道德性命之說[5]，宏深粹密[6]，遂為專門[7]。一日，文懿謂曰：“吾臥病久，非精於醫者，不能以起之。子聰明異常人，其肯游藝於醫乎[8]？”翁以母病脾，於醫亦粗習，及聞文懿之言，即慨然曰：“士苟精一藝，以推及物之仁[9]，雖不仕於時，猶仕也。”乃悉焚棄向所習舉子業，一於醫致力焉[10]。

[1] 婺（wù）：元婺州路，今浙江金華地區。 義烏：爲婺州路所轄縣。

[2] 諱：指已故的帝王或尊長的名。

[3] 丹谿翁：谿，同“溪”。宋濂撰《故丹溪先生朱公石表辭》言：“先生所居曰丹溪，學者尊之而不敢字，故因其地稱之曰丹溪先生云。”

[4] 許文懿：名谦，字益之，自號白雲山人，金華人，元代理學家，著有《讀書叢說》、《白雲集》等。朱子四傳之學：朱子指宋代理學家朱熹。他的學說初傳其婿黄幹，再傳於何基，三傳於王柏，四傳於金履祥。許文懿雖爲金履祥的學生，亦曾受業於王柏，故云。

[5] 益：逐漸。 道德性命之說：指朱熹的“性理之學”。

[6] 宏深粹密：宏大、深遠、純粹、縝密。

[7] 專門：專從事某事或研究某種學問，這裏指專習道德性命之說。

[8] 遊藝：泛指修習學問或技藝，語見《論語·述而》。

［9］及物之仁：由愛己而及于衆人的仁愛之心。物，此指衆人。

［10］一：專一。

時方盛行陳師文、裴宗元所定大觀二百九十七方[1]，翁窮晝夜是習。既而悟曰："掾古方以治今病，其勢不能以盡合。苟將起度量，立規矩，稱權衡[2]，必也《素》《難》諸經乎！然吾鄉諸醫鮮克知之者[3]。"遂治裝出游，求他師而叩之[4]。乃渡浙河[5]，走吴中[6]，出宛陵[7]，抵南徐[8]，達建業[9]，皆無所遇。及還武林[10]，忽有以其郡羅氏告者。羅名知悌，字子敬，世称太無先生，宋理宗朝寺人[11]，學精於醫，得金劉完素之再傳[12]，而旁通張從正、李杲二家之說[13]。然性褊甚[14]，恃能厭事，難得意。翁往謁焉，凡數往返，不與接。已而求見愈篤，羅乃進之，曰："子非朱彦脩乎？"時翁已有醫名，羅故知之。翁既得見，遂北面再拜以謁，受其所教。羅遇翁亦甚歡，即授以劉、張、李諸書，為之敷揚三家之旨[15]，而一断於經[16]，且曰："盡去而舊學，非是也。"翁聞其言，渙焉無少凝滯於胸臆[17]。居無何，盡得其學以歸。

［1］大觀二百九十七方：指《太平惠民和劑局方》，簡稱"局方"。北宋徽宗大觀年間，由醫官陳師文、裴宗元等將當時官藥局所收醫方加以校訂而成。原稱《和劑局方》，後經多次增補，1151年定名爲"太平惠民和劑局方"頒行全國。

［2］起度量，立規矩，稱權衡：謂確立診治疾病之標準，語出《史記·扁鵲倉公列傳》。度量、規矩、權衡，均為法度、規矩、準則之意。

［3］鮮（xiǎn）：少。　克：能。

［4］治裝：整理行裝。　叩：詢問。

［5］浙河：即錢塘江，又名之江、折江。

［6］吴中：今江蘇吴縣。

［7］宛陵：今安徽宣城。

［8］南徐：今江蘇鎮江。

［9］建業：今江蘇南京。

［10］武林：指稱杭州，因武林山得名。

［11］宋理宗：南宋皇帝趙昀，1224～1264年在位。　寺人：宫中近侍小臣，多以閹人充任。。

［12］再傳：羅知悌從荊山浮屠學醫，荊山浮屠又從劉完素學醫，故云。

［13］旁：廣泛、普遍。

［14］褊（biǎn）：謂急躁。

［15］敷揚：傳播宣揚，這裏有陳述闡發之意。

［16］一：完全。

［17］渙焉：消散貌。　凝滯：猶困阻，指疑難。

鄉之諸醫泥陳、裴之學者，聞翁言，即大驚而咲[1]且排，獨文懿喜曰："吾疾其遂瘳矣乎！"文懿得末疾，醫不能療者餘十[2]年，翁以其法治之，良驗。扵是諸醫之笑且排者，始皆心服口譽。数年之間，聲聞頓著[3]。翁不自滿足，益以三家之說推廣之。謂劉、張之學，其論臟腑氣化有六[4]，而扵濕熱相火三氣致病為最多，遂以推陳致新瀉火之法療之，此固高出前代矣。然有陰虛火動，或陰陽兩虛濕熱自盛者，又當消息而用之[5]。謂李之論飲食勞倦，內傷脾胃，則胃脘之陽[6]不能以升舉，并及心肺之氣，陷入中焦，而用補中益氣之劑治之，此亦前人之所無也。然天不足扵西北，地不滿扵東南[7]。天，陽也；地，陰也。西北之人，陽氣易扵降；東南之人，陰火易扵升。苟不知此，而徒守其法，則氣之降者固可愈，而扵其升者亦從而用之，吾恐反增其病矣。乃以三家之論，去其短而用其長，又復参之以太極之理[8]，《易》《禮記》《通書》《正蒙》諸書之義[9]，貫穿《內經》之言，以尋其指歸[10]。而謂《內經》之言火，蓋與太極動而生陽、五性感動之說有合[11]；其言陰道虛，則又與《禮記》之養陰意同。因作《相火》及《陽有餘陰不足》二論，以發揮之。

[1] 咲：同"笑"。

[2] 餘十：誤，當爲"十餘"。

[3] 聲聞：聲譽。

[4] "謂劉、張"二句：劉完素、張從正論述臟腑感受致病之氣，有風、寒、暑、濕、燥、火六種。

[5] 消息：斟酌。

[6] 胃脘（wǎn）之陽：指胃氣。

[7] "然天"二句古人以天爲陽，地爲陰。西北地方氣候寒冷，陰盛而陽不足；東南地區氣候溫熱，陽盛而陰不足。人身的陰陽與氣候環境相應。語出《素問·陰陽應象大論》。

[8] 太極之理：古代以太極爲派生萬物的本原，北宋哲學家周敦頤據此繪太極圖，並撰《太極圖說》，以爲"太極動而生陽，靜而生陰"。朱氏采其說，而以相火立論，提出"陽有餘陰不足"的論點。

[9]《通書》：北宋周敦頤所著《周子通書》。主要內容是闡發《太極圖說》的理論。　《正蒙》：書名，北宋張載所著，認爲宇宙萬物皆源於氣。

[10] 尋：探求。　指歸：主旨。

[11] 五性感動：語出周敦頤《太極圖說》。原意指五行各有一性，變化而生萬物。丹溪引用爲人的五臟之性，認爲凡動皆屬火。

於是，翁之醫益聞。四方以病来迎者，遂輻湊扵道[1]，翁咸往赴之。其所治病凡幾[2]，病之狀何如，施何良方，飲何藥而愈，自前至今，驗者何人，何縣里，主名，得諸見聞，班班可紀[3]。

浦江鄭義士病滯下[4]，一夕忽昏仆，目上視，溲注而汗瀉[5]。翁診之，脉大無倫[6]，即告曰："此陰虛而陽暴絕也，蓋得之病後酒且内[7]，然吾能愈之。"即命治人參膏，而且促灸其氣海[8]。頃之手動，又頃而脣動。及參膏成，三飲之甦[9]矣。其後服參膏盡数斤，病已。

天台周進士病恶寒[10]，雖暑亦必以綿蒙其首，服附子数百[11]，增劇。翁診之，脉滑而數，即告曰："此熱甚而反寒也。"乃以辛涼之劑，吐痰一升許，而蒙首之綿減半；仍用防風通聖飲之[12]，愈。周固[13]喜甚，翁曰："病愈後須淡食以養胃，内觀[14]以養神，則水可生，火可降；否則，附毒必發，殆不可救。"彼不能然，後告疽發背死。

一男子病小便不通，醫治以利藥，益甚。翁診之，右寸頗弦滑，曰："此積痰病也，積痰在肺。肺為上焦，而膀胱為下焦，上焦閉則下焦塞，辟如滴水之器[15]，必上竅通而後下竅之水出焉。"乃以法大吐之，吐已，病如失。

一婦人產後有物不上如衣裾[16]，醫不能喻[17]。翁曰："此子宫也，氣血虛，故随子而下。"即與黄芪當歸之劑，而加升麻舉之，仍用皮工之法[18]，以五倍子作湯洗濯，皺其皮[19]。少選[20]，子宫上。翁慰之曰："三年後可再生兒，無憂也。"如之。

一貧婦寡居病癩，翁見之惻然[21]，乃曰："是疾世號難治者，不守禁忌耳。是婦貧而無厚味[22]，寡而無欲，庶幾可療也。"即自具藥療之，病愈。後復投四物湯数百[23]，遂不發動。

翁之為醫，皆此類也。

---

[1] 輻湊（fú còu）：亦作"輻輳"。像車輻集中於車轂一樣，喻聚集。

[2] 凡幾：共計多少。

[3] 班班：明顯貌。　紀：通"記"，記載。

[4] 滯下：痢疾的古稱。

[5] 溲（sōu）注：小便失禁。"溲注而汗瀉"五字《局方發揮》作"尿自出汗如雨"。

[6] 倫：條理、順序。

[7] 内：謂行房事。

[8] 氣海：任脈穴位名，位於腹正中線臍下一寸五分處。

[9] 甦（sū）：同"蘇"，蘇醒。

[10] 天台（tāi）：縣名，今浙江台州市屬轄。　恶（wù）：同"惡"。

[11] 百："日"之訛字。

[12] 仍：乃也，當於是解。防風通聖：劉完素所製，功用爲清熱解毒，通裏解表。

［13］ 固：確實，誠然。
［14］ 內觀：即內視，指不觀外物，排除雜念。
［15］ 辟：通“譬”，譬喻。滴水之器：注水以供磨墨用的文具，亦稱水滴。
［16］ 衣裾（jū）：衣襟。
［17］ 喻：明白、知曉。
［18］ 皮工之法：制革工匠的方法。
［19］ 皴（cūn）：皺縮。
［20］ 少選：一會兒，不多久。
［21］ 惻然：憂傷、悲痛。
［22］ 厚味：美味。
［23］ 四物湯：《太平惠民和劑局方》方，由熟地、白芍、當歸、川芎四味藥組成，功用爲補血、和氣、調經。 百：“日”之訛。

盖其遇病施治，不膠拎古方，而所療皆中；然拎諸家方論，則靡所不通。他人靳靳守古[1]，翁則操縱取捨[2]，而卒與古合。一時學者咸聲随影附[3]，翁教之亹亹忘疲[4]。

翁春秋既高，乃詢張翼等所請[5]，而著《格致餘論》《局方發揮》《傷寒辨疑》《本草衍義補遺》《外科精要新論》諸書，學者多誦習而取則[6]焉。

翁簡慤貞良[7]，剛嚴介特[8]，執心以正，立身以誠，而孝友之行，實本乎天質。奉時祀也[9]，訂其禮文而敬泣之[10]。事母夫人也，時其節宣以忠養之[11]。寧歉拎已，而必致豐拎兄弟；寧薄拎己子，而必施厚拎兄弟之子。非其友不友[12]，非其道不道。好論古今得失，慨然有天下之憂。世之名公卿多折節下之[13]，翁為直陳治道，無所顧忌。然但語及榮利事，則拂衣而起[14]。與人交，一以三綱五紀為去就[15]。嘗曰：“天下有道，則行有枝葉；天下無道，則辞有枝葉[16]。夫行，本也；辞，從而生者也。”苟見枝葉之辞，去本而末是務，輒怒溢顏面，若將浼焉[17]。翁之卓卓如是[18]，則翳又特一事而已。然翁講學行事之大方[19]，已具吾友宋太史濂所為翁墓誌[20]，兹故不錄，而竊錄其翳之可傳者為翁傳，庶使後之君子得以互考焉。

［1］ 靳靳（jìn jìn）：固執、拘泥的樣子。
［2］ 操縱取捨：比喻治療靈活多變，運用自如。
［3］ 聲隨影附：像回聲一樣跟隨，像影子一樣依附。
［4］ 亹亹（wěi wěi）：勤勉不倦貌。
［5］ 詢：誤，當作“徇”，依從，順從。
［6］ 則：法則、準則。
［7］ 簡慤（què）貞良：簡樸、誠摯、堅貞、善良。慤，忠厚誠實。
［8］ 剛嚴介特：剛嚴，剛毅、嚴肅；介特，介立特行。謂行為耿直清高，不隨波

逐流。

[9] 時祀：四時的祭祀。

[10] 訂：效法。　　禮文：指禮樂儀制。　　敬泣：祭祀時對祖先表示敬意和哀泣。

[11] 時其節宣：按時調節生活起居，使勞逸有常，氣血宣通。

[12] 非其友不友：不是志同道合的朋友不結交。語出《孟子·公孫醜上》。

[13] 折節：屈己下人。下：下問，指向朱氏請教。

[14] 拂衣：猶拂袖，表示憤怒。

[15] 三綱五紀：即三綱五常，封建社會的倫理道德準則。君臣、父子、夫婦為三綱，仁、義、禮、智、信為五常。

[16] “天下有道”四句：語出《禮記·表記》。

[17] 浼（měi）：玷污。

[18] 卓卓：超群不凡貌。

[19] 大方：猶大略。

[20] 宋太史濂：宋濂，元明之際著名文學家，曾任編修《元史》總裁，故稱宋太史。生平與丹溪友善，作墓誌《故丹溪先生朱公石表辭》。

論[1]曰：昔漢嚴君平[2]，博學無不通，賣卜成都。人有邪恶非正之問，則依蓍龜為陳其利害[3]。與人子言，依扵孝；與人弟言，依扵順；與人臣言，依扵忠。史稱其風聲氣節[4]，足以激貪而厲俗[5]。翁在婺得道學之源委[6]，而混迹扵醫。或以醫来見者，未嘗不以葆精毓神開其心[7]。至扵一語一默，一出一處[8]，凡有關扵倫理者，尤諄諄訓誨，使人奮迅感慨激厲之不暇[9]。左丘明有云：“仁人之言，其利溥哉[10]！”信矣。若翁者，殆古所謂直諒多聞之益友[11]，又可以毉師少之哉[12]？

[1] 論：附在史傳後面的評語。

[2] 嚴君平：西漢蜀郡（今成都）人。賣卜於成都街頭，以忠孝信義教人，終身不仕。

[3] 利害：偏義於“害”，危害。

[4] 風聲：風采聲望。　　氣節：志氣節操。

[5] 抑制貪婪之風，勸勉良好世俗。厲，同“勵”，勸勉。

[6] 源委：指水的發源和歸宿，引申爲事情的本末和底细。

[7] 葆精毓神：保全精氣，養育神氣。葆，通“保”。毓，養育。

[8] 或出仕任職，或隱退居家，或開口發言，或閉口不語。語見《周易·繫辭上》：“君子之道，或出或處，或默或語。

[9] 奮迅：精神振奮，行動迅速。　　感慨：這裏形容受到開導而引起思想情緒的高漲昂揚。激厲：同“激勵”，受到激發而振作。不暇：這裏形容心情迫切而等待不及。

[10] “仁人”二句：仁德之人的教誨，它的益處廣大呀！溥（pǔ），廣大之義。

［11］直諒多聞之益友：正直、誠信、博學的良師益友。語見《論語・季氏》。
［12］少（shǎo）：輕視。

課外實踐

一、詞語注釋

（1）諱（震亨）（2）益（聞）（3）鮮（克）（4）（鮮）克（5）寺人（6）旁（通）差（7）褊（甚）（8）一（断）（9）渙（焉）（10）聲聞（11）消息（12）尋（其）（13）指歸（14）輻湊（15）班班（16）（可）紀(17)（無)倫（18）內觀（19）辟（如）（20）少選（21）亹亹（22）拂衣（23）（將）浼（24）卓卓（25）大方(26）利害（27）風聲（28）源委（29）毓（神）（30）一（語）（31）不暇（32）溥（哉）（33）（直）諒（34）少（之）

二、閱讀實踐

素問載道之書也詞簡而義深去古漸遠衍文錯簡仍或有之故非吾儒不能讀學者以易心求之宜其茫若望洋淡如嚼蠟遂直以為古書不宜於今厭而弃之相率以為局方之學間有讀者又以濟其方技漫不之省醫道隱晦職此之由可歎也震亨三十歲時因母之患脾疼眾工束手由是有志於醫遂取素問讀之三年似有所得又二年母氏之疾以藥而安因追念先子之內傷伯考之瞀悶叔考之鼻衄幼弟之腿痛室人之積痰一皆歿於藥之悞也心膽摧裂痛不可追然猶慮學之未明至四十歲復取而讀之顧以質鈍遂朝夕鑽研缺其所可疑通其所可通又四年而得羅太無諱知悌者為之師因見河間戴人東垣海藏諸書始悟濕熱相火為病甚多又知醫之為書非素問無以立論非本草無以立方有方無論無以識病有論無方何以模倣夫假說問答仲景之書也而詳於外感明著性味東垣之書也而詳於內傷醫之為書至是始備醫之為道至是始明由是不能不致疑於局方也局方流行自宋迄今罔間南北翕然而成俗豈無其故哉徐而思之濕熱相火自王太僕注文已成湮沒至張李諸老始有發明人之一身陰不足而陽有餘雖諄諄然見於素問而諸老猶未表章是宜局方之盛行也震亨不揣蕪陋陳於編冊並述金匱之治法以證局方之未備間以己意附之於後古人以醫為吾儒格物致知之一事故目其篇曰格致餘論未知其果是否耶後之君子幸改而正諸（元朱震亨《格致餘論・序》）

要求：

1. 標點文章。
2. 翻譯畫綫的句子。
3. 按文意回答問題。
   作者爲何將其書命名爲“格致餘論”？

十、《漢書·藝文志》序及方技略

〔漢〕班固

【解題】

本文選自中華書局1962年出版點校本《漢書》，標題爲編者另加。作者班固（32～92），字孟堅，扶風（今陝西鹹陽）人，東漢著名史學家、文學家。他繼承父親班彪的遺願，著述《漢書》。該書記載了西漢二百多年的歷史，開創了“包舉一代”的斷代史體例，是研究西漢歷史的重要資料。《漢書·藝文志》是班固在劉向、劉歆父子《别録》和《七略》基礎上編纂而成，是我國最早的史志目録，共收書38類，596家，13200餘卷，《方技略》爲醫學類著作目録。

昔仲尼没而微言絕[1]，七十子喪而大義乖[2]。故《春秋》分爲五[3]，《詩》分爲四[4]，《易》有數家之傳[5]。戰國從衡[6]，真僞分爭，諸子之言紛然殽亂[7]。至秦患之[8]，乃燔滅文章[9]，以愚黔首[10]。漢興，改秦之敗[11]，大收篇籍，廣開獻書之路。迄孝武世[12]，書缺簡脱[13]，禮壞樂崩，聖上喟然而稱曰：“朕甚閔焉[14]！”於是建藏書之策[15]，置寫書之官，下及諸子傳說，皆充秘府[16]。至成帝時[17]，以書頗散亡，使謁者陳農求遺書於天下[18]。詔光禄大夫劉向校經傳、諸子、詩賦[19]，步兵校尉任宏校兵書[20]，太史令尹咸校數術[21]，侍醫李柱國校方技。每一書已，向輒條其篇目[22]，撮其指意[23]，録而奏之。會向卒，哀帝復使向子侍中奉車都尉歆卒父業[24]。歆於是總羣書而奏其《七略》，故有《輯略》[25]，有《六藝略》，有《諸子略》，有《詩賦略》，有《兵書略》，有《術數略》，有《方技略》。今删其要[26]，以備篇籍。

[1] 沒：通“歿”，死亡。　微言：含義深遠精要的言論。　絕：斷絕，中斷。

[2] “七十子”句：謂孔子門下才德出衆的一部分學生。傳說孔子學生有三千人，其中七十二人最優秀。七十子係舉其成數而言。大義，指儒家經典深刻的要義。乖，背離。

[3]《春秋》分爲五：謂傳註《春秋》的有左丘明、公羊高、穀梁赤及鄒氏、夾氏五家，今存前三家，也稱春秋三傳，爲《左傳》《公羊傳》《穀梁傳》。

[4] 詩分爲四：顔師古註引韋昭曰：“謂毛氏、齊、魯、韓。”毛指趙人毛亨，齊指齊人轅固生，魯指魯人申培，韓指燕人韓嬰。今存毛亨一家，世稱“毛詩”。

［5］《易》有數家之傳：據《藝文志·六藝略》載，《易經》有施（讎）、孟（喜）、梁丘（賀）等數家傳註，今皆亡佚。

［6］從衡：指戰國七雄之間縱橫錯雜的政治形勢，即合縱連横。從，同“縱”。

［7］分爭：爭鬥、爭奪。　紛然：雜亂、混雜的樣子。　殽（xiáo）亂：錯雜混亂。

［8］患：憂慮。

［9］燔滅文章：《史記·秦始皇本紀》載秦始皇三十四年焚書，“非博士官所職，天下敢有藏《詩》《書》百家語者，悉詣守、尉雜燒之。……所不去者，醫藥卜筮種樹之書。”燔（fán）：焚燒。

［10］黔首：百姓。

［11］敗：弊病。

［12］孝武：武，漢武帝劉徹謚號，公元前140～公元前87年在位。顔師古注《漢書》曰：“孝子善述父之志，故漢家之謚，自惠帝以下皆稱孝也。”

［13］書：文字。

［14］閔：憂慮。

［15］建：公布。策：古代君王發布的教令文書。

［16］秘府：如淳注引劉歆《七略》曰：“外則有太常、太史、博士之藏，內則有延閣、廣內、秘室之府。”秘府當指此。

［17］成帝：漢成帝劉驁，公元前32～公元前7年在位。成帝河平三年（前26）八月，令陳農向天下求遺書。

［18］謁者：秦漢官名，主管接待賓客事宜。

［19］光禄大夫：官名，掌顧問應對。劉向（前77～前7），字子政，沛人，西漢經學家、文學家及目録學家。奉命校閱群書，著成《別録》，有《新序》《說苑》等書。

［20］步兵校尉：漢代武官官名，管轄宫城衛隊。

［21］數術：又稱“術數”，指以種種方術，觀察自然界可注意的現象，來推測人的氣數和命運。《數術略》分天文、歷譜、五行、蓍龜、雜占、形法六類。

［22］條：指梳理、條理，分條逐一書寫登録。

［23］撮：攝取，摘取（要點）。　指意：內容意義。劉向所著各書敘録匯集後名《別録》，相當於後世的書目解題，已佚。

［24］侍中奉車都尉：漢代官名，皇帝近侍，掌禦乘輿馬，皇帝出巡時要隨從奉侍。歆：劉歆（？～23），字子駿，劉向之子。此句有兩“卒”字，前一“卒”，釋爲去世；後一“卒”，釋爲終結、完成。

［25］輯略：各略大序的匯集。略，類。

［26］删：顔師古曰，“删去浮冗，取其指要也。”釋爲選取。

《黄帝内經》十八卷　《外經》三十七卷

《扁鵲内經》九卷　《外經》十二卷

《白氏内經》三十八卷　《外經》三十六卷

《旁篇》二十五卷

右醫經七家，二百一十六卷[1]。

醫經者，原人血脈、經落、骨髓、陰陽、表裏[2]，以起百病之本，死生之分[3]，而用度箴石湯火所施[4]，調百藥齊和之所宜[5]。至齊之得，猶慈石取鐵[6]，以物相使。拙者失理，以瘉[7]爲劇，以生爲死。

[1] 二百一十六卷：所記爲175卷，少41卷。顏師古注曰："其每略所條家及篇數，有與總凡不同者，轉寫脱誤，年代久遠，無以詳知。"

[2] 原：推究。　落：通"絡"。

[3] 起：闡發。　本：本源。　分：區别、差異。

[4] 用：用來。度（duó）：揣度。　箴：同"針"。火：指灸法。

[5] 齊（jì）和：指藥物的配伍。

[6] 至齊：最好的藥劑。　得：作用、功效。　慈石：即磁石。慈，通"磁"。

[7] 瘉：同"愈"，醫治好。

《五藏六府痺十二病方》三十卷[1]
《五藏六府疝十六病方》四十卷[2]
《五藏六府癉十二病方》四十卷[3]
《風寒熱十六病方》二十六卷
《泰始黄帝扁鵲俞拊方》二十三卷
《五藏傷中十一病方》三十一卷
《客疾五藏狂顛病方》十七卷
《金創瘲瘛方》三十卷[4]
《婦人嬰兒方》十九卷
《湯液經法》三十二卷
《神農黄帝食禁》七卷

右經方十一家[5]，二百七十四卷[6]。

經方者，本草石之寒溫[7]，量疾病之淺深，假藥味之滋[8]，因氣感之宜[9]，辯五苦六辛[10]，致水火之齊[11]，以通閉解結，反之於平。及失其宜者[12]，以熱益熱，以寒增寒，精氣内傷，不見於外，是所獨失也。故諺曰："有病不治，常得中醫[13]。"

[1] 痺（bì）：同"痹"，顏師古註："風濕之病。"

[2] 疝（shàn）：顏師古註："心腹氣病。"

[3] 癉（dān）：顔師古註："癉，黃病。"
[4] 瘲瘛（zòng chì）：顔師古註："小兒病也。"
[5] 經方：漢代以前的方劑。
[6] 二百七十四卷：所記爲295卷，多21卷。
[7] 本：依據。
[8] 滋：汁液。此指藥物的作用。
[9] 依據人體對四時氣候感應所適宜用藥的情況。如天熱要慎用熱藥，天寒當慎用寒藥之類。參見《素問·六元正紀大論》。因，依據。
[10] 辯：通"辨"。 五苦六辛：指五臟六腑所適用各種性味的藥物。
[11] 致：获得。 水火之齊：指寒涼與溫熱的藥劑。
[12] 及：至於。
[13] 中（zhòng）醫：符合醫理。中，符合。一說爲中等水準的醫生。

《容成陰道》二十六卷[1]
《務成子陰道》三十六卷[2]
《堯舜陰道》二十三卷
《湯盤庚陰道》二十卷[3]
《天老雜子陰道》二十五卷[4]
《天一陰道》二十四卷[5]
《黃帝三王養陽方》二十卷
《三家内房有子方》十七卷

右房中八家，百八十六卷[6]。

房中者，情性之極，至道之際[7]，是以聖王制外樂以禁内情[8]，而爲之節文[9]。傳曰[10]："先王之作樂，所以節百事也。"樂而有節，則和平壽考[11]。及迷者弗顧，以生疾而隕性命。

[1] 容成：相傳爲黃帝的大臣，最早發明曆法。 陰道：古代房中術。
[2] 務成子：即務成昭，舜的老師。
[3] 湯盤庚：殷商君主。
[4] 天老：相傳爲黃帝大臣，七輔之一。
[5] 天一：即天乙，成湯之名。成湯是殷王朝的創建者。
[6] 百八十六卷：所記爲191卷，多5卷。
[7] 際：會合、交合。
[8] 外樂：指外在的音樂。 内情：指内在的情欲或情感。
[9] 節文：指制定禮儀，使行之有度。
[10] 傳：指《左傳》。引文語見《左傳·昭公元年》。

［11］和平壽考：氣血平和，壽命長久。考，老。

《宓戲雜子道》二十篇[1]
《上聖雜子道》二十六卷
《道要雜子》十八卷
《黄帝雜子步引》十二卷
《黄帝岐伯按摩》十卷
《黄帝雜子芝菌》十八卷
《黄帝雜子十九家方》二十一卷
《泰壹雜子十五家方》二十二卷[2]
《神農雜子技道》二十三卷
《泰壹雜子黄冶》三十一卷[3]

右神僊十家[4]，二百五卷[5]。

神僊者，所以保性命之真，而游求於其外者也[6]。聊以盪意平心[7]，同死生之域[8]，而無怵惕於胸中[9]。然而或者專以爲務，則誕欺怪迂之文彌以益多[10]，非聖王之所以教也。孔子曰："索隱行怪，後世有述焉，吾不爲之矣[11]。"

［1］宓戲：即伏羲。雜子道：神仙家修真養性以求長生的方法。
［2］泰壹：即泰一，天神名。
［3］黄冶：冶煉丹砂之法。
［4］神僊：指神仙家養生術。僊，"仙"的异體字。
［5］二百五卷：所記爲201卷，少4卷。
［6］遊求於其外：向身外大自然廣求養生之道。
［7］盪意平心：净化意念，平定心境。盪，"蕩"的异體字，洗滌。
［8］同死生之域：將死與生的境界等同看待。
［9］怵惕：恐懼。文中指對死亡的恐懼。
［10］誕欺怪迂：荒誕、欺詐、怪异、迂曲。
［11］"索隱"三句：語見《禮記·中庸》。索隱行怪，求隱暗之事，行怪异之道。述，遵循。

凡方技三十六家，八百六十八卷[1]。

方技者，皆生生之具[2]，王官之一守也[3]。太古有岐伯、俞拊，中世有扁鵲、秦和，蓋論病以及國，原診以知政[4]。漢興有倉公。今其技術晻昧[5]，故論其書，以序方技爲四種[6]。

［1］八百六十八卷：按四類書籍的實際統計，爲36家，862卷，少6卷。

［2］生生之具：使生命生長不息的工具。

［3］王官：天子之官。守：職守。

［4］“論病以及國，原診以知政”，探討議論病情而涉及國家的治理，推究診治方法以知曉政事。語本《國語·晉語》及《左傳·昭公元年》。

［5］晻昧：湮沒。晻同“暗”。

［6］序：依次排列。

閱讀實踐

一、詞語註釋

(1)（仲尼）沒 (2) 從衡 (3)（之）敗 (4) 書（缺）(5) 閔（焉）(6) 建（藏書之策）(7) 條（其篇目）(8) 指意 (9) 刪（其要）(10) 原（人血脈）(11) 度（箴石）(12) 齊（和）(13) 因（氣感）(14) 辯（五苦）(15) 水火 (16) 節文 (17) 壽考 (18) 怵惕 (19)（有）述 (20) 晻昧 (21) 序（方技）

二、課外閱讀

頃余之舊契讀孟堅漢書藝文志載五苦六辛之說而顏師古輩皆無註解渠特以問余余顧其內經諸書中亦不見其文既相別矣乘蹇且十裹外颯然而悟欲復迴以告予之舊契已歸且遠乃令載之以示來者夫五者五臟也臟者裹也六者六腑也腑者表也病在裹者屬陰分宜以苦寒之藥涌之泄之病在表者屬陽分宜以辛溫之劑發之汗之此五苦六辛之意也顏師古不註蓋闕其疑也乃知學不博而欲爲醫難矣余又徐思五積六聚其用藥亦不外于是夫五積在臟有常形屬裹宜以苦寒之藥涌之泄之六聚在腑無常形屬表宜以辛溫之藥發之汗之與前五苦六辛亦合亦有表熱而可用柴胡之涼者猶宜熱而行之裹寒而可用薑附之熱者猶宜寒而行之余恐來者不明內經發表攻裹之旨故併以孟堅五苦六辛之說附于卷末（金張從正《儒門事親·攻裹發表寒熱殊途箋》）

要求：

1. 標點文章。
2. 翻譯畫綫的句子。
3. 按文意回答問題。

對“五苦六辛”有哪幾種解釋？

十一、《傷寒雜病論》序

〔漢〕張仲景

【提要】

本文選自明趙開美本《傷寒論》。作者張機（約 150～219），字仲景，南陽郡涅陽（今河南南陽鄧州市）人，東漢末年著名醫學家，相傳曾任長沙太守，世稱“張長沙”。《傷寒雜病論》奠定了祖國醫學辨證論治的基礎，被后世尊為“方书之祖”。序文批評當世讀書人輕醫重利的錯誤傾向，說明自己撰寫《傷寒雜病論》的原因、經過和願望。

余每覽越人入虢之診、望齊侯之色，未嘗不慨然歎其才秀也[1]。怪當今居世之士，曾不留神醫藥，精究方術[2]，上以療君親之疾，下以救貧賤之厄[3]，中以保身長全，以養其生。但競逐榮勢，企踵權豪[4]，孜孜汲汲[5]，惟名利是務，崇飾其末，忽棄其本，華其外而悴其內。皮之不存，毛將安附焉[6]？卒然遭邪風之氣[7]，嬰非常之疾，患及禍至，而方震慄。降志屈節，欽望巫祝[8]，告窮歸天，束手受敗。賫百年之壽命[9]，持至貴之重器，委付凡醫，恣其所措。咄嗟嗚呼！厥身已斃，神明消滅，變為異物，幽潛重泉，徒為啼泣。痛夫！舉世昏迷，莫能覺悟，不惜其命，若是輕生，彼何榮勢之云哉？而進不能愛人知人，退不能愛身知己。遇災值禍，身居厄地，蒙蒙昧昧，惷若遊魂[10]。哀乎！趨世之士，馳競浮華，不固根本，忘軀徇物[11]，危若冰谷[12]，至於是也！

[1] 秀：才能出衆，優秀。
[2] 方術：醫、卜、星、相之術。此指醫術。
[3] 厄：窮困，災難。此指病困。
[4] 企踵：踮起脚跟。形容急切仰望。
[5] 孜孜：勤勉，不懈怠。　汲汲：急切貌。
[6]“皮之不存”二句：語出《左傳·僖公十四年》。
[7] 卒然：突然。卒，通“猝”。
[8] 巫祝：古代從事占卜祭祀的人。
[9] 賫（jī）：持。
[10] 惷（chōng）：愚笨。
[11] 徇物：謀求身外之物。

［12］冰谷：薄冰和深谷。喻險境。語出《詩經·小雅·小宛》。

余宗族素多，向餘二百。建安紀年以來[1]，猶未十稔[2]，其死亡者，三分有二，傷寒十居其七。感往昔之淪喪，傷橫夭之莫救[3]，乃勤求古訓[4]，博采衆方，撰用《素問》《九卷》《八十一難》《陰陽大論》《胎臚藥錄》[5]，並平脉辨證[6]，為《傷寒雜病論》，合十六卷。雖未能盡愈諸病，庶可以見病知源。若能尋余所集，思過半矣[7]。

［1］建安：漢獻帝劉協的年號（196～219）。
［2］稔（rěn）：年。
［3］橫夭：意外地早死。
［4］古訓：古代留傳的典籍。
［5］撰：通“選”。　《九卷》：指《靈樞》，又稱《針經》。　《八十一難》：指《黃帝八十一難經》。　《陰陽大論》：古醫書名，已佚。　《胎臚藥錄》：古醫書名，已佚。
［6］平：通“辨”。
［7］思過半：謂收益多。語出《周易·繫辭下》。

夫天布五行，以運萬類。人禀五常[1]，以有五藏。經絡府俞[2]，陰陽會通，玄冥幽微，變化難極。自非才高識妙[3]，豈能探其理致哉[4]？上古有神農、黃帝、岐伯、伯高、雷公、少俞、少師、仲文[5]。中世有長桑、扁鵲，漢有公乘陽慶及倉公。下此以往，未之聞也。觀今之醫，不念思求經旨，以演其所知[6]，各承家技，終始順舊。省疾問病，務在口給[7]，相對斯須，便處湯藥。按寸不及尺，握手不及足；人迎趺陽[8]，三部不參[9]；動數發息，不滿五十[10]。短期未知決診[11]，九候曾無髣髴[12]。明堂、闕、庭[13]，盡不見察。所謂窺管而已。夫欲視死別生[14]，實為難矣！

孔子云：生而知之者上，學則亞之[15]。多聞博識，知之次也[16]。余宿尚方術，請事斯語。

［1］五常：即五行。
［2］府俞：即腧穴。俞，通“腧”。
［3］自非：如果不是。
［4］理致：義理情致。
［5］“上古”句：岐伯等六人，相傳皆為黃帝論醫之臣。
［6］演：推衍。
［7］口給（jǐ）：口辭敏捷。
［8］人迎：切脈部位名。位於喉結兩旁頸動脈搏動的部位。　趺陽：切脈部位

名。位於足背脛前動脈搏動處。

［9］三部：古代脈診方法之一。全身遍診法，指人體頭部、上肢、下肢三部；寸口診法，指寸、關、尺三部。

［10］“動數”二句：謂醫生診脈時依據自己的均勻呼吸以測定病人脈搏跳動次數，不滿五十動。古代認為診脈不滿五十動為失診。參見《靈樞·根結》。

［11］短期：病危將死之期。

［12］九候：古代脈診方法之一。全身遍診法，以頭部及上肢和下肢各分天、地、人三部，合為九候；寸口診法，以寸及關和尺三部各分浮、中、沉，合為九候。髣髴：亦作彷彿、仿佛。謂模糊印象。

［13］明堂：指鼻子。　闕：兩眉間。　庭：前額。

［14］視：辨別。

［15］“生而”二句：語出《論語·季氏》。

［16］“多聞”二句：語出《論語·述而》。識（zhì），記。

課外實踐

一、詞語注釋

（1）（才）秀（2）企踵（3）孜孜汲汲（4）賫（百年）（5）徇物（6）冰谷（7）（十）稔（8）橫夭（9）思過半（10）自非（11）演（其）（12）口給（13）短期（14）（博）識（15）知（之）

二、閱讀實踐

夫傷於寒有即病者焉有不即病者焉即病者發於所感之時不即病者過時而發於春夏也即病謂之傷寒不即病謂之溫與暑夫傷寒溫暑其類雖殊其所受之原則不殊也由其原之不殊故一以傷寒而為稱由其類之殊故施治不得以相混以所稱而混其治宜乎貽禍後人以歸咎於仲景之法而委廢其太半也吁使仲景之法果貽禍於後人傷寒論不作可也使仲景之法果不貽禍於後人傷寒論其可一日缺乎後人乃不歸咎於已見之未至而歸咎於立法之大賢可謂溺井怨伯益失火怨燧人矣夫仲景法之祖也後人雖移易無窮終莫能越其矩度由莫能越而觀之則其法其方果可委廢太半哉雖然立言垂訓之士猶不免失於此彼碌碌者固無足誚矣夫惟立言垂訓之士有形乎著述之間其碌碌者當趦趄猶豫之餘得不靡然從令爭先快睹而趍簡略之地乎夫其法其方委廢太半而不知返日惟簡便是趨此民生之所以無籍而仲景之心之所以不能別白矣嗚呼法也方也仲景專為即病之傷寒設不兼為不即病之溫暑設也後人能知仲景之書本為即病者設不為不即病者設則尚恨其法散落所存不多而莫能禦夫粗工妄治之萬變果可憚煩而或廢之乎是知委廢太半而不覺其非者由乎不能得其所以立法之意故也（元王履《醫經溯洄集·張仲景傷寒立法考》）

要求：

1. 標點上文。
2. 解釋加點的字。
3. 按文意回答問題。

①怎樣辨別傷寒與溫、暑？在治法上應當如何區別對待？

②不明仲景立法意會造成怎樣的後果？

十二、《新修本草》序

〔唐〕孔志約

【提要】

本文選自清光緒三十年甲辰武昌柯逢時影宋校刻本《經史證類大觀本草》，參校金刻《重修政和經史證類備用本草》。作者孔志約，唐初人，曾任禮部郎中兼弘文館學士，參加《新修本草》的編纂工作，并著有《本草音義》二十卷，已佚。《新修本草》又稱《唐本草》，唐高宗於顯慶二年（657）詔蘇敬等二十餘人，歷時二年編成。全書五十四卷，包括藥圖、圖經、本草三部分，共收藥850種。該書是我國第一部藥典，也是世界上最早的國家藥典。該書至北宋時亡佚，但其基本內容保存於宋代唐慎微的《證類本草》中。序言簡述藥物學的起源、發展及其重要作用，闡明重修的意義，說明本書的編寫原則及過程。

蓋聞天地之大德曰生[1]，運陰陽以播物[2]；含靈之所保曰命，資亭育以盡年[3]。蟄穴棲巢[4]，感物之情蓋寡[5]；範金揉木[6]，逐欲之道方滋。而五味或爽[7]，時昧甘辛之節；六氣斯沴[8]，易愆寒燠之宜[9]。中外交侵[10]，形神分戰。飲食伺舋[11]，成腸胃之眚[12]；風濕候隙，構手足之災[13]。幾纏膚腠，莫知救止[14]；漸固膏肓，期於夭折[15]。暨炎暉紀物[16]，識藥石之功；雲瑞名官[17]，窮診候之術。草木咸得其性，鬼神無所遁情。刳麝剸犀[18]，驅洩邪惡；飛丹鍊石[19]，引納清和。大庇蒼生，普濟黔首。功侔造化[20]，恩邁財成[21]。日用不知，於今是賴。岐、和、彭、緩[22]，騰絕軌於前[23]；李、華、張、吳[24]，振英聲於後[25]。昔秦政煨燔，兹經不預[26]；永嘉喪亂[27]，斯道尚存。

---

［1］“天地”七字：語出《周易·繫辭下》。生，化生萬物。

［2］播：化育萬物。

［3］亭育：化育。　　年：指人的自然壽數。

［4］蟄穴棲巢：指上古時期。蟄穴，指穴居。棲巢，指巢居。

［5］感物之情：謂對物質生活的需求。

［6］範金揉木：指中古時期。範金，謂熔化金屬注入模型以鑄造器皿。範，鑄造金屬器皿的模子。揉木，使木材彎曲以製造輪子和耒耜等工具。

［7］五味或爽：謂飲食失節。或，語氣助詞。爽，敗壞。

[8] 六氣斯沴（lì）：即“六沴”，謂六氣不和。斯，語氣助詞。沴，氣不和而相傷。

[9] 愆（qiān）：喪失。

[10] 中外：指内邪和外邪。

[11] 釁：間隙。

[12] 眚（shěng）：眼睛生翳。此泛指病患。

[13] 構：造成。

[14] 救止：猶言“救療”。治癒。

[15] 期：必定。

[16] 暨：及。　炎暉：指神農氏。　紀物：指記録藥物。紀，通“記”。

[17] 雲瑞名官：相傳黄帝出，有祥雲相應，遂以雲命名百官。語出《左傳・昭公十七年》及《史記・五帝本紀》。雲瑞，指黄帝。

[18] 刳麝剸（tuán）犀：割取麝香，截斷犀角。泛指收集、炮製藥物。剸，截斷。

[19] 飛丹鍊石：水飛丹砂，火煉金石。泛指炮製藥物。鍊石，炮製藥石。

[20] 侔（móu）：等同。　造化：指創造化育萬物的自然界。

[21] 邁：超越。　財成：指籌謀成就萬物的帝王。語出《周易・泰卦》。財，通“裁”。

[22] 彭：指傳説中的神醫巫彭。相傳他曾創製丸藥。

[23] 騰：傳播。　絕軌：猶“絕迹”，卓絕優異的功業。

[24] 李、華、張、吴：李，疑指東漢蜀醫李助，通經方本草。華，指華佗。張，指張仲景。吴，指吴普。

[25] 英聲：猶“英名”。

[26] 預：牽涉。

[27] 永嘉：西晋懷帝司馬熾的年號。永嘉五年（311）匈奴貴族劉聰、石勒等舉兵攻破晋都洛陽，俘懷帝，大焚宫殿和圖籍，史稱“永嘉之亂”。

梁陶弘景雅好攝生[1]，研精藥術。以爲《本草經》者，神農之所作，不刊之書也[2]。惜其年代浸遠，簡編殘蠹，與桐、雷衆記[3]，頗或踳駁[4]。興言撰緝[5]，勒成一家[6]，亦以雕琢經方，潤色醫業。然而時鍾鼎峙[7]，聞見闕於殊方[8]；事非僉議[9]，詮釋拘於獨學[10]。至如重建平之防己[11]，弃槐里之半夏[12]。秋採榆人[13]，冬收雲實[14]。謬粱米之黄、白[15]，混荆子之牡、蔓[16]。異蘩蔞於雞腸[17]，合由跋於鳶尾[18]。防葵、狼毒，妄曰同根[19]；鉤吻、黄精，引爲連類[20]。鈆錫莫辨，橙柚不分。凡此比例[21]，蓋亦多矣。自時厥後[22]，以迄於今，雖方技分鑣[23]，名醫繼軌[24]，更相祖述[25]，罕能釐正。乃復采杜蘅於及己[26]，求忍冬於絡石[27]；捨陟釐而取莂藤，退飛廉而用馬薊[29]。承疑行妄，曾無有覺。疾瘵多殆，良深慨歎。

[1] 雅好：平素愛好。

[2] 不刊：無須修改，不可磨滅。古代文書刻於竹簡，有錯就削去，叫刊。

[3] 桐、雷衆記：指桐君、雷公等人的著述。相傳桐、雷兩人均爲黄帝時醫官，著有《桐君藥録》《雷公藥對》等，實爲後人託名，書已亡佚。

[4] 或：有。 踳（chǔn）駁：差錯雜亂。

[5] 興言：立言。 緝：補綴。

[6] 勒：編纂。

[7] 鍾：當。 鼎峙：指南北朝時天下不統一，有如鼎足三分峙立。

[8] 殊方：异域。當時陶弘景處江南，不諳北方的藥物。

[9] 僉（qiān）議：共同商議。

[10] 獨學：個人的學識。

[11] 重：推崇。 建平：郡名。今四川巫山。 防己：藥名。有漢防己、木防己之分。此指木防己。因陶氏未見産於漢中郡的防己。

[12] 槐里：地名。今陝西興平東南。

[13] 榆人：榆樹的果實。榆實三月成熟即墜落，陶氏誤爲八月采實。人，通“仁”。

[14] 雲實：豆科植物。晚秋采摘，陶氏誤爲冬收。

[15] “謬粱米”句：弄錯黄粱與白粱。黄粱米食之香美，人稱竹根黄，而陶氏誤將襄陽竹根黄認作白粱米。

[16] “混荆子”句：牡荆實和蔓荆實的功效不同，而陶氏誤認爲牡荊子即小的蔓荆子。

[17] “異蘩蔞”句：蘩蔞又名雞腸草，即鵝兒不食草，民間通謂雞腸，而文士總稱蘩蔞。陶氏誤分爲兩種。

[18] “合由跋”句：意謂把天南星科的由跋，混入到鳶尾科的鳶尾。

[19] “防葵”二句：把傘形科的防葵和瑞香科的狼毒胡亂說成同根。又說置水中沉者爲狼毒，浮者是防葵。

[20] “鉤吻”二句：把百合科的黄精和馬錢科的鉤吻说成同類。二者初生時葉子、莖、花都不同。

[21] 比例：近似的事例。

[22] 時：通“是”。此。

[23] 方技分鑣（biāo）：此謂醫學與本草學的研究分頭進行。

[24] 繼軌：猶“繼踵”。繼承前人之業迹。

[25] 祖述：效法前人加以陳述。

[26] 杜蘅：屬馬兜鈴科植物，别名馬蹄香。 及己：是金粟蘭科植物。《新修本草》指出二者差异。

[27] 忍冬：即金銀花藤。 絡石：指夾竹桃科藤本植物絡石藤。二者科屬、性能不同，而當時混用。

[28] 陟釐：蕨類植物，生水中，又名石髮，可止痢。 蒴藤：不詳。

[29] 飛廉：菊科植物，形似薊。一名漏蘆。 馬薊（jì）：今又名大薊。

既而，朝議郎行右監門府長史騎都尉臣蘇恭[1]，摭陶氏之乖違，辨俗用之紕紊，遂表請修定[2]，深副聖懷[3]。乃詔太尉揚州都督監修國史上柱國趙國公臣無忌、大中大夫行尚藥奉御臣許孝崇等二十二人[4]，與蘇恭詳撰。竊以動植形生[5]，因方舛性[6]；春秋節變，感氣殊功[7]。離其本土，則質同而效異；乖於采摘，乃物是而時非。名實既爽[8]，寒温多謬。用之凡庶，其欺已甚；施之君父，逆莫大焉。於是上稟神規[9]，下詢衆議，普頒天下，營求藥物。羽、毛、鱗、介[10]，無遠不臻；根、莖、花、實，有名咸萃。遂乃詳探秘要，博綜方術。《本經》雖闕，有驗必書；《别録》雖存，無稽必正。考其同異，擇其去取。鉛翰昭章[11]，定羣言之得失；丹青綺煥[12]，備庶物之形容[13]。撰本草并圖經、目録等，凡成五十四卷。庶以網羅今古，開滌耳目，盡醫方之妙極，拯生靈之性命，傳萬祀而無昧，懸百王而不朽[14]。

---

[1] 朝議郎：唐代官名，正六品上。　行：唐代官制，凡官員身份級别高於其職事品級時，在官名前加“行”字，反之則加“守”字。　右監門府長史：唐代官名，從七品上，協助管理宫殿門衛等事物。　騎都尉：唐代第八等的軍功勳號。　蘇恭：唐代藥物學家蘇敬。宋代因避宋太祖趙匡胤家諱，改稱“蘇恭”。

[2] 表：上表。給皇帝呈上奏章。

[3] 聖懷：皇帝的心意。

[4] 太尉：官名。唐代優禮大臣的最高官銜。　都督：官名。唐初掌管州内兵馬等的官吏。　監修國史：領銜編修史書，實際上不參與具體編寫。　上柱國：唐代第一等功勳的稱號。　趙國公：唐代開國大臣長孫無忌的封爵。後因反對高宗立武則天爲皇后，被放逐黔州（今四川黔江一帶），旋又賜死。　大中大夫：唐代從四品下的文官。　尚藥奉御：唐代中央官署殿中省下尚藥局設尚藥奉御二人（正五品下），主管御醫。　許孝崇：唐代醫藥學家，著有《篋中方》三卷，已佚。

[5] 形生：形態稟性。生，通“性”。

[6] 方：地方。指産地。

[7] 感氣：感受不同氣候。

[8] 爽：差失，不合。

[9] 神規：指皇帝的意圖。

[10] 羽毛鱗介：分别指鳥類、獸類、魚類、甲殼類。

[11] 鉛翰：筆墨。此指文字。

[12] 丹青：古代繪畫所用顔料。此指所繪藥物的彩色圖譜。　綺焕：美好鮮明。

[13] 庶物：萬物。此指衆多藥物。

[14] 懸：傳布。　百王：百世。

課外實踐

一、詞語注釋

（1）播物（2）亭育（3）範（金）（4）揉木（5）（或）爽（6）（斯）沴（7）（易)愆（8）（伺）釁（9）（之）眚（10）構（手足）（11）暨（炎暉）（12）（功)侔（13）造化（14）（恩）邁（15）財成（16）騰（絕軌）（17）（不）預（18）雅好（19）不刊（20）（頗）或（21）踳駁（22）勒（成）（23）（時）鐘（24）僉議（25）比例（26）祖述（27）形生（28）（因）方（29）羽毛鱗介（30）鈆輸（31）庶物（32）懸（百王）

二、課外閱讀

隱居先生在於茅山岩嶺之上以吐納餘暇頗遊意方技覽本草藥性以爲盡聖人之心故撰而論之舊說皆稱神農本經余以爲信然昔神農氏之王天下也畫八卦以通鬼神之情造耕種以省殺生之弊宣藥療疾以拯夭傷之命此三道者歷衆聖而滋彰文王孔子彖象繇辭幽贊人天后稷伊尹播厥百穀惠被群生岐黄彭扁振揚輔導恩流含氣並歲逾三千民到於今賴之但軒轅以前文字未傳如六爻指垂畫象稼穡即事成迹至於藥性所主當以識識相因不爾何由得聞至於桐雷乃著在於編簡此書應與素問同類但後人多更修飾之爾秦皇所焚醫卜方術不預故猶得全録而遭漢獻遷徙晉懷奔迸文籍焚靡千不遺一今之所存有此四卷是其本經所出郡縣乃後漢時制疑仲景元化等所記又有桐君采藥録說其花葉形色藥對四卷論其佐使相須魏晉已來吳普李當之等更復損益或五百九十五或四百四十一或三百一十九或三品混糅冷熱舛錯草石不分蟲獸無辨且所主治互有得失醫家不能備見則識智有淺深今輒苞綜諸經研括煩省以神農本經三品合三百六十五爲主又進名醫副品亦三百六十五合七百三十種精粗皆取無復遺落分別科條區畛物類兼注銘時用土地所出及仙經道術所須并此序録合爲七卷雖未足追踵前良蓋亦一家撰製吾去世之後可貽諸知音爾（梁陶弘景《本草經集注·序》）

要求：

1. 標點上文。
2. 解釋加點字。
3. 按文意回答問題。

①作者因何整理、編著《本草經集注》?

②作者編著此書的特點是什麽?

十三、《黄帝内經素問》序

〔唐〕王冰

【提要】

本文選自1956年人民衛生出版社影印明代顧從德翻刻宋本《黄帝内經素問》。作者王冰，號啓玄子，唐代中期醫學家，生平不詳。據宋代林億等新校正引《唐人物志》云："冰仕唐為太僕令，年八十餘，以壽終。"後世因稱"王太僕"。《素問》至唐時，"世本紕繆，篇目重疊"。王冰用十二年時間，收集整理，注釋編排，撰成《黄帝内經素問》，共二十四卷，八十一篇。這是繼南朝全元起後，對《素問》進行的又一次重要整理注釋。經王冰整理和注釋的《素問》，成為後世的通行本。序文盛讚《内經》的價值及作用，闡明訓詁是學通經文的必由之路，指出前代版本的錯誤，説明編次整理《素問》的方法、目的及意義。

夫釋縛脱艱，全真導氣，拯黎元於仁壽[1]，濟羸劣以獲安者[2]，非三聖道，則不能致之矣。孔安國序《尚書》曰[3]："伏羲、神農、黄帝之書，謂之三墳[4]，言大道也。"班固《漢書·藝文志》曰："《黄帝内經》十八卷。"《素問》即其經之九卷也，兼《靈樞》九卷，迺其數焉[5]。雖復年移代革[6]，而授學猶存。懼非其人[7]，而時有所隱，故第七一卷，師氏藏之[8]。今之奉行，惟八卷爾。然而，其文簡，其意博，其理奥，其趣深[9]。天地之象分，陰陽之候列，變化之由表，死生之兆彰。不謀而遐邇自同[10]，勿約而幽明斯契[11]。稽其言有徵[12]，驗之事不忒[13]。誠可謂至道之宗[14]，奉生之始矣[15]。

[1] 黎元：百姓。仁壽：長壽。語出《論語·雍也》。

[2] 羸劣：瘦弱多病。

[3] 孔安國：西漢經學家，孔子後裔，以研究《尚書》而為漢武帝時博士。序：為……作序。

[4] 三墳：傳説中我國最古的書籍。

[5] 迺：同"乃"。

[6] 革：更改。

[7] 其人：指適合的人。

[8] 師氏：官名。掌管貴族子弟教育。此指主管教育的官員。

[9] 趣：旨趣。

[10] 遐邇：遠近。此指遠近的事理。

[11] 幽明：此指無形的事物和有形的事物。　　契：符合。

[12] 稽：考證，考核。　　徵：證明，證驗。

[13] 之：其。　　忒（tè）：差誤。

[14] 宗：本。

[15] 奉生：養生。

假若天機迅發[1]，妙識玄通，蒇謀雖屬乎生知[2]，標格亦資於詁訓[3]，未嘗有行不由逕[4]，出不由戶者也。然刻意研精[5]，探微索隱，或識契眞要[6]，則目牛無全[7]。故動則有成，猶鬼神幽贊，而命丗奇傑[8]，時時閒出焉。則周有秦公，漢有淳于公，魏有張公、華公，皆得斯妙道者也。咸日新其用，大濟蒸人[9]，華葉遞榮，聲實相副。蓋教之著矣[10]，亦天之假也[11]。

[1] 天機：天賦的悟性。

[2] 蒇（chǎn）謀：完備周密的見解。蒇，完善、完備。　　生知，"生而知之"的省称。

[3] 標格：規範。此指對經文正確理解的標準。　　詁訓：解釋古書文意。

[4] 行不由逕：語出《論語·雍也》。原意為走正道不抄小路。此謂行走不遵循道路。逕，同"徑"。

[5] 刻意：專心一意。

[6] 或：如果。

[7] 目牛無全：語出《莊子·養生主》。比喻技藝純熟，得心應手。

[8] 命丗：著名於當世。丗，同"世"。　　奇，同"奇"。

[9] 蒸人：眾人。蒸，通"烝"。烝，眾多。

[10] 教：指《素問》理論對歷代醫家的哺育教化。

[11] 天之假：天所授與。

冰弱齡慕道[1]，夙好養生，幸遇眞經，式為龜鏡[2]。而丗本紕繆[3]，篇目重疊，前後不倫[4]，文義懸隔[5]，施行不易，披會亦難[6]。歲月既淹[7]，襲以成弊。或一篇重出，而別立二名；或兩論併吞，而都為一目；或問答未已，別樹篇題；或脫簡不書，而云丗闕。重《合經》而冠《鍼服》，併《方宜》而為《欬篇》；隔《虛實》而為《逆從》，合《經絡》而為《論要》；節《皮部》為《經絡》，退《至教》以先《鍼》。諸如此流，不可勝數。且將升岱嶽[8]，非逕奚為？欲詣扶桑[9]，無舟莫適。乃精勤博訪，而并有其人[10]。歷十二年，方臻理要，詢謀得失[11]，深遂夙心。時於先生郭子齋堂[12]，受得先師張公秘本，文字昭晰，義理環周，一以參詳，群疑冰釋。恐散於末學[13]，絕彼師資[14]，因而撰注，用傳不朽。兼舊藏之卷，合八十一篇，二十四卷，勒成一部。冀乎究尾明首，尋注會經，開發童蒙[15]，宣揚至理而已。

［1］弱齡：少年。
［2］式：用。　　鑑鏡：龜可卜吉凶，鏡能別美惡，猶言借鑒。
［3］紕（pī）繆：錯誤。
［4］倫：條理，順序。
［5］懸隔：相差很大。
［6］披會：翻閱領會。
［7］淹：久。
［8］岱嶽：泰山的別稱。嶽，同“岳”。
［9］扶桑：古國名。
［10］其人：指志同道合之人。
［11］得失：反義複用詞語，義偏於“得”。收穫。
［12］齋堂：書房。
［13］末學：膚淺、無本之學。此指後學。
［14］師資：此指授學的依據。
［15］童蒙：此指初學醫的人。

其中簡脱文斷，義不相接者，搜求經論所有，遷移以補其處；篇目墜缺，指事不明者，量其意趣，加字以昭其義；篇論吞并，義不相涉，闕漏名目者，區分事類，別目以冠篇首[1]；君臣請問，禮儀乖失者，考校尊卑，增益以光其意；錯簡碎文[2]，前後重疊者，詳其指趣，削去繁雜，以存其要；辭理秘密，難粗論述者，別撰《玄珠》[3]，以陳其道。凡所加字，皆朱書其文[4]，使今古必分，字不雜糅[5]。庶厥昭彰聖旨，敷暢玄言[6]，有如列宿高懸[7]，奎張不亂[8]，深泉淨瀅，鱗介咸分。君臣無夭枉之期，夷夏有延齡之望[9]。俾工徒勿誤，學者惟明[10]，至道流行，徽音累屬[11]，千載之後，方知大聖之慈惠無窮。

時大唐寶應元年歲次壬寅序[12]。

［1］別目：另立篇名。
［2］錯簡：書簡次第錯亂。　　碎文：文字殘缺不全。
［3］玄珠：指《玄珠密語》。王冰撰，已佚。今之傳本《玄珠密語》十卷為後人托名之作。
［4］朱書：用紅色書寫。
［5］雜糅：同義複用詞語。錯雜。
［6］敷暢：铺叙发挥。　　玄言：指《素問》中深奧的理論。
［7］列宿（xiù）：眾星宿。此指二十八宿。
［8］奎張：二十八宿中的奎宿和張宿。

［9］夷夏：泛指各族人民。夷，古代指東方的少數民族。夏，古代漢民族自稱，也稱華夏。

［10］惟：句中語氣詞，幫助判斷。

［11］徽音：猶德音。徽，美、善。　纍屬（zhǔ）：連續承接。屬，連接。

［12］寶應元年：公元762年。寶應，唐肅宗李亨的年號。

課外實踐

一、詞語注釋

（1）黎元（2）仁壽（3）羸劣（4）序（《尚書》）（5）三墳（6）其人（7）其（趣）（8）遐邇（9）（斯）契（10）稽（其）（11）（有）徵（12）（不）忒（13）（之）宗（14）天機（15）藏謀（16）標格（17）詁訓（18）目牛無全（19）命世（20）蒸人（21）弱齡（22）式（為）（23）龜鏡（24）紕繆（25）披（會）（26）（既）淹（27）得失（28）童蒙（29）錯簡（30）碎文（31）夷夏（32）惟（明）（33）徽音（34）（纍）屬

二、課外閱讀

昔黃帝作內經十八卷靈樞九卷素問九卷迺其數焉世所奉行唯素問耳越人得其一二而述難經皇甫謐次而為甲乙諸家之說悉自此始其間或有得失未可為後世法則謂如南陽活人書稱咳逆者噦也謹按靈樞經曰新穀氣入於胃與故寒氣相爭故曰噦舉而并之則理可斷矣又如難經第六十五篇是越人標指靈樞本輸之大略世或以為流注謹按靈樞經曰所言節者神氣之所遊行出入也非皮肉筋骨也又曰神氣者正氣也神氣之所遊行出入者流注也井滎輸經合者本輸也舉而并之則知相去不啻天壤之異但恨靈樞不傳久矣世莫能究夫為醫者在讀醫書耳讀而不能為醫者有矣未有不讀而能為醫者也不讀醫書又非世業殺人尤毒於梃刃是故古人有言曰為人子而不讀醫書猶為不孝也僕本庸昧自髫迄壯潛心斯道頗涉其理輒不自揣參對諸書再行校正家藏舊本靈樞九卷共八十一篇增修音釋附於卷末勒為二十四卷庶使好生之人開卷易明了無差別除已具狀經所屬申明外準使府指揮依條申轉運司選官詳定具書送秘書省國子監今崧專訪名醫更乞參詳免誤將來利益無窮功實有自宋紹興乙亥仲夏望日錦官史崧題（南宋史崧《靈樞·序》）

要求：

1. 標點上文。
2. 解釋加點字。
3. 按文意回答問題。
   ①作者為何反復強調“讀醫書”？
   ②作者如何校釋《靈樞》？

十四、《本草綱目》序

〔明〕李時珍

【提要】

《本草綱目》，作者李時珍（1518～1593），字東壁，號瀕湖，明代著名醫藥學家和科學家。《本草綱目》是其代表作，此書是在他廣泛參考歷代醫藥及其他有關文獻八百餘種，並深入民間親自采藥，向廣大下層勞動者，如鈴醫、車夫、獵人、農民等請教的基礎上完成的。書中收藥物1892種，無論在藥物分類、鑒定、採集、炮製、保藏等方面都有突出貢獻，是明代以前藥物學的總結性著作。《〈本草綱目〉序》一文，作者王世貞（1526～1590），字元美，號鳳洲，亦稱弇州山人，太倉人。明代著名的文學家，史學家。嘉靖二十六年（1547）進士。官至南京刑部尚書。嘉靖三十一年（1552），王世貞與李攀龍、宗臣、謝榛、徐中行等集于北京，結成復古文學流派，主張"文必秦漢，詩必盛唐"，世稱"後七子"，其中以王世貞與李攀龍為首領。著有《弇州山人四部稿》《弇山堂別集》《藝苑卮言》《嘉靖以來首輔傳》《觚不觚錄》等。本篇序文主要記敘了《本草綱目》一書的寫作緣由、過程和概貌，作者高度評價了該書的價值。本文據美国国会图书馆藏明万历二十四年（1596）金陵胡承龙刊本《本草綱目》整理。

紀穪：望龍光知古劍[1]，覘寶氣辯明珠[2]。故萍實商羊[3]，非天明莫洞[4]；厥後博物稱華[5]，辯字稱康[6]，析寶玉稱倚頓[7]，亦僅僅晨星[8]耳。

---

[1]"望龍"句：此處用典，事見《晉書·張華傳》，云："晉張華善望氣，見鬥牛間常有紫氣，固命雷煥為豐城令訪之。煥到縣，掘獄屋基，得龍泉、太阿兩寶劍，華與煥各佩其一。後華死，失劍所在。煥死，煥子持劍行經延平津，劍忽躍出墮水，使人沒水取之，但見兩龍各長數丈，蟠縈有文章，光彩照水，波浪驚沸，於是失劍。"

[2]"覘寶氣"句：典故見《杜陽雜編》，云："上寬厚之德出於天然，為兒時常為玄宗器之。每坐於玉案前，熟視上貌，謂武惠妃曰：'此兒甚有異相，他日亦是吾家一有福天子也。'因命取上清珠，以絳紗裹之，繫於頸上。上清珠即開元初罽賓國所貢。罽賓國在西海。其珠光明潔白，可照一室，視之則出仙人玉女元鶴絳節之象，搖動於其中。及上即位，寶庫中往往有神光異氣，掌庫者具以事告。上曰：'豈非上清珠耶?'遂令出之，絳紗猶在，乃泫然流涕，徧示近臣曰：'此我為兒時明皇所賜也。'遂令貯之於翠玉函，置之於臥內。忽有水旱兵革之災，上每虔祝之，無不應驗。"覘（chān）：觀察。

[3]萍實商羊："萍實""商羊"二典均出自《孔子家語》，"萍實"見《致思》

篇，云：楚王渡江，江中有物大如鬥，圓而赤，直觸王舟。舟人取之，王大怪之，遍問群臣，莫之能識。王使使聘于魯，問於孔子。子曰："此所謂萍實者也，可剖而食之，吉祥也，唯霸者為能獲焉。"使者反，王遂食之，大美。久之，使來，以告魯大夫，大夫因數游問曰："夫子何以知其然乎？"曰："吾昔之鄭，過乎陳之野。聞童謠曰：'楚王渡江得萍實，大如鬥，赤如日，剖而食之，甜如蜜'，此是楚王之應也，吾是以知之。""商羊"見《辨政》篇，云：齊有一足之鳥，飛集于宮朝，下止於殿前，舒翅而跳，齊侯大怪之，使使聘魯，問孔子。孔子曰："此鳥名曰商羊，水祥也。昔童兒有屈其一腳，振訊兩肩而跳且謠曰：'天將大雨，商羊鼓舞。'今齊有之，其應至矣。"急告民趨治溝渠，修堤防，將有大水為災。頃之，大霖雨，水溢泛諸國，傷害民人，唯齊有備，不敗。景公曰："聖人之言，信而征矣。"

[4] 天明：天賦智慧。　　洞：洞察。

[5] 華：西晉張華。著有《博物志》十卷，《晉書》本傳稱其"博物洽聞，世無與比。"

[6] 康：指嵇康。事見《神仙傳・王烈》，云："烈入河東抱犢山中，見一石室，室中有石架，架上有素書兩卷。烈取讀，莫識其文字，不敢取去，卻著架上。暗書得數十字形體，以示康，康盡識其字。"

[7] 倚頓：春秋時魯國富豪，以能辨別珠寶著稱。《淮南子・氾論訓》載："玉工眩玉之似碧盧者，唯猗頓不失其情。"

[8] 晨星：清晨稀疏的星。這裏比喻人才的稀少。

楚蘄陽[1]李君東璧，一日過予弇山園[2]謁予，留飲數日。予窺其人，睟然[3]貌也，癯然[4]身也，津津然譚議也[5]，真北斗以南一人[6]。解其裝，無長物[7]，有《本草綱目》數十卷。謂予曰："時珍，荊楚鄙人也。幼多羸疾，質成鈍椎[8]，長耽[9]典籍，若啖蔗飴。遂漁獵[10]群書，搜羅百氏，凡子、史、經、傳、聲韻、農圃、醫卜、星相、樂府諸家，稍有得處，輒著數言。古有《本草》一書，自炎皇及漢、梁、唐、宋，下迨國朝，注解群氏舊矣。第[11]其中舛繆差譌遺漏，不可枚數，廼敢奮編摩[12]之志，僭[13]纂述之權。歲歷三十稔，書考八百餘家，稿凡三易。複者芟[14]之，闕者緝之，譌者繩之。舊本一千五百一十八種，今增藥三百七十四種，分爲一十六部，著成五十二卷。雖非集成，亦粗大備，僭名曰《本草綱目》。願乞一言，以託不朽。"

[1] 楚蘄陽：楚，指湖北，湖北為古楚地，故有此稱；蘄（qí）陽，今湖北蘄春縣。

[2] 弇山園：園名，在江蘇省太倉縣，為王世貞所築，"弇山"亦成為王世貞的別稱。

[3] 睟（suì）然：睟，潤澤貌，指面容溫和慈祥。

［4］瘽（qú）然：瘽，瘦，這裏指清瘦貌。

［5］譚：同“談”。

［6］北斗以南一人：北斗指北斗星，北斗星以南指中國或海內，北斗以南一人當指天下絕無僅有、獨一無二的人才。

［7］長（zhàng）物：多餘的東西。

［8］鈍椎：愚鈍。

［9］耽：愛好，專心於。

［10］漁獵：泛覽，涉獵。

［11］第：同“第”，表示轉折，但是。

［12］編摩：即編集，編輯纂集。

［13］僣：同“僭”，超越本分，這裏用作謙詞。

［14］芟（shān）：除去。

予開卷細玩[1]，每藥標正名爲綱，附釋名爲目，正始[2]也；次以集觧、辯[3]疑、正誤，詳其土産形狀也；次以氣味、主治、附方，著其體用[4]也。上自墳典[5]，下及傳奇，凡有相關，靡不備采。如入金谷之園[6]，種色奪目；如登龍君之宮，寶藏悉陳；如對氷壺玉鑑[7]，毛髮可指數也。博而不繁，詳而有要，綜核究竟[8]，直窺淵海[9]。茲豈禁[10]以醫書覯[11]哉？寔性理之精微，格物之通典[12]，帝王之秘籙，臣民之重寶也。李君用心加[13]惠何勤哉！噫！碔玉[14]莫剖，朱紫相傾，弊也久矣。故辯專車之骨，必竢魯儒[15]；博支機之石，必訪賣卜[16]。予方著《弇州巵言》，恚[17]博古如《丹鉛巵言[18]》後乏人也，何幸覩茲集哉！茲集也，藏之深山石室無當，盍[19]鍥之，以共天下後世味《太玄》如子雲者[20]？

時萬曆歲庚寅[21]春上元日，弇州山人鳳洲王世貞拜撰。

［1］玩：研讀，反復體會。

［2］正始：開端，符合規則之始。

［3］辯：同“辨”，全文皆同。

［4］體用：本意為本體和作用，這裏指藥物的性質和功用。

［5］墳典：三墳、五典的並稱，後來轉為古代典籍的通稱。

［6］金穀之園：晉石崇于金穀澗中所築的園館。

［7］氷壺玉鑑：氷，同“冰”，冰壺借指月亮或月光；玉鑒，則喻皎潔的月亮。

［8］綜核究竟：綜核，謂聚總而考核之。究竟，推求，深入研究。

［9］淵海：深淵和大海，比喻事物包容深廣或薈萃之處。

［10］禁：當為“僅”。

［11］覯（gòu）：遇見，看見，這裏指看待。

［12］“性理之精微，格物之通典”，性理，指生命之原理、規律；格物，推究事物

之理；通典，共同的法則。

［13］加：通“嘉”，嘉惠，對別人給予的恩惠的敬稱。

［14］碔（wǔ）：似玉之石。　　剖：分辨。

［15］“辯專車之骨，必竢魯儒”，見《孔子家語·辨物》。要辨別占滿一車的巨骨，必定要等待孔子。

［16］“博支機之石，必訪賣卜”，見《太平御覽》卷八引劉義慶《集林》。要通曉織女的支機石，必要詢問賣卜的嚴君平。博，通曉；支機石，織女墊織機的石塊；賣卜，指漢代嚴君平。

［17］恚（huì），怨恨，此指遺憾。

［18］鋊，同“鉛”。卮言，原指雖合人意，無主見之言，後用以謙稱自己的著作。

［19］盍：何不。

［20］《太玄》，西漢揚雄所作，揚雄字子雲。

［21］萬曆，明神宗朱翊鈞的年號，1573年至1620年。庚寅，公元1590年。

課外實踐

一、詞語注釋

（1）覘（寶氣）（2）晨星（3）晬然（4）癯然（5）津津然（6）長物（7）鈍椎（8）漁獵（9）僭（纂述）（10）（細）玩（11）種色（12）氷壺（13）玉鑑（14）淵海（15）（醫書）覯（16）用心（17）朱紫相傾（18）博（支機）（19）恚（博古）（20）盍（鍥）（21）共（天下）（22）上元日

二、閱讀實踐

凡使先須細認勿誤用夫修事十兩於文武火中炮令皴坼者去之用刀刮上孕子並去底尖微細劈破於屋下平地上掘一坑可深一尺安於中一宿至明取出焙乾用夫欲炮者灰火勿用雜木火祇用柳木最妙若陰制使即生去尖皮底薄切用東流水併黑豆浸五日夜然後漉出於日中㬠令乾用凡使須陰制去皮尖子每十兩用生烏豆五兩東流水六升（宋雷敩《雷公炮炙論》）

要求：

1. 標點文章。
2. 按文意回答問題。

　　梳理一下附子炮製的程式。

十五、《串雅》序

〔清〕趙學敏

【提要】

本文選自清光緒戊子榆園刊本《串雅》。作者趙學敏（1719～1805），字依吉，號恕軒，錢塘（今浙江杭州）人，清代傑出醫藥學家。曾編撰醫書十二種，合稱《利濟十二種》，現僅存《本草綱目拾遺》十卷與《串雅》八卷。《串雅》分內編與外編各四卷，成書於公元1759年，收載九百余方，分截、頂、串與單方四類，是一部關於走方醫的驗方彙編。本文認為走方醫雖有非"雅"之處，醫學理論修養不足，却也具有"操技最神，奏效甚捷"的寶貴經驗，絕非不屑一顧的"小道"。文章還以辛辣的筆鋒，揭露批判了那些"竊虛譽""侈功德"而沒有真才實學的所謂"國醫"。

《周禮》分醫爲四，有食醫、疾醫、瘍醫、獸醫，後乃有十三科[1]，而未聞有走方之名也[2]。《物原》記岐黄以來有鍼灸[3]，厥後巫彭製藥丸，伊尹創煎藥，而未聞有禁、截諸法也[4]。晉王叔和纂《脉經》，叙陰陽、内外，辨部候、經絡、藏府之病爲最詳；金張子和以吐、汗、下三法，風、寒、暑、溼、火、燥六門，爲醫之關鍵，終未聞有頂、串諸名也。有之，自草澤醫始，世所謂走方是也。人每賤薄之[5]，謂其遊食江湖，貨藥吮砥[6]，迹類丐；挾技劫病[7]，貪利恣睢[8]，心又類盜。剽竊醫緒[9]，倡爲詭異；敗草毒劑，悉曰仙遺[10]；刳滌魘迷[11]，詫爲神授[12]。輕淺之證，或可貪天[13]；沉痼之疾[14]，烏能起廢[15]？雖然誠有是焉，亦不可概論也。爲問今之乘華軒、繁徒衛者，胥能識證、知脈、辨藥，通其元妙者乎[16]？儼然峩高冠、竊虛譽矣[17]。今之遊權門、食厚奉者[18]，胥能决死生、達内外、定方劑，十全無失者乎？儼然踞高座、侈功德矣[19]。是知笑之爲笑，而不知非笑之爲笑也[20]。

[1] 十三科：明陶宗儀《輟耕錄》引《聖濟總錄》謂醫分大方脈雜醫科、小方脈科、風科、產科兼婦科、眼科、口齒兼咽喉科、正骨兼金鏃科、瘡腫科、針灸科、祝由科。《明史・職官志》載太醫院十三科，稍有不同。

[2] 走方：即"走方郎中"，遊鄉串巷、治病賣藥的醫生，或稱"串醫"。

[3] 物原：書名。明代羅頎編著，旨在探求事物的起源。

[4] 禁截諸法：指走方醫禁、截、頂、串四種治法。禁法，用藥物兼施祈禱等迷信

手段的治法。截法，用單方重劑截除病邪的治法。頂法，用湧吐藥的治法。串法，用瀉下藥的治法。

[5] 賤薄：鄙視。

[6] 吮舐（shǔn shì）：吮癰舔痔。舐，同“舐”，舔。

[7] 挾技：倚仗技藝。劫病：掠取病人財物。一說謂濫用攻伐之藥治療疾病。

[8] 恣睢（suī）：放任自得的樣子。

[9] 醫緒：指殘缺不全的醫學知識。緒，殘餘。

[10] 遺：（wèi）：贈送。

[11] 魘（yǎn）迷：指用畫符噴水等迷信手段治病。

[12] 詑：誑騙。

[13] 貪天：“貪天之功”的縮語。此指疾病不治自愈。語出《左傳·僖公二十四年》。

[14] 沉痼之疾：年深難愈的疾病。

[15] 起廢：使病人痊癒。廢，此指病人。

[16] 華軒：華麗的車子。　胥：皆。　元妙：玄妙。“玄”字因避康熙皇帝玄燁諱而改。

[17] 峩：同“峨”。　儼然：嚴肅莊重貌。此謂一本正經。

[18] 遊權門：奔走在權貴之間。　奉：同“俸”，俸祿。

[19] 侈：誇大。

[20] 非笑：此指非難譏笑別人的人。

予幼嗜岐黃家言，讀書自《靈》《素》《難經》而下，旁及《道藏》《石室》[1]；考穴自《銅人內景圖》而下，更及《太素》《奇經》[2]；傷寒則仲景之外，遍及《金鞞》《木索》[3]；本草則《綱目》而外，遠及《海錄》《丹房》[4]。有得，輒鈔撮忘倦[5]，不自知結習至此，老而靡倦。然聞走方醫中有頂串諸術，操技最神，而奏效甚捷[6]。其徒侶多動色相戒[7]，秘不輕授。詰其所習，大率知所以[8]，而不知所以然，鮮有通貫者。以故欲宏覽而無由[9]，嘗引以爲憾[10]。

[1] 旁：廣。道藏：道教書籍的總匯，包括周秦以下道家子書及六朝以來道教經典。石室：疑為《石室秘錄》六卷，明末傅山著，清代陳士鐸整理。

[2] 奇經：疑為李時珍所著《奇經八脈考》。

[3]《金鞞（bǐ）》《木索》：疑為明代盧之頤所著《傷寒金鎞疏鈔》和《摩索金匱》。

[4]《海錄》：疑為宋代葉廷珪所著《海錄碎事》。　《丹房》：疑為唐代獨孤滔所著《丹房鏡源》。

[5] 抄撮：摘錄。

[6] 奏效：取效。

［7］動色：謂表情嚴肅。戒：告誡。
［8］大率：大抵。
［9］無由：沒有門徑。
［10］嘗：通“常”。

有宗子柏雲者[1]，挾是術徧[2]游南北，遠近震其名，今且老矣[3]。戊寅航海歸[4]，過予譚䓞[5]。質其道，頗有奥理，不悖於古，而利於今，與尋常搖鈴求售者迥异[6]。顧其方[7]，旁涉元禁[8]，瑣及遊戲，不免誇新鬬異，爲國醫所不道[9]。因録其所授，重加芟訂，存其可濟於世者，部居別白[10]，都成一編[11]，名之曰《串雅》，使後之習是術者，不致爲庸俗所詆毀，殆亦柏雲所心許焉。昔歐陽子暴利幾絕，乞藥於牛醫[12]；李防禦治嗽得官，傳方於下走[13]。誰謂小道不有可觀者歟？亦視其人之善用斯術否也。

乾隆己卯十月既望[14]，錢塘趙學敏恕軒譔。

［1］宗子：嫡長子。此指同宗兄弟中排行最大的。
［2］徧：同“遍”。
［3］今且：猶今夫。如今。
［4］戊寅：此指清乾隆二十三年，即1758年。
［5］譚：通“談”。　䓞：同“藝”。
［6］尋常：普通。　迥：遠。
［7］顧：察看。
［8］元禁：即玄禁。指玄虛的禁咒之法。
［9］國醫：指國内名醫。　不道：猶不齒。
［10］部居：按部類編次。　別白：分別表明。
［11］都：匯合。
［12］“歐陽子”二句：言歐陽修患嚴重泄瀉，國醫不能治癒，後從走方醫處得到車前子末，用米湯飲服而愈。事見南宋張杲《醫說・卷六・車前止暴下》。牛醫，本指治牛病的獸醫，此指走方醫。
［13］“李防禦”二句：言宋徽宗寵妃患咳嗽，徹夜不寐，面腫如盤，李防禦久治不愈，後從走方醫處購得蚌粉、青黛，寵妃服後，隨即嗽止腫消。事見《醫說・卷四・治痰嗽》。防禦，官名。下走，原指供奔走役使的人，此指走方醫。
［14］乾隆己卯：指1759年。　既望：望日以後。指農曆月半后至下弦前，約一周左右時間。

課外實踐

一、詞語注釋

(1) 賤薄 (2) 吮舐 (3) 恣睢 (4) (醫) 緒 (5) (仙) 遺 (6) 魘迷 (7) 詑

（為）（8）胥（能）（9）儼然（10）峩（高冠）（11）（厚）奉（12）侈（功德）（13）大率（14）無由（15）今且（16）譚藝（17）質（其道）（18）顧（其方）（19）部居（20）別白（21）都（成一編）（22）既望

二、閱讀實踐

負笈行醫周遊四方俗呼為走方其術肇於扁鵲華佗繼之故其所傳諸法與國醫少異治外以鍼刺蒸灸勝治內以頂串禁截勝取其速驗不計萬全也走醫有三字訣一曰賤藥物不取貴也二曰驗以下咽即能去病也三曰便山林僻邑倉卒即有能守三字之要者便是此中之傑出者矣走醫有四驗以堅信流俗一取牙二點痣三去翳四捉蟲四者皆憑藥力手法有四要用鍼要知補瀉推拿要識虛實揉拉在緩而不痛鉗取在速而不亂志欲敖禮欲恭語欲大心欲小持此勿失遂踞上流藥上行者曰頂下行者曰串故頂藥多吐串藥多瀉頂串而外則曰截截絕也使其病截然而止按此即古汗吐下三法也然有頂中之串串中之頂妙用入神則又不可以常格論也藥有常用之品有常棄之品走醫皆收之病有常見之症有罕見之症走醫皆習之故有二難曰用藥難識症難非通乎陰陽察乎微妙安能使沉疴頓起名醫拱手誰謂小道不有可觀者歟（清趙學敏《串雅內編·緒論》）

要求：

1. 標點上文。
2. 解釋加點的字。
3. 按文意回答問題。

什麼样的走方醫为此中高手？

十六、《溫病條辨》序

〔清〕汪廷珍

【提要】

本文選自清同治庚午六安求我齋重刻本《溫病條辨》。作者汪廷珍（1757～1827），字瑟庵，山陽（今江蘇淮安）人，乾隆五十四年進士，官至禮部尚書，卒謚文端，著有《實事求是齋詩文集》。《溫病條辨》的作者吳瑭（1758～1836），字鞠通，淮陰（今屬江蘇）人，清代著名溫病學家。《溫病條辨》是溫病學專著。書中採集前人有關溫病的論述，結合個人臨證經驗，分三焦立論，兼顧葉天士的衛氣營血學說。敘文首先分析溫病"病多而方少"的原因，其次概述歷代"以傷寒之法療六氣之疴"所造成的"輕者以重，重者以死"的嚴重後果，最後贊揚吳瑭"嗜學不厭，研理務精"的鑽研精神，並鼓勵作者將《溫病條辨》迅速公之於世。

昔淳于公有言[1]：人之所病，病病多。醫之所病，病方少。夫病多而方少，未有甚於溫病者矣。何也？六氣之中[2]，君相二火無論已[3]，風溼與燥無不兼溫，惟寒水與溫相反，然傷寒者必病熱。天下之病孰有多於溫病者乎？方書始於仲景。仲景之書專論傷寒，此六氣中之一氣耳。其中有兼言風者，亦有兼言溫者。然所謂風者，寒中之風；所謂溫者，寒中之溫。以其書本論傷寒也。其餘五氣，概未之及，是以後世無傳焉。雖然，作者謂聖，述者謂明[4]。學者誠能究其文，通其義，化而裁之，推而行之[5]，以治六氣可也，以治內傷可也。亡如世鮮知十之才士[6]，以闕如為恥[7]，不能舉一反三[8]，惟務按圖索驥[9]。

[1] 淳于公：即淳于意。西漢醫家。複姓淳于。以下引語是《史記·扁鵲倉公列傳》在敘述扁鵲的事迹後作者所寫的文字。見本教材《扁鵲傳》。

[2] 六氣：此指五運六氣之六氣，即太陽寒水、陽明燥金、少陽相火、太陰濕土、少陰君火、厥陰風木。

[3] 已：語氣詞。用於句末，表示確定語氣。相當於"了"。

[4] "作者"二句：創作的人稱為聖人（此指張仲景），闡述的人稱為賢明的人（此指吳瑭之前注釋張仲景著作的人）。語出《禮記·樂記》。

[5] "化而裁之"二句：意為化裁變通。語出《周易·繫辭上》。

[6] 亡如：無奈。亡，通"無"。　知十："聞一以知十"的缩略語。意為觸類

旁通。語出《論語·公冶長》。

[7] 闕（quē）如：謂缺而不言，即存疑。語出《論語·子路》。

[8] 舉一反三：意為類推，能由此而識彼。語出《論語·述而》。

[9] 按圖索驥：按照圖象以尋求駿馬。比喻拘泥成法，不知變通。語出《藝林伐山·相馬經》。

蓋自叔和而下，大約皆以傷寒之法療六氣之疴，禦風以絺[1]，指鹿為馬[2]，迨試而輒困[3]，亦知其術之疎也。因而沿習故方，略變藥味，冲和、解肌諸湯紛然著錄。至陶氏之書出[4]，遂居然以杜撰之傷寒，治天下之六氣。不獨仲景之書所未言者不能發明，並仲景已定之書盡遭竄易。世俗樂其淺近，相與宗之，而生民之禍亟矣[5]。又有吳又可者，著《溫疫論》，其方本治一時之時疫[6]，而世誤以治常候之溫熱[7]。最後若方中行、喻嘉言諸子，雖列溫病於傷寒之外，而治法則終未離乎傷寒之中。惟金源劉河間守真氏者[8]，獨知熱病，超出諸家，所著六書[9]，分三焦論治，而不墨守[10]六經，庶幾幽室一燈，中流一柱[11]。惜其人朴而少文，其論簡而未暢，其方時亦雜而不精。承其後者又不能闡明其意，裨補其疎。而下士聞道若張景嶽之徒[12]，方且怪而訾之。於是其學不明，其說不行。而世之俗醫遇溫熱之病，無不首先發表，雜以消導，繼則峻投攻下，或妄用溫補。輕者以重，重者以死。倖免則自謂已功，致死則不言己過。即病者亦但知膏肓難挽，而不悟藥石殺人。父以授子，師以傳弟，舉世同風，牢不可破。肺腑無語，冤鬼夜嘷，二千餘年，略同一轍，可勝慨哉！

---

[1] 絺（chī）：細葛布。

[2] 指鹿為馬：意為故意顛倒是非，擅作威福。語出《史記·秦始皇紀》。

[3] 迨：等到。　困：困窘。

[4] 陶氏之書：指陶華所著《傷寒六書》，又名《陶氏傷寒全書》。包括《傷寒瑣言》《傷寒家秘的本》《傷寒殺車槌法》《傷寒一提金》《傷寒截江網》《傷寒明理續論》。

[5] 亟（qì）：頻繁。

[6] "一時"五字：某一時期的流行性疫病。時疫，流行性疫病。

[7] 常候：固定的季節。

[8] 金源：金朝的別稱。

[9] 六書：指《河間六書》。包括劉完素所撰《黃帝素問宣明論方》《素問玄機原病式》《素問病機氣宜保命集》《傷寒直格論方》《傷寒標本心法類萃》以及馬宗素所撰《傷寒醫鑒》。

[10] 墨守：意為固執成見，不肯改進。

[11] 中流一柱：即中流砥柱。河南省三門峽東的砥柱山屹立於黃河激流中。比喻能頂住危局的堅強力量。

［12］下士聞道：謂下愚之人聽了高明的理論。語出《老子》。

我朝治洽學明，名賢輩出，咸知泝原《靈》《素》[1]，問道長沙。自吳人葉天士氏《溫病論》《溫病續論》出，然後當名辨物[2]。好學之士，咸知向方[3]；而貪常習故之流，猶且各是師說[4]，惡聞至論；其粗工則又略知疏節，未達精旨，施之於用，罕得十全[5]。吾友鞠通吳子，懷救世之心，秉超悟之哲[6]，嗜學不厭[7]，研理務精，抗志以希古人[8]，虛心而師百氏。病斯世之貿貿也[9]，述先賢之格言，攄生平之心得[10]，窮源竟委，作為是書。然猶未敢自信，且懼世之未信之也，藏諸笥者久之[11]。予謂學者之心，固無自信時也。然以天下至多之病，而竟無應病之方，幸而得之，亟宜出而公之[12]。譬如拯溺救焚，豈待整冠束髮？況乎心理無異，大道不孤，是書一出，子雲其人必當旦暮遇之，且將有闡明其意，裨補其疎，使夭札之民咸登仁壽者[13]。此天下後世之幸，亦吳子之幸也。若夫《折楊》《皇荂》[14]，听然而笑[15]，《陽春》《白雪》，和僅數人，自古如斯。知我罪我[16]，一任當世，豈不善乎？吳子以為然，遂相與評騭而授之梓[17]。

嘉慶十有七年壯月既望[18]，同里愚弟汪廷珍謹序。

---

［1］泝：同“溯”。

［2］當名辨物：謂按照事物的名稱求取事物的實質。語出《周易·繫辭下》。名，此指溫病之名。物，此指溫病之實。

［3］向方：指歸趨於正道。此指掌握了治療溫病的正確方向。

［4］猶且：仍然，還是。　是：認為……正確。

［5］十全：指醫術高明，十治十愈。語出《周禮·天官·醫師》。

［6］秉：持，具有。　哲：聰慧。

［7］厭：滿足。

［8］抗志；高尚其志。　希：仰慕。

［9］貿貿（móu móu）：目不明貌。引申為不明方向。

［10］攄（shū）：抒發。

［11］笥（sì）：盛飯食或衣物等的竹器。此指書箱。

［12］亟（jí）：急，趕快。

［13］夭札：遭疫病而早死。

［14］若夫：至於。　折楊、皇荂：皆古代通俗樂曲名。語出《莊子·天地》。荂，同“華”。

［15］听（yǐn）然而笑：語出《史記·司馬相如列傳上》。听然，笑貌。

［16］知我罪我：語出《孟子·滕文公下》。

［17］評騭（zhì）：評定。同義詞複用。　梓：雕書印刷的木版。

［18］“嘉慶”六字：公元1812年。　壯月：農曆八月的別稱。

課外實踐

一、詞語注釋

（1）（無論）已（2）亡如（3）知十（4）闕如（5）（禦風以）絺（6）亟（矣）（7）中流一柱（8）當名辨物（9）向方（10）（不）厭（11）抗志（12）希（古人）（13）貿貿（14）攄（生平）（15）亟（宜）（16）听然（17）評騭（18）壯月

二、課外閱讀

夫立德立功立言聖賢事也瑭何人斯敢以自任緣瑭十九歲時父病年餘至於不起瑭愧恨難名哀痛欲絕以為父病不知醫尚復何顏立天地間遂購方書伏讀於苫塊之餘至張長沙外逐榮勢內忘身命之論因慨然棄舉子業專事方術越四載猶子巧官病溫初起喉痹外科吹以冰硼散喉遂閉又徧延諸時醫治之大抵不越雙解散人參敗毒散之外其於溫病治法茫乎未之聞也後至發黃而死瑭以初學未敢妄贊一詞然於是證亦未得其要領蓋張長沙悲宗族之死作玉函經為後世醫學之祖奈玉函中之卒病論亡於兵火後世學者無從倣效遂至各起異說得不償失又越三載來遊京師檢校四庫全書得明季吳又可溫疫論觀其議論宏闊實有發前人所未發遂專心學步焉細察其法亦不免支離駁雜大抵功過兩不相掩蓋用心良苦而學術未精也又徧考晉唐以來諸賢議論非不珠璧琳琅求一美備者蓋不可得其何以傳信於來茲瑭進與病謀退與心謀十閱春秋然後有得然未敢輕治一人癸丑歲都下溫役大行諸友強起瑭治之大抵已成壞病幸存活數十人其死於世俗之手者不可勝數嗚呼生民何辜不死於病而死於醫是有醫不若無醫也學醫不精不若不學醫也因有志采輯歷代名賢著述去其駁雜取其精微間附己意以及考驗合成一書名曰溫病條辨然未敢輕易落筆又歷六年至於戊午吾鄉汪瑟庵先生促瑭曰來歲己未濕土正化二氣中溫厲大行子盍速成是書或者有益於民生乎瑭愧不敏未敢自信恐以救人之心獲欺人之罪轉相倣效至於無窮罪何自贖哉然是書不出其得失終未可見因不揣固陋黽勉成章就正海內名賢指其疵謬歷為駁正將萬世賴之無窮期也淮陰吳瑭自序（清吳瑭《溫病條辨·自序》）

要求：

1. 標點上文。
2. 解釋加點字。
3. 按文意回答問題。

①吳瑭為何立志學醫？

②《溫病條辨》是如何成書的？

十七、寶命全形論

《黃帝內經》

【提要】

本文選自明顧從德翻刻宋本《黃帝內經素問》。《黃帝內經》是我國中醫四部經典之一，構建了中醫學的基礎理論體系，爲中醫學的發展奠定了基礎。此書非一時之書，非一人之作，是從戰國到秦漢時期，由諸多醫學家次第編撰、整理、補正、彙集而成。《黃帝內經》包括《素問》和《靈樞》。本篇主要論述人體氣血虛實與自然界陰陽五行變化的密切關係，並敘述了針刺法則及行針要求。

黃帝問曰："天覆地載，萬物悉備，莫貴於人。人以天地之氣生，四時之法成[1]。君王衆庶，盡欲全形。形之疾病，莫知其情，留淫日深[2]，著於骨髓，心私慮之。余欲鍼除其疾病，為之奈何?"岐伯對曰："夫鹽之味鹹者，其氣令器津泄[3]；絃絕者，其音嘶敗；木敷者[4]，其葉發[5]。病深者，其聲噦[6]。人有此三者，是謂壞府，毒藥無治[7]，短鍼無取[8]。此皆絕皮傷肉[9]，血氣爭黑[10]。"

[1] 四時之法：四季氣候變化的規律。
[2] 留淫：停留蔓延。
[3] 津泄：水液滲漏。
[4] 敷：陳，陳舊。
[5] 發：通"廢"。草木枝葉凋落。
[6] 噦（yuě）：呃逆。喉胸間呃呃作聲而無物也。
[7] 毒藥：泛指攻邪治病的藥物。
[8] 短鍼：泛指針具。取：刺取。
[9] 絕皮：此謂皮膚損傷。
[10] 血氣爭黑：血氣交瘁，膚色晦暗。

帝曰："余念其痛，心爲之亂惑，反甚其病，不可更代。百姓聞之，以為殘賊[1]。為之奈何?"岐伯曰："夫人生於地，懸命於天，天地合氣，命之曰人。人能應四時者，天地為之父母。知萬物者，謂之天子。天有陰陽，人有十二節[2]。天有寒暑，人有虛實。能經天地陰陽之化者[3]，不失四時。知十二節之理者，聖智不能欺也[4]。能存八動之變者[5]，五勝更立[6]，能達虛實之數者[7]，獨出獨入[8]，呿吟至微，秋毫在目[9]。”

[1] 殘賊：殘暴不仁。

[2] 十二節：一說十二節，即人體十二經脈。王冰：“節，謂節氣。外所以應十二月，內所以主十二經脈也。”一說十二節，即人體左右兩側肩、肘、腕、髖、膝、踝十二處大關節。高士宗：“人有十二節者，人身手足十二骨節之氣，開合運行，一如天晝開夜闔之陰陽也。”

[3] 經：效法。

[4] 欺：超越。

[5] 存：省察。　八動：八節之風變動。

[6] 五勝更立：五行之氣相勝，或旺或衰，循環更替主時。

[7] 數：道理。

[8] 獨出獨入：此喻運用自如。

[9]“呿（qū）吟”二句：指人体细微的病情变化和病机虚实，都能一一明察。張志聰：“言其呿吟之至微，而虛實之秋毫，皆在吾目矣。”呿，張口。吟，閉口。呿吟，呼吸。

帝曰：“人生有形，不離陰陽。天地合氣，別為九野[1]，分為四時，月有小大，日有短長，萬物並至，不可勝量。虛實呿吟，敢問其方[2]。”岐伯曰：“木得金而伐，火得水而滅，土得木而達[3]，金得火而缺，水得土而絕，萬物盡然，不可勝竭。故鍼有懸布天下者五，黔首共餘食，莫知之也[4]。一曰治神，二曰知養身，三曰知毒藥為真[5]，四曰制砭石小大，五曰知府藏血氣之診。五法俱立，各有所先[6]。今末世之刺也[7]，虛者實之，滿者泄之，此皆衆工所共知也。若夫法天則地，隨應而動，和之者若響[8]，隨之者若影。道無鬼神，獨來獨往[9]。”

[1] 九野：九州地域。據《尚書·禹貢》所載，中國古代設置冀、豫、雍、揚、兗、徐、梁、青、荊九個州。後泛指中國。

[2] 方：道。

[3] 達：貫穿。與上文“伐”“滅”，下文“缺”“絕”同義。

[4] 餘食：飽食。餘，饒足。

[5] 為：通“僞”。

[6]“五法”二句：意為五種方法確立，選擇運用時，應當根據需要分清先後，分別採用。

[7] 末世：此指近世。

[8] 響：回聲。

[9]“道無”二句：意為醫道並不神秘，只要掌握規律，就能得心應手，運用自如。

獨來獨往，與上文“獨出獨入”意同。

帝曰：“願聞其道。”岐伯曰：“凡刺之真[1]，必先治神。五藏已定，九候已備，後乃存鍼[2]。衆脈不見，衆凶弗聞[3]，外內相得，無以形先[4]，可玩往來，乃施於人。人有虛實，五虛勿近，五實勿遠[5]，至其當發[6]，間不容瞚。手動若務[7]，鍼耀而勻[8]。靜意視義，觀適之變[9]，是謂冥冥[10]，莫知其形。見其烏烏，見其稷稷，從見其飛，不知其誰[11]。伏如橫弩，起如發機[12]。”

[1] 真：正。此指針刺的正法。

[2] 存針：存意於針刺之法。

[3]“衆脈”二句：意為醫者進針須全神貫注，即使周圍衆目審視也如不見，衆口喧鬧也如無聞。脈（mò），通“眽”，審視。凶，通“訩”，喧鬧。

[4]“外內”二句：意為心手相應，不使形體動作即針刺手法在“治神”前先行。

[5]“五虛”二句：因為針道難補而易瀉，所以虛證不宜於近針刺，實證不宜於遠針刺。

[6] 發：謂施行針刺。

[7] 務：專一，专力。

[8] 針耀而勻：針具光潔而上下勻稱。

[9]“靜意”二句：意為平心靜氣地觀察進針后病人經氣的變化情況。

[10] 冥冥：幽隱。此言血氣變化之不可見。

[11]“見其”二句：意為針刺得氣後，醫者手下會感覺到經氣之來。烏烏、稷稷，皆形容其氣有如飛鳥之往來。

[12]“從見”二句：意為醫者縱然感覺到經氣在針下如鳥之飛，却看不到具體的樣子。與前文“是謂冥冥，莫知其形”意同。從，同“縱”。縱然。

[13]“伏如”二句：意為留針候氣時，當如彎弓待發；行針得氣時，則如撥機發箭。橫弩，當作“彍弩”，拉滿的弓弩。機，弓弩上的機括。

帝曰：“何如而虛？何如而實？”岐伯曰：“刺虛者須其實，刺實者須其虛[1]。經氣已至，慎守勿失。深淺在志，遠近若一[2]。如臨深淵，手如握虎，神無營於衆物[3]。”

[1]“刺虛”二句：意為針刺虛證，須待陽氣隆至，正氣盛實乃可針；針刺實證，必待陰氣隆至，邪氣消除乃可針。須，待。

[2]“深淺”二句：意為針刺或深或淺，醫者應靈活運用。針刺的穴位有遠有近，而留針候氣的道理相同。

[3] 營：通“熒”。惑亂。

課外實踐

一、詞語注釋

（1）（木）敷（2）（葉）發（3）經（天地）（4）（不能）欺（5）存（八動之變）（6）餘（食）（7）（若）響（8）（眾）脈（9）（眾）凶（10）（若）務（11）（發）機（12）營（於眾物）

二、課外閱讀

黃帝問曰願聞九鍼之解虛實之道岐伯對曰刺虛則實之者鍼下熱也氣實乃熱也滿而泄之者鍼下寒也氣虛乃寒也菀陳則除之者出惡血也邪勝則虛之者出鍼勿按徐而疾則實者徐出鍼而疾按之疾而徐則虛者疾出鍼而徐按之言實與虛者寒溫氣多少也若無若有者疾不可知也察後與先者知病先後也為虛與實者工勿失其法若得若失者離其法也虛實之要九鍼最妙者為其各有所宜也補瀉之時者與氣開闔相合也九鍼之名各不同形者鍼窮其所當補瀉也刺實須其虛者留鍼陰氣隆至乃去鍼也刺虛須其實者陽氣隆至鍼下熱乃去鍼也經氣已至慎守勿失者勿變更也深淺在志者知病之內外也近遠如一者深淺其候等也如臨深淵者不敢墯也手如握虎者欲其壯也神無營於眾物者靜志觀病人無左右視也義無邪下者欲端以正也必正其神者欲瞻病人目制其神令氣易行也（節選自《黃帝內經素問・針解》）

要求：

1. 標點上文。
2. 解釋加點字。
3. 按文意回答問題。
   ①“為虛與實者，工勿失其法”告誡醫者應注意什麼？
   ②“神無營於眾物者”一段文字對醫者臨證提出什麼要求？

十八、元氣存亡論

〔清〕徐大椿

【提要】

本文選自清咸豐七年（1857）海昌蔣氏衍芬草堂本《醫學源流論》卷上。作者徐大椿（1693～1771），又名大業，字靈胎，晚號洄溪老人，江蘇吳江縣人，清代著名醫學家。出身書香之家，淡於功名，學醫濟世五十年，其生平可見《徐靈胎先生傳》。徐氏醫學著作甚豐，有《難經經釋》《蘭臺軌範》《傷寒論類方》《慎疾芻言》《醫貫砭》《神農本草百種錄》《醫學源流論》等。本文強調保養元氣是養生的關鍵，指出重視元氣的盛衰存亡是臨床診治的基本原則。

養生者之言曰："天下之人皆可以無死。"斯言妄也[1]。何則？人生自免乳哺以後，始而孩，既而長，既而壯，日勝一日。何以四十以後，飲食奉養如昔，而日且就衰[2]？或者曰："嗜慾戕之也。"則絕嗜慾可以無死乎？或者曰："勞動賊之也[3]。"則戒勞動可以無死乎？或者曰："思慮擾之也。"則屏思慮可以無死乎[4]？果能絕嗜慾、戒勞動、減思慮，免於疾病夭札則有之，其老而耄[5]，耄而死，猶然也。況乎四十以前，未嘗無嗜慾、勞苦、思慮，然而日生日長，四十以後，雖無嗜慾、勞苦、思慮，然而日減日消。此其故何歟？

［1］妄：荒謬。
［2］就：走近。
［3］賊：傷害。
［4］屏（bǐng）：除去。
［5］耄：通"耄"。指八九十歲。

蓋人之生也，顧夏蟲而却笑[1]，以爲是物之生死，何其促也[2]！而不知我實猶是耳。當其受生之時，已有定分焉[3]。所謂定分者，元氣也。視之不見，求之不得，附於氣血之內，宰乎氣血之先[4]。其成形之時，已有定數。譬如置薪於火，始然尚微[5]，漸久則烈，薪力既盡，而火熄矣。其有久暫之殊者，則薪之堅脆異質也。故終身無病者，待元氣之自盡而死，此所謂終其天年者也[7]。至於疾病之人，若元氣不傷，雖病甚不死；元氣或傷[8]，雖病輕亦死。而其中又有辨焉[9]：有先傷元氣而病者，此不可治者也；有因病而傷元氣者，此不可不預防者也；亦有因誤治而傷及元氣者，亦有元氣雖傷未甚，尚可保全之者，其等不一。故診病決死生者，不視病之輕重，而視元氣之存亡，則百不失一矣。

[1] 顧：回頭看。　夏蟲：語出《莊子·秋水》："夏蟲不可以語於冰者，篤于時也。"却：後。

[2] 促：短促。

[3] 定分（fèn）：此指固定的壽命。

[4] 宰：主宰。

[5] 始然尚微：剛剛燃燒時火苗還很微弱。然，同"燃"。

[6] 或：如果。

[7] 辨：分别。

至所謂元氣者[1]，何所寄耶？五臟有五臟之真精，此元氣之分體者也[2]。而其根本所在，即《道經》所謂"丹田"[3]，《難經》所謂"命門"[4]，《内經》所謂"七節之旁，中有小心"[5]，陰陽闔闢存乎此[6]，呼吸出入係乎此，無火而能令百體皆溫[7]，無水而能令五臟皆潤。此中一線未絕，則生氣一線未亡，皆賴此也。

[1] 至：至於。

[2] 分體：整體的一部分。

[3] 《道經》：指道教經典，如《黄庭經》等。　丹田：在人身臍下三寸處，道教认为此處是元气会聚之所。

[4] 命門：《難經·三十六難》："腎兩者，非皆腎也。其左者為腎，右者為命門。命門者，諸神精之所舍，原氣之所繫也。故男子以藏精，女子以繫胞。"

[5] 七節之旁，中有小心：語出《素問·刺禁論》。七節，由尾椎上數至第七椎。小心，王冰注為"真心神靈之宫室。"

[6] 闔（hé）闢：即開合。闔，合。闢，開。

[7] 百體：人體各個部位，即全身。

若夫有疾病而保全之法何如？蓋元氣雖自有所在，然實與臟腑相連屬者也[1]。寒熱攻補不得其道，則實其實而虛其虛[2]，必有一臟大受其害。邪入於中而精不能續[3]，則元氣無所附而傷矣。故人之一身，無處不宜謹護，而藥不可輕試也。若夫預防之道，惟上工能慮在病前，不使其勢已横而莫救[4]，使元氣克全[5]，則自能託邪於外。若邪盛爲害，則乘元氣未動，與之背城而一決[6]，勿使後事生悔。此神而明之之術也[7]。若欲與造化爭權，而令天下之人終不死，則無是理矣。

[1] 連屬（zhǔ）：連接。同義詞複用。

[2] 實其實而虛其虛：使實證更實，使虛證更虛。

[3] 精：五臟真精。續：接續。

[4] 横：兇暴猛烈。

[5] 克：能夠。

[6] 背城而一決：背向城牆，跟敵人決一死戰。語出《左傳·成公二年》："請收合餘燼，背城借一。"杜預注："欲於城下，復借一戰。"

[7] 神而明之："神而明之，存乎其人"的縮略語。意謂要真正明白其中奧妙，在於各人的領會運用。語出《周易·繫辭上》。

課外實踐

一、詞語注釋

(1) 就（衰）(2) 戕 (3) 眊 (4) 顾 (5) 却（笑）(6)（始）然 (7) 或（伤）(8) 丹田 (9) 命门 (10) 闔闢 (11) 連屬 (12)（已）横 (13) 克

二、閱讀實踐

聖人之所以全民生也五穀爲養五果爲助五畜爲益五菜爲充而毒藥則以之攻邪故雖甘草人參誤用致害皆毒藥之類也古人好服食者必生奇疾猶之好戰勝者必有奇殃是故兵之設也以除暴不得已而後興藥之設也以攻疾亦不得已而後用其道同也故病之爲患也小則耗精大則傷命隱然一敵國也以草木之偏性攻藏府之偏勝必能知彼知己多方以制之而後無喪身殞命之憂是故傳經之邪而先奪其未至則所以斷敵之要道也橫暴之疾而急保其未病則所以守我之巖疆也挾宿食而病者先除其食則敵之資糧已焚合舊疾而發者必防其併則敵之內應既絕辨經絡而無泛用之藥此之謂向導之師因寒熱而有反用之方此之謂行間之術一病而分治之則用寡可以勝衆使前後不相救而勢自衰數病而合治之則併力擣其中堅使離散無所統而衆悉潰病方進則不治其太甚固守元氣所以老其師病方衰則必窮其所之更益精銳所以擣其穴若夫虛邪之體攻不可過本和平之藥而以峻藥補之衰敝之日不可窮民力也實邪之傷攻不可緩用峻厲之藥而以常藥和之富強之國可以振威武也然而選材必當器械必良尅期不愆布陣有方此又不可更僕數也孫武子十三篇治病之法盡之矣（清徐大椿《醫學源流論·用藥如用兵論》）

要求：

1. 標點上文。
2. 解釋加點的字。
3. 今譯劃線的句子。
4. 按文意回答問題。

作者谈到用藥與用兵哪些相同之处?

十九、大醫精誠

〔唐〕孫思邈

【提要】

本文選自宋刻本《備急千金要方》。作者孫思邈（581～682），京兆華原（今陝西耀縣）人，唐代著名醫學家。著有《備急千金要方》《千金翼方》各三十卷傳世，另有《千金髓方》二十卷已佚。《備急千金要方》保存了唐代以前許多珍貴的醫學文獻資料，是我國現存最早的臨床醫學百科全書。本文論述了有關醫德修養的兩個問題，一是“精”，即醫技要精湛；二是“誠”，即品德要高尚。

張湛曰[1]：“夫經方之難精[2]，由來尚矣[3]。”今病有內同而外異[4]，亦有內異而外同，故五藏六腑之盈虛，血脈榮衛之通塞，固非耳目之所察，必先診候以審之[5]。而寸口關尺，有浮沉絃緊之亂；俞穴流注，有高下淺深之差；肌膚筋骨，有厚薄剛柔之異。唯用心精微者，始可與言於兹矣。今以至精至微之事[6]，求之於至麤至淺之思[7]，其不殆哉[8]？若盈而益之，虛而損之，通而徹之，塞而壅之，寒而冷之，熱而溫之，是重加其疾。而望其生，吾見其死矣。故醫方卜筮[9]，藝能之難精者也，既非神授，何以得其幽微？世有愚者，讀方三年，便謂天下無病可治；及治病三年，乃知天下無方可用。故學者必須博極醫源，精勤不倦，不得道聽途說[10]，而言醫道已了[11]，深自誤哉！

[1] 張湛：東晉學者，曉養生之術。撰有《養生要集》《延生秘錄》，已佚。今有《列子注》傳世。

[2] 經方：通常指張仲景《傷寒雜病論》中所記載的方劑。此泛指醫道。

[3] 尚：久遠。

[4] 今：語首助詞，猶言“夫”。

[5] 候：證候。

[6] 今：假設連詞，猶言“若”。

[7] 麤：同“粗”。

[8] 殆：危險。

[9] 卜筮（shì）：古時占卜，用龜甲稱卜，用蓍草稱筮，合稱卜筮。

[10] 道聽途說：指無根據的傳說。語出《論語·陽貨》。

[11] 了：懂得，明白。

凡大醫治病，必當安神定志，無欲無求，先發大慈惻隱之心[1]，誓願普救含靈之苦[2]。若有疾厄來求救者，不得問其貴賤貧富，長幼妍蚩[3]，怨親善友，華夷愚智，普同一等，皆如至親之想；亦不得瞻前顧後[4]，自慮吉凶，護惜身命。見彼苦惱，若己有之，深心悽愴[5]，勿避嶮巇[6]、晝夜、寒暑、飢渴、疲勞，一心赴救，無作功夫形迹之心[7]。如此可為蒼生[8]大醫，反此則是含靈巨賊。自古名賢治病，多用生命[9]以濟危急，雖曰賤畜貴人，至於愛命，人畜一也。損彼益己，物情同患[10]，況於人乎！夫殺生求生，去生更遠，吾今此方所以不用生命為藥者，良由此也。其虻蟲、水蛭之屬，市有先死者，則市而用之，不在此例。只如雞卵一物，以其混沌未分[11]，必有大段要急之處[12]，不得已隱忍而用之[13]。能不用者，斯爲大哲，亦所不及也。其有患瘡痍、下痢，臭穢不可瞻視，人所惡見者，但發慚愧悽憐憂恤之意，不得起一念蔕芥之心[14]，是吾之志也。

[1] 惻隱：同情。
[2] 含靈：舊時謂人為萬物之靈，故稱人為含靈。
[3] 妍蚩（yán chī）：美醜。
[4] 瞻前顧後：指顧慮過多，行事猶豫不決。
[5] 悽愴：悲感。
[6] 嶮巇（xiǎn xī）：險要高峻貌。嶮，同“險”。
[7] 功夫：時間。此謂耽擱時間。　形迹：行动迹象。此謂婉言推托。
[8] 蒼生：指百姓，眾民。
[9] 生命：指活物。
[10] 患：憂慮，厭恨。
[11] 混沌：天地未開闢以前之元氣狀態。此指雛雞成形前的狀態。
[12] 大段：與下文“要急”，同義複用。重要。
[13] 隱忍：克制忍耐。
[14] 蔕芥：果蔕，草芥。比喻積在心中的怨恨或不快。

夫大醫之體[1]，欲得澄神內視[2]，望之儼然[3]，寬裕汪汪[4]，不皎不昧[5]。省病診疾，至意深心；詳察形候，纖毫勿失；處判針藥，無得參差[6]。雖曰病宜速救，要須臨事不惑。唯當審諦覃思[7]，不得於性命之上，率爾自逞俊快[8]，邀射名譽[9]，甚不仁矣！又到病家，縱綺羅滿目[10]，勿左右顧眄[11]；絲竹湊耳[12]，無得似有所娛；珍羞迭薦[13]，食如無味；醽醁兼陳[14]，看有若無。所以爾者，夫壹人向隅，滿堂不樂[15]，而況病人苦楚，不離斯須。而醫者安然歡娛，傲然自得，玆乃人神之所共恥，至人之所不爲[16]。斯蓋醫之本意也。

[1] 體：風度。

[2] 內視：謂不視外物，排除雜念。

[3] 儼然：莊重的樣子。

[4] 寬裕：寬容。　汪汪：深廣貌。此用以形容人的氣度寬弘。

[5] 不皎不昧：謂不亢不卑。

[6] 參差（cēn cī）：差錯。

[7] 審諦覃思：詳察深思。

[8] 率爾：輕率貌。　俊快：才智出眾，行動迅速。

[9] 邀射：追求；謀取。

[10] 綺羅：綾羅綢緞。此指穿着綺羅的人。多為貴婦、美女之代稱。

[11] 眄（miǎn）：斜視。

[12] 絲竹：絃樂器和竹管樂器。此泛指音樂。

[13] 珍羞：珍貴的食物。

[14] 醽醁（líng lù）：美酒名。

[15] "夫壹人"二句：指惠不及眾或孤獨失意。此謂一人有病，全家不樂。語出《說苑·貴德》。

[16] 至人：道德修養達到最高境界的人。

夫為醫之法，不得多語調笑，談謔諠譁[1]，道說是非，議論人物，衒燿聲名，訾毀諸醫[2]，自矜己德[3]。偶然治差一病，則昂頭戴面，而有自許之貌，謂天下無雙，此醫人之膏肓也[4]。

老君曰[5]："人行陽德，人自報之；人行陰德，鬼神報之。人行陽惡，人自報之；人行陰惡，鬼神害之。"尋此貳途，陰陽報施，豈誣也哉[6]？所以醫人不得恃己所長，專心經略財物[7]，但作救苦之心，於冥運道中，自感多福者耳。又不得以彼富貴，處以珍貴之藥，令彼難求，自衒功能，諒非忠恕之道[8]。志存救濟[9]，故亦曲碎論之[10]，學者不可恥言之鄙俚也[11]。

[1] 談謔（xuè）：談笑。謔：開玩笑。　諠譁：聲大而嘈雜。諠，同"喧"。譁，同"嘩"。

[2] 訾：毀謗，詆毀，非議。

[3] 矜：誇耀。

[4] 膏肓：謂病極嚴重，難以醫治。此喻惡劣習氣。語出《左傳·成公十年》。

[5] 老君：指老子，即老聃。春秋戰國時思想家，道家學派的創始者。

[6] 誣：言語不真實，欺騙。

[7] 經略：谋取。

[8] 諒：的確，確實。　忠恕：儒家的一種倫理思想。忠，謂待人盡忠。恕，謂推己及人。語出《論語·里仁》。

[9] 救濟：救世濟民。

［10］曲碎：瑣碎。
［11］鄙俚：粗俗。

課外實踐

一、詞語注釋

（1）（由來）尚（2）今（病）（3）今（以）（4）卜筮（5）（已）了（6）妍蚩（7）嶮巇（8）功夫（9）形迹（10）（同）患（11）市（而用之）（12）混沌（13）大段（14）蔕芥（15）儼然（16）寬裕（17）汪汪（18）不皎不昧（19）參差（20）審諦覃思（21）率爾（22）俊快（23）邀射（24）顧眄（25）談謔（26）經略（27）諒（非）（28）忠恕（29）救濟（30）曲碎（31）鄙俚

二、課外閱讀

孫思邈京兆華原人也七歲就學日誦千餘言弱冠善談莊老及百家之說兼好釋典洛州總管獨孤信見而歎曰此聖童也但恨其器大難爲用也周宣帝時思邈以王室多故乃隱居太白山隋文帝輔政乃徵爲國子博士稱疾不起嘗謂所親曰過五十年當有聖人出吾方助之以濟人及太宗即位召詣京師嗟其容色甚少謂曰故知有道者誠可尊重羨門廣成豈虛言哉將授以爵位固辭不受顯慶四年高宗召見拜諫議大夫又固辭不受當時知名之士宋令文孟詵盧照鄰等執師資之禮以事焉照鄰有惡疾醫所不能愈乃問思邈名醫愈疾其道何如思邈曰吾聞善言天者必質之於人善言人者亦本之於天天有四時五行寒暑迭代其轉運也和而爲雨怒而爲風凝而爲霜雪張而爲虹蜺此天地之常數也人有四支五藏一覺一寐呼吸吐納精氣往來流而爲榮衛彰而爲氣色發而爲音聲此人之常數也陽用其形陰用其精天人之所同也及其失也蒸則生熱否則生寒結而爲瘤贅陷而爲癰疽奔而爲喘乏竭而爲燋枯診發乎面變動乎形推此以及天地亦如之故五緯盈縮星辰錯行日月薄蝕孛彗飛流此天地之危診也寒暑不時天地之蒸否也石立土踊天地之瘤贅也山崩土陷天地之癰疽也奔風暴雨天地之喘乏也川瀆竭涸天地之燋枯也良醫導之以藥石救之以鍼劑聖人和之以至德輔之以人事故形體有可愈之疾天地有可消之災又曰膽欲大而心欲小智欲圓而行欲方詩曰如臨深淵如履薄冰謂小心也赳赳武夫公侯干城謂大膽也不爲利回不爲義疚行之方也見機而作不俟終日智之圓也（節選自《舊唐書·孫思邈傳》）

要求：

1. 標點上文。
2. 解釋加點字。
3. 按文意回答問題。

　①"善言天者必質之於人善言人者亦本之於天"有何含意？

　②如何理解"膽欲大而心欲小智欲圓而行欲方"？

二十、汗下吐三法該盡治病詮

〔金〕張從正

【提要】

本文選自明代嘉靖辛丑年步月樓刊本《儒門事親》卷二，并参校《中醫醫學大成》。作者張從正（約 1156～1228），字子和，自號戴人，睢州考城（今河南蘭考）人，金代著名醫學家，金元四大家之一。張氏繼承劉完素的學術思想，用藥偏於寒涼。他認為外邪是致病之因，治法應以祛邪為主，擴大了《傷寒論》中關於汗吐下三法的應用範圍。由於他在治療上偏於攻下，後人稱以他為代表的學術派別為攻下派。《儒門事親》成書於公元十二世紀二十年代，由張從正與麻知幾、常仲明等輯著而成。全書共十五卷，內容包括醫論、診斷、病證、治法等，主要闡述了張氏運用汗吐下三法治病的理論和經驗，並列舉各種病證共二百餘例說明其攻邪治法的療效。本文概述了祛邪所以扶正的學術觀點，認為所有祛邪之法皆可歸入汗吐下三法，集中反映了張氏的醫學思想。张氏的观点對於濫用補法的現象具有針砭作用，但於攻補關係，在理論上有一定的片面性。

人身不過表裏，氣血不過虚實。表實者裏必虚，裏實者表必虚，經實者絡必虚，絡實者經必虚，病之常也[1]。良工之治病者，先治其實，後治其虚，亦有不治其虚時。粗工之治病，或治其虚，或治其實，有時而幸中，有時而不中。謬工之治病，實實虚虚，其誤人之跡常著，故可得而罪也。惟庸工之治病，純補其虚，不敢治其實，舉世皆曰平穩，誤人而不見其跡。渠亦自不省其過[2]，雖終老而不悔，且曰："吾用補藥也，何罪焉？"病人亦曰："彼以補藥補我，彼何罪焉？"雖死而亦不知覺。夫粗工之與謬工，非不誤人，惟庸工誤人最深，如鯀湮洪水[3]，不知五行之道。

夫補者人所喜，攻者人所惡，醫者與其逆病人之心而不見用，不若順病人之心而獲利也，豈復計病人之死生乎？嗚呼！世無真實，誰能別之？今余著此吐汗下三法之詮[4]，所以該治病之法也，庶幾來者有所憑藉耳[5]。

[1] 常：規律。

[2] 渠：第三人稱代詞，他。

[3] 鯀：夏禹之父。奉唐堯之命治理洪水。他采取築堤防水之法，九年未能治平，被虞舜處死於羽山。　湮：堵塞。

[4] 詮：詳盡解釋。此指文章。

[5] 庶幾：希冀。

夫病之一物，非人身素有之也。或自外而入，或由內而生，皆邪氣也。邪氣加諸身[1]，速攻之可也，速去之可也，攬而留之[2]，可也？雖愚夫愚婦，皆知其不可也。及其聞攻則不悅，聞補則樂之。今之醫者曰："當先固其元氣，元氣實，邪自去。"世間如此妄人，何其多也！

夫邪之中人，輕則傳久而自盡，頗甚則傳久而難已，更甚則暴死。若先論固其元氣，以補劑補之，真氣未勝，而邪已交馳横騖而不可制矣[3]。惟脈脱、下虛、無邪、無積之人，始可議補；其餘有邪積之人而議補者，皆鯀湮洪水之徒也。

今予論吐、汗、下三法，先論攻其邪，邪去而元氣自復也。況予所論三法，識練日久，至精至熟，有得無失，所以敢為來者言也。

[1] 諸：於。
[2] 攬：挽。
[3] 交馳横騖：謂邪氣盛實擴散。交馳，往來不斷。横騖，縱横奔馳。

天之六氣，風、暑、火、濕、燥、寒；地之六氣，霧、露、雨、雹、冰、泥；人之六味，酸、苦、甘、辛、鹹、淡。故天邪發病，多在乎上；地邪發病，多在乎下；人邪發病，多在乎中。此為發病之三也。處之者三[1]，出之者亦三也。諸風寒之邪，結搏皮膚之間，藏於經絡之內，留而不去，或發疼痛走注[2]，麻痹不仁，及四肢腫癢拘攣，可汗而出之；風痰宿食[3]，在膈或上脘，可涌而出之；寒濕固冷[4]，熱客下焦，在下之病，可泄而出之。《內經》散論諸病[5]，非一狀也；流言治法，非一階也[6]。《至真要大論》等數篇言運氣所生諸病，各斷以酸、苦、甘、辛、鹹、淡以總括之[7]。其言補，時見一二。然其補，非今之所謂補也，文具於《補論》條下[8]，如辛補肝，鹹補心，甘補腎，酸補脾，苦補肺[9]。若此之補，乃所以發腠理，致津液，通血氣。至其統論諸藥[10]，則曰：辛、甘、淡三味為陽，酸、苦、鹹三味為陰。辛、甘發散，淡滲泄，酸、苦、鹹涌泄。發散者歸於汗，涌者歸於吐，泄者歸於下。滲為解表，歸於汗；泄為利小溲，歸於下。殊不言補[11]。乃知聖人止有三法，無第四法也。

然則，聖人不言補乎？曰：蓋汗下吐，以若草木治病者也[12]。補者，以穀肉果菜養口體者也[13]。夫穀肉果菜之屬，猶君之德教也[14]；汗下吐之屬，猶君之刑罰也。故曰：德教，興平之粱肉[15]；刑罰，治亂之藥石。若人無病，粱肉而已；及其有病，當先誅伐有過[16]。病之去也，粱肉補之，如世已治矣，刑措而不用。豈可以藥石為補哉？必欲去大病大瘵[17]，非吐汗下未由也已。

［1］處：居止。

［2］走注：即風痹。又稱行痹。症見游走性疼痛。

［3］風痰：痰證的一種。謂素有痰疾，因感受風邪或風熱怫鬱而發。宿食：積食。

［4］固冷：即痼冷。指真陽不足，陰寒之邪久伏體內所致病證。

［5］散：分散，分別。下文“流”義同。

［6］階：途徑。

［7］斷：區分。

［8］具：記載。《補論》：《儒門事親》卷三中的文章篇名。

［9］“辛補肝”五句：按中醫五行理論，辛味入肺，肺屬金，肝屬木，金能克木。因作者主張袪邪所以扶正，故云。其餘“鹹補心”等仿此。

［10］至：至於。統論：總論。

［11］殊：完全。

［12］若：此。

［13］口體：類義複用詞語，義偏於“體”。身體。

［14］德教：道德教化。

［15］興平：興盛太平。

［16］過：過失。此指病邪。

［17］瘵（zhài）：病。

然今之醫者，不得盡汗下吐法，各立門牆[1]，誰肯屈己之高而一問哉？且予之三法，能兼眾法，用藥之時，有按有蹻[2]，有揃有導[3]，有減有增，有續有止。今之醫者，不得予之法，皆仰面傲笑曰：“吐者，瓜蒂而已矣；汗者，麻黃、升麻而已矣；下者，巴豆、牽牛、朴硝、大黃、甘遂、芫花而已矣。”既不得其術，從而誣之，予固難與之苦辯，故作此詮。

所謂三法可以兼眾法者，如引涎、漉涎、嚏氣、追淚[4]，凡上行者，皆吐法也；炙、蒸、熏、渫、洗、熨、烙、針刺、砭射、導引、按摩[5]，凡解表者，皆汗法也；催生下乳、磨積逐水、破經泄氣[6]，凡下行者，皆下法也。以余之法，所以該眾法也。然予亦未嘗以此三法，遂棄眾法，各相其病之所宜而用之[7]。以十分率之[8]，此三法居其八九，而眾法所當纔一二也。

或言《內經》多論針而少論藥者，蓋聖人欲明經絡。豈知鍼之理，即所謂藥之理。即今著吐汗下三篇，各條藥之輕重寒溫於左[9]。仍於三法之外，別著《原補》一篇[10]，使不預三法。恐後之醫泥於補，故置之三篇之末，使用藥者知吐中有汗，下中有補，止有三法。《內經》曰：“知其要者，一言而終。”是之謂也！

［1］門牆：猶“門戶”。派別。

[2] 蹻（qiāo）：同“蹺”。王冰注：“按，謂仰按皮肉；蹻，謂捷舉手足。”按与蹺皆指按摩。

[3] 揃（jiǎn）：揃搣。此指按摩。

[4] 漉（lù）涎：使唾液滲出。漉，滲出。　嚏氣：以藥取嚏，以通氣開竅。追淚：以藥搐鼻以取淚。

[5] 渫（xiè）：清除污穢。　砭射：砭刺絡脈出血之謂。

[6] 磨積：消除積滯。　破經：疏通經血。

[7] 相（xiàng）：視。

[8] 率（lǜ）：比例。

[9] 條：分條列舉。　左：下。

[10] 原補：即指《儒門事親》卷二之《推原補法利害非輕說》一文。

課外實踐

一、詞語注釋

(1) 渠（亦）(2)（縣）湮 (3)（之）詮 (4)（加）諸 (5)（一）階 (6)（文）具 (7) 至（其） (8) 統論 (9) 殊（不） (10) （以）若 (11) 口體 (12) 德教 (13)（有）過 (14)（大）瘵 (15) 門牆 (16) 相（其病） (17) 率（之） (18) 條（藥）(19)（于）左

二、課外閱讀

夫人之好補則有無病而補者有有病而補者無病而補者誰歟上而縉紳之流次而豪富之子有金玉以榮其身芻豢以悅其口寒則衣裘暑則臺榭動則車馬止則裀褥味則五辛飲則長夜故年半百而衰也然則奈何以藥為之補矣有病而補之者誰歟上而仕宦豪富之家微而農商市庶之輩嘔而補吐而補泄而補痢而補瘧而補咳而補勞而補產而補殊不知嘔得熱而愈酸吐得熱而愈暴泄得熱而清濁不分痢得熱而休息繼止瘧得熱而進不能退咳得熱而濕不能除勞得熱而火益煩產得熱而血愈崩蓋如是而死者八九生者一二死者枉生者幸幸而一生憔悴之態人之所不堪也予請為言補之法大抵有餘者損之不足者補之是則補之義也陽有餘而陰不足則當損陽而補陰陰有餘而陽不足則當損陰而補陽熱則芒硝大黃損陽而補陰也寒則乾薑附子損陰而補陽也豈可以熱藥而云補乎哉而寒藥亦有補之義也（節選自金張從正《儒門事親・補論》）

要求：

1. 標點上文。
2. 解释加点的词语。
3. 回答下列問題。

①作者針對“有病而補者”，列舉了哪些濫補的現象？

②如何理解“寒藥亦有補之義”？

二十一、養生論

〔三國魏〕嵇康

【提要】

本文選自明嘉靖四年黄省曾刻本《嵇中散集》卷三。作者嵇康（223~263），字叔夜，譙郡銍（今安徽宿縣西南）人。三國魏文學家、思想家，“竹林七賢”之一，曾任中散大夫，世稱“嵇中散”。嵇康崇尚老莊，信奉服食養生，主張回歸自然，厭惡繁瑣禮教，因對執政司馬氏不滿，被司馬昭殺害。今傳有《嵇中散集》十卷。本文提出“導養得理”可以長壽的觀點，論述形神互相依存的關係，認爲堅持修性保神與服食養生，就能延年益壽。

世或有謂神仙可以學得，不死可以力致者；或云上壽百二十，古今所同，過此以往，莫非妖妄者。此皆兩失其情。請試粗論之。

夫神仙雖不目見，然記籍所載[1]，前史所傳，較而論之[2]，其有必矣。似特受異氣，稟之自然，非積學所能致也。至於導養得理[3]，以盡性命，上獲千餘歲，下可數百年，可有之耳。而世皆不精，故莫能得之。

[1] 記籍：書籍。

[2] 較：約略。

[3] 導養：攝生養性。

何以言之？夫服藥求汗，或有弗獲；而愧情一集，渙然流離[1]。終朝未餐[2]，則囂然思食[3]；而曾子銜哀，七日不飢[4]。夜分而坐[5]，則低迷思寢[6]；内懷殷憂[7]，則達旦不瞑[8]。勁刷理鬢，醇醴發顔[9]，僅乃得之；壯士之怒，赫然殊觀[10]，植髮衝冠。由此言之，精神之於形骸，猶國之有君也。神躁於中，而形喪於外，猶君昏於上，國亂於下也。

[1] 渙然流離：大汗淋漓。渙然，水盛貌。流離，猶“淋漓”。

[2] 終朝：從旦至食時。

[3] 囂然：飢餓貌。囂，通“枵”，空虚。

[4] “曾子”二句：語出《禮記·檀弓上》。曾子，名參，字子輿，孔子弟子，以孝著稱。銜：含。

［5］夜分：夜半。
［6］低迷：昏昏沉沉。
［7］殷憂：深憂。
［8］瞑：通“眠”。
［9］醇醴：厚味酒。
［10］赫然：盛怒貌。　殊觀：變色。

夫爲稼於湯之世，偏有一溉之功者[1]，雖終歸於燋爛，必一溉者後枯。然則，一溉之益固不可誣也[2]。而世常謂一怒不足以侵性，一哀不足以傷身，輕而肆之，是猶不識一溉之益，而望嘉穀於旱苗者也。是以君子知形恃神以立，神須形以存，悟生理之易失[3]，知一過之害生。故修性以保神，安心以全身，愛憎不棲於情[4]，憂喜不留於意，泊然無感[5]，而體氣和平[6]；又呼吸吐納，服食養身，使形神相親，表裏俱濟也。

夫田種者[7]，一畝十斛，謂之良田，此天下之通稱也。不知區種可百餘斛[8]。田、種一也[9]，至於樹養不同[10]，則功效相懸。謂商無十倍之價，農無百斛之望，此守常而不變者也。

［1］偏：獨。
［2］誣：輕視。
［3］生理：養生之理。
［4］棲：停留。
［5］泊然：恬淡無欲貌。
［6］體氣和平：即體平氣和。身體健康，氣血和匀。
［7］田種（zhòng）：散播漫種的耕種方法。
［8］區種：相傳商湯時，伊尹始創“區種”法。把農作物種在帶狀低畦或方形淺穴的區域內，精耕細作，集中施肥，灌水，合理密植。此法較“田種”先進。
［9］種（zhǒng）：種子。
［10］樹養：種植管理的方法。

且豆令人重[1]，榆令人瞑[2]，合歡蠲忿[3]，萱草忘憂[4]，愚智所共知也。薰辛害目[5]，豚魚不養[6]，常世所識也。虱處頭而黑[7]，麝食柏而香[8]，頸處險而癭[9]，齒居晉而黃[10]。推此而言，凡所食之氣，蒸性染身[11]，莫不相應。豈惟蒸之使重而無使輕，害之使暗而無使明，薰之使黃而無使堅，芬之使香而無使延哉[12]？

故神農曰“上藥養命，中藥養性”者，誠知性命之理，因輔養以通也。而世人不察，惟五穀是見，聲色是躭，目惑玄黃[13]，耳務淫哇[14]。滋味煎其府藏，醴醪鬻其腸胃[15]，香芳腐其骨髓，喜怒悖其正氣，思慮銷其精神，哀樂殃其平粹[16]。夫以蕞爾之軀[17]，攻之者非一塗[18]；易竭之身，而外內受敵。身非木石，其能久乎？

［1］且：語首助詞。豆令人重：《神農本草經》："黑大豆，久服，令人身重。"

［2］榆：即榆樹，陶弘景言其"初生莢仁以作糜羹，令人多睡"。

［3］合歡蠲（juān）忿：蠲，消除。《神農本草經》："合歡味甘平，主安五臟，利心志，令人歡樂無憂。久服輕身明目得所欲。"

［4］萱草：同"諼草""蕿草"。《詩經·衛風·伯兮》："焉得諼草？言樹之背。"毛傳："諼草令人忘憂。"《說文》："蕿，令人忘憂草也。"。

［5］薰辛：指大蒜。薰，通"葷"。李善注引《養生要》曰："大蒜多食，葷辛害目。"

［6］豚魚：即河豚。其肝、血液、卵巢有劇毒。寇宗奭云："味雖珍美，修治失法，食之殺人。"

［7］"虱處頭"句：《抱朴子》認爲頭虱著人漸白，身虱處頭漸黑。

［8］"麝食柏"句：陶弘景曰："麝形似獐而小，黑色，常食柏葉……五月得香。"

［9］"頸處險"句：意爲生活在山區的人，頸部易生癭瘤。《呂氏春秋·盡數》："輕水所，多禿與癭人。"

［10］"齒居晉"句：意爲生活在晉地之人，牙齒容易變黃。晉地產棗，《本草綱目》言："啖棗多，令人齒黃生䘌"。

［11］蒸性染身：陶冶情志，染化形體。

［12］延：據黃省曾注，當爲"脠（shān）"，此處指"羶"。《廣雅》："羶，臭也。"

［13］玄黃：《周易·坤卦·文言》："夫玄黃者，天地之雜也，天玄而地黃。"此指自然界的事物。

［14］務（mào）：通"瞀"，眩惑。　　淫哇：淫邪之聲。

［15］鬻：同"煮"，此指傷害。

［16］平粹：寧靜純粹的情緒。呂延濟注："謂純和之性也。"

［17］蕞（zuì）爾：小貌。

［18］塗：通"途"。道路。

其自用甚者[1]，飲食不節，以生百病，好色不倦，以致乏絕，風寒所災，百毒所傷，中道夭於衆難[2]。世皆知笑悼[3]，謂之不善持生也。至於措身失理[4]，亡之於微，積微成損，積損成衰，從衰得白，從白得老，從老得終，悶若無端[5]。中智以下，謂之自然。縱少覺悟，咸歎恨於所遇之初，而不知慎衆險於未兆。是由桓侯抱將死之疾[6]，而怒扁鵲之先見，以覺痛之日，爲受病之始也。害成於微，而救之於著，故有無功之治；馳騁常人之域，故有一切之壽[7]。仰觀俯察，莫不皆然。以多自證，以同自慰，謂天地之理，盡此而已矣。縱聞養生之事，則斷以所見，謂之不然；其次狐疑，雖少庶幾[8]，莫知所由；其次自力服藥，半年一年，勞而未驗，志以厭衰，中路復廢。或益之以畎澮[9]，而泄之以尾閭[10]，欲坐望顯報者；或抑情忍欲，割棄榮願，而嗜好常在耳目之前，所希在數十年之後，又恐兩失，內懷猶豫，心戰於內，物誘於外，交賒相傾[11]，如此復敗者。

夫至物微妙，可以理知，難以目識。譬猶豫章生七年，然後可覺耳[12]。今以躁競之心，涉希靜之塗[13]，意速而事遲，望近而應遠，故莫能相終。

夫悠悠者既以未效不求[14]，而求者以不專喪業，偏恃者以不兼無功，追術者以小道自溺。凡若此類，故欲之者萬無一能成也。

---

[1] 自用：自行其是。

[2] 中道：中途。

[3] 笑悼：譏笑哀歎。李善注："謂笑其不善養生，而又哀其促齡也。"

[4] 措身：安身。

[5] 悶若無端：悶若，渾然不覺貌。若：词尾。無端，沒有頭緒。

[6] 由，通"猶"。

[7] 一切：一般。

[8] 庶：庶慕。幾：微，此指養生的微妙。

[9] 畎澮（quǎn kuài）：田間水溝。此喻稀少。

[10] 尾閭：傳說中海水歸宿之處。比喻多。

[11] 交：近。賒：遠。傾：排斥。

[12] 豫章：枕木與樟木。《史記·司馬相如列傳》張守節《正義》："二木生至七年，枕樟乃可分別。"

[13] 希靜：無聲。此指清心寡欲的修煉。

[14] 悠悠：衆多。

善養生者則不然矣，清虛靜泰，少私寡欲。知名位之傷德，故忽而不營，非欲而強禁也；識厚味之害性，故棄而弗顧，非貪而後抑也。外物以累心不存[1]，神氣以醇白獨著[2]。曠然無憂患[3]，寂然無思慮[4]。又守之以一[5]，養之以和，和理日濟，同乎大順[6]。然後蒸以靈芝，潤以醴泉[7]，晞以朝陽[8]，綏以五絃[9]，無爲自得，體妙心玄。忘歡而後樂足，遺生而後身存[10]。若此以往，庶可與羨門比壽[11]，王喬爭年[12]，何爲其無有哉！

---

[1] 累心：使心受累。

[2] 醇白：純潔。

[3] 曠然：開朗貌。

[4] 寂然：安靜貌。

[5] 一：純一。

[6] 大順：自然。語出《老子》第六十五章。
[7] 醴泉：甘美的泉水。
[8] 晞（xī）：曬，沐浴。
[9] 綏：安撫。 五絃：泛指音樂。
[10] 遺生：忘卻自我的存在。
[11] 羡門：即羡門子高，神話人物。事見《史記·秦始皇本紀》等。
[12] 王喬：即王子喬，神話人物。一說名晉，字子晉，相傳爲周靈王太子。喜吹笙作鳳凰鳴聲，爲浮丘公引往嵩山修煉，三十餘年後升天。事見《列仙傳》。

课外實踐

一、詞語註釋

(1) 較（而）(2) 渙然 (3) 流離 (4) 終朝 (5) 囂（然）(6) 夜分 (7) 低迷 (8) 殷憂 (9) 醇醴 (10) 赫然 (11) 偏（有）(12) （不可）誣 (13) （不）棲 (14) 泊（然）(15) （處）險 (16) 玄黃 (17) （耳）務 (18) 淫哇 (19) 甍爾 (20) 中道 (21) 悶若 (22) 一切 (23) 畎澮 (24) 尾閭 (25) 交賒 (26) 悠悠 (27) 累心 (28) 晞（以朝陽）(29) 綏（以五弦）(30) 遺生

二、課外閱讀

夫養性者欲所習以成性性自爲善不習無不利也性既自善內外百病皆悉不生禍亂災害亦無由作此養性之大經也善養性者則治未病之病是其義也故養性者不但餌藥飡霞其在兼於百行百行周備雖絕藥餌足以遐年德行不克縱服玉液金丹未能延壽故夫子曰善攝生者陸行不遇虎兕此則道德之祐也豈假服餌而祈遐年哉聖人所以藥餌者以救過行之人也故愚者抱病歷年而不修一行纏痾沒齒終無悔心此其所以岐和長逝彭跗永歸良有以也嵇康曰養生有五難名利不去爲一難喜怒不除爲二難聲色不去爲三難滋味不絕爲四難神慮精散爲五難五者必存雖心希難老口誦至言咀嚼英華呼吸太陽不能不迴其操不夭其年也五者無於胸中則信順日躋道德日全不祈善而有福不求壽而自延此養生之大旨也然或有服膺仁義無甚泰之累者抑亦其亞歟（《備急千金要方·養性序》）

要求：

1. 標點上文。
2. 解釋加點的詞語。
3. 回答下列問題。
   ①"善養性者，則治未病之病"應當怎樣理解？
   ②孫思邈認為"藥餌"與"養性"是怎樣的關係？

二十二、醫俗亭記

〔明〕吴寬

【提要】

本文選自文淵閣《欽定四庫全書》本《家藏集》卷三十一。作者吴寬（1435～1504），字原博，號匏庵，長洲（今江蘇蘇州）人，明代文學家、書法家。累官至禮部尚書兼翰林院學士，卒謚文定。吴氏讀書涉獵甚廣，為諸生時，即以文才、德行有聲其間。其詩深厚醲郁，為文頗有典則，兼工書法。《家藏集》又稱《匏翁家藏集》《匏翁家藏稿》《匏庵集》，為吴氏詩文別集。據《明史·藝文志》載，書凡七十八卷，其中詩三十卷，文四十七卷，補遺一卷。本文以竹為喻，讚美竹之形質及其醫俗之功，表達了醫治天下俗病的願望。

余少嬰俗病[1]，湯熨鍼石，咸罔奏功。而年日益久，病日益深，殆由腠理肌膚以達於骨髓，而為廢人矣。客有過余[2]，誦蘇長公《竹》詩[3]，至“士俗不可醫”之句，瞿然驚曰[4]：“余病其痼也耶，何長公之詩云爾也？[5]”既[6]，自解曰：“士俗坐無竹耳[7]，使有竹，安知其俗之不可醫哉？”則求竹以居之。

[1] 嬰：纏繞，染疾。

[2] 過：拜訪，探望。

[3] 蘇長公：指北宋文學家蘇軾。長公，長兄之稱。

[4] 瞿（jù）然：心驚貌。

[5] “余病”二句：意為我的病大概很重了吧，為什麼長公的詩這樣說呢。云爾，如此說。

[6] 既：一會兒，不久。

[7] 坐：因為。

而家之東偏，隙地僅半畝[1]，牆角蕭然有竹數十箇[2]。於是日使僮奴壅且沃之[3]，以須其盛[4]。越明年，挺然百餘，其密如簀[5]，而竹盛矣。復自喜曰：“余病其起也耶。”因構小亭其中[6]。食飲於是，坐臥於是，嘯歌於是，起而行於是，倚而息於是，傾耳注目，舉手投足，無不在於是。其藉此以醫吾之俗何如耶？吾量之隘俗也[7]，竹之虛心有容足以醫之；吾行之曲俗也，竹之直立不撓足以醫之[8]；吾宅心流而無制[9]，竹之通而節足以醫之；吾待物混而無別，竹之理而析足以醫之。竹之干雲霄而直上[10]，足以醫吾志之卑；竹之歷冰雪而愈茂，足以醫吾節之變；其瀟灑而可愛也，足以醫吾之凝滯；其為筩、為簡、為箭、為笙簫、為簠簋也[11]，足以醫吾陋劣而無用。蓋踰年，而吾之病十已去二三矣。久之，安知其體不飄然而輕舉，其意不釋然而無纍[12]，其心不充然而有得哉？

[1] 僅（jìn）將近。
[2] 蕭然：冷落貌。 箇，同“個”。猶言枚。竹一枝為一個。
[3] 壅：用土壤或肥料培在植物根部。 沃：灌溉。
[4] 須：待。
[5] 簀（zé）：用竹片編成的床墊。亦泛指竹席。
[6] 構：建造。
[7] 量：器量，度量。
[8] 撓：彎曲。
[9] 宅心：居心。 流：放縱。
[10] 干：沖。
[11] 筩（tǒng）：竹筒。 簡：古代用以書寫的狹長竹片。 簠簋（fǔ guǐ）：皆古代祭祀用器。用以盛黍稷稻粱之禮器。
[12] 釋然：疑慮消除貌。 纍：牽纍。

古之俞跗、秦越人輩，竹奚以讓為[1]？然而，是竹也，不苦口，不瞑眩[2]，不湔浣腸胃[3]，不漱滌五臟。長公不余秘而授之[4]。余用之，既有功緒矣[5]。使人人皆用之，天下庶幾無俗病與[6]？

[1] 竹奚以讓為：意為為什麼辭讓竹子呢？亦即為什麼不用竹子治病呢？讓，辭讓，拒絕。奚以……為，表疑問的固定結構。
[2] 瞑眩：頭暈目眩。
[3] 湔浣：洗滌。下文“漱滌”義同。
[4] 秘：隱瞞。
[5] 功緒：功效。
[6] 庶幾：或許。

明年余將北去京師[1]。京師地不宜竹，余恐去竹日遠而病復作也[2]。既以名其亭，復書此為記。遲他日歸亭中[3]，願俾病根悉去之[4]，不識是竹尚納我否[5]？”

[1] 京師：京城。即今北京。

［2］去：離開。
［3］遲（zhì）：等待。
［4］願：希望。　　俾：使。
［5］識：知道。

課外實踐

一、詞語注釋

（1）瞿然（2）云爾（3）既（自解）（4）坐（無竹）（5）僅（半畝）（6）蕭然（7）（如）簣（8）宅心（9）流（而無制）（10）釋然（11）讓（為）（12）瞑眩（13）功緒（14）去（竹）（15）遲（他日）

二、課外閱讀

浦陽鄭君仲辨其容闐然其色渥然其氣充然未嘗有疾也他日左手之拇有疹焉隆起而粟君疑之以示人人大笑以為不足患既三日聚而如錢憂之滋甚又以示人笑者如初又三日拇指大盈握近拇之指皆為之痛若剟刺狀肢體心膂無不病者懼而謀諸醫醫視之驚曰此疾之奇者雖病在指其實一身病也不速治且能傷生然始發之時終日可愈三日越旬可愈今疾且成已非三月不能瘳終日而愈艾可治也越旬而愈藥可治也至於既成甚將延乎肝膈否亦將為一臂之憂非有以禦其內其勢不止非有以治其外疾未易為之君從其言日服湯劑而傅以善藥至二月而後瘳三月而神色始復余因是思之天下之事常發於至微而終為大患始以為不足治而終至於不可為當其易也惜旦夕之力忽之而不顧及其既成也積歲月疲思慮而僅克之如此指者多矣蓋眾人之所可知者眾人之所能治也其勢雖危而未足深畏惟萌於不必憂之地而寓於不可見之初眾人笑而忽之者此則君子之所深畏也昔之天下有如君之盛壯無疾者乎愛天下者有如君之愛身者乎而可以為天下患者豈特瘡痏之於指乎君未嘗敢忽之特以不早謀於醫而幾至於甚病況乎視之以至疏之勢重之以疲敝之餘吏之戕摩剝削以速其疾者亦甚矣幸其未發以為無虞而不知畏此真可謂智也與哉余賤不敢謀國而君慮周行果非久於布衣者也傳不云乎三折肱而成良醫君誠有位於時則宜以拇病為戒洪武辛酉九月二十六日述（明方孝孺《遜志齋集·指喻》）

要求：

1. 標點上文。
2. 解釋加點的詞語。
3. 回答下列問題。
   ①“雖病在指其實一身病也”與“天下之事常發於至微而終為大患”之間有何內在聯繫？
   ②“始以為不足治而終至於不可為”有何寓意？

二十三、诸家得失策

〔明〕楊濟時

【提要】

本文選自清光緒六年掃葉山房藏版《針灸大成》卷三。作者楊濟時（1522~1620），字繼洲，三衢（今浙江衢縣）人，明代著名針灸醫學家。楊氏幼業舉子，博學能文，後棄儒習醫。其祖父曾任太醫院御醫，家藏醫學秘籍頗多。楊氏悉心研習，寒暑不輟，遂通醫理，而尤精於針灸。嘉靖時任侍禦醫，隆慶二年（1568）任職於聖濟殿太醫院，萬曆間仍任醫官。楊氏行醫四十餘年，臨證經驗豐富。晚年他結合自己多年的臨證經驗，撰成《針灸大成》。《針灸大成》又名《針灸大全》，凡十卷。該書是楊氏在家傳《衛生針灸玄機秘要》的基礎上，博采群書，參以己驗編撰而成。《針灸大成》一書是繼《內經》《針灸甲乙經》《銅仁腧穴針灸圖經》後，對針灸理論的又一次系統總結。本文是楊氏考卷之一，論述了針灸的起源與諸家的得失。策是古代的一種文體，用於科舉士人考試。應試時由皇帝出題，寫在簡上，叫作策問。應試者按照文體陳述自己的觀點，叫作對策。策一般有制策、試策、進策三種。本文屬試策。“諸家得失”的題目系後加。

問：人之一身，猶之天地。天地之氣，不能以恒順[1]，而必待於範圍之功[2]；人身之氣，不能以恒平，而必待於調攝之技[3]。故其致病也，既有不同，而其治之，亦不容一律，故藥與針灸不可缺一者也。然針灸之技，昔之專門者固各有方書，若《素問》《針灸圖》《千金方》《外臺秘要》，與夫補瀉灸刺諸法[4]，以示來世矣。其果何者而為之原歟[5]？亦豈無得失去取於其間歟[6]？諸生以是名家者[7]，請詳言之。

[1] 恒：常，永久。
[2] 範圍：規範。
[3] 調攝：調理保養。
[4] 夫：遠指代詞。那。
[5] 果：究竟。　原：根源，本原。
[6] 得失：優劣。此指正確與錯誤。　去取：捨棄與吸取。
[7] 名家：謂學有專長而自成一家。

對曰：天地之道，陰陽而已矣。夫人之身，亦陰陽而已矣。陰陽者，造化之樞紐[1]，人類之根柢也。惟陰陽得其理則氣和，氣和則形亦以之和矣。如其拂而戾焉[2]，則贊助調攝之功自不容已矣[3]。否則，在造化不能為天地立心[4]，而化工以之而息[5]；在夫人不能為生民立命[6]，而何以臻壽考無疆之休哉[7]？此固聖人贊化育之一端也，而可以醫家者流而小之耶[8]？

[1] 造化：指大自然。以其創造化育萬物，故名。　　樞紐：關鍵。

[2] 拂：逆，違反。　　戾：乖戾，違背。

[3] 已：停止。

[4] 立心：樹立準則。

[5] 化工：化育萬物之工作，自然的創造力。

[6] 立命：謂修身順從天道。

[7] 臻：達到。　　壽考無疆：壽命長久，沒有止境。考，老。　　休：善，美好，吉慶。此指福善美好的境界。

[8] 小：輕視。形容詞作動詞。

愚嘗觀之《易》曰[1]："大哉乾元！萬物資始。""至哉坤元！萬物資生。"是一元之氣流行於天地之間，一闔一闢，往來不窮，行而為陰陽，布而為五行，流而為四時，而萬物由之以化生。此則天地顯仁藏用之常[2]，固無庸以贊助為也[3]。然陰陽之理也，不能以無愆[4]，而雨暘寒暑[5]，不能以時若[6]，則範圍之功，不能無待於聖人也。故《易》曰："后以裁成天地之道[7]，輔相天地之宜[8]，以左右民[9]。"此其所以人無夭札[10]，物無疵厲[11]，而以之收立命之功矣[12]。然而，吾人同得天地之理以為理，同得天地之氣以為氣，則其元氣流行於一身之間，無異於一元之氣流行於天地間也。夫何喜怒哀樂、心思嗜欲之汩於中[13]，寒暑風雨、溫涼燥濕之侵於外，於是有疾在腠理者焉，有疾在血脈者焉，有疾在腸胃者焉。然而，疾在腸胃，非藥餌不能以濟[14]；在血脈，非針刺不能以及[15]；在腠理，非熨焫不能以達[16]。是針、灸、藥者，醫家之不可缺一者也。夫何諸家之術惟以藥，而於針、灸則併而棄之，斯何以保其元氣[17]，以收聖人壽民之仁心哉？

[1]《易》曰：語出《周易》"乾""坤"兩卦的彖辭。

[2] 顯仁藏用：語出《周易·繫辭上》。意謂顯現於資生萬物之仁愛，隱藏於百姓不知之日用。

[3] 無庸：無須，無用。庸，用。　　為：語氣助詞。

[4] 愆（qiān）：過失，差錯。

[5] 暘（yáng）：晴天。

[6] 時若：意謂風調雨順。若，順。

[7] 後：君王。　　裁成：剪裁成就。

[8] 輔相：輔助。
[9] 左右：濟助。
[10] 夭札：早死和病死。夭：短命，早死。札：大瘵曰札。即疫病而死。
[11] 疵厲：疾病，災害。厲：通“癘”。
[12] 以之收立命之功：因此收到修身順從天命的功效。
[13] 汩：擾亂。中：體內。
[14] 濟：救助，療救。
[15] 及：達到療效。
[16] 熨焫（ruò）：熨法和灸法。焫，燒。達：透達，通達。
[17] 斯：則，那麼。連詞。

然是針與灸也，亦未易言也。孟子曰：“離婁之明，不以規矩，不能成方圓；師曠之聰，不以六律，不能正五音[1]。”若古之方書，固離婁之規矩，師曠之六律也。故不遡其原[2]，則無以得古人立法之意；不窮其流，則何以知後世變法之弊？今以古之方書言之，有《素問》《難經》焉，有《靈樞》《銅仁圖》焉，有《千金方》，有《外臺秘要》焉，有《金蘭循經》[3]，有《針灸雜集》焉[4]。然《靈樞》之圖[5]，或議其太繁而雜；於《金蘭循經》，或嫌其太簡而略；於《千金方》，或詆其不盡《傷寒》之數；於《外臺秘要》，或議其為醫之蔽；於《針灸雜集》，或論其未盡針灸之妙，遡而言之，則惟《素》《難》為最要。蓋《素》《難》者，醫家之鼻祖，濟生之心法，垂之萬世而無弊者也[6]。

[1] “離婁”六句：語出《孟子·離婁上》。 離婁：傳說黃帝時人，明目善視，能于百步之外，見秋毫之末。 師曠，字子野，春秋時晉國樂師。 六律，古代音樂中用律管定音的六個標準音調。 五音：即宮商角徵羽五個音階。
[2] 遡：同“溯”。
[3]《金蘭循經》：全名《金蘭循經取穴圖解》，一卷，元代忽泰必烈撰。
[4]《針灸雜集》：一作《針灸雜說》，元代竇桂芳撰。
[5]《圖》：此指《銅人圖》。
[6] 垂：流傳。

夫既由《素》《難》以遡其源，又由諸家以窮其流。探脈絡，索榮衛，診表裏，虛則補之，實則瀉之，熱則涼之，寒則溫之，或通其氣血，或維其真元。以律天時[1]，則春夏刺淺，秋冬刺深也；以襲水土[2]，則濕致高原，熱處風涼也[3]；以取諸人，肥則刺深，瘠則刺淺也。又由是而施之以動搖進退、搓彈攝按之法[4]，示之以喜怒憂懼、思勞醉飽之忌，窮之以井滎俞經合之源，究之以主客標本之道、迎隨開闔之機。夫然後陰陽和，五氣順，榮衛固，脈絡綏，而凡腠理血脈，四體百骸[5]，一氣流行，而無壅滯痿痹之患矣。不猶聖人之裁成輔相，而一元之氣周流於天地之間乎？先儒曰："吾之心正，則天地之心亦正；吾之氣順，則天地之氣亦順。"此固贊化育之極功也，而愚於醫之灸刺也亦云[6]。

[1] 律天時：效法四時。語出《禮記·中庸》。
[2] 襲水土：依據地理環境。
[3] "濕致"兩句：謂濕病宜送至高燥之處，熱病應安置在風涼之處。
[4] "動搖"八字：指八種針刺手法。
[5] 百骸：泛指人體大小骨骼。
[6] 亦云：也如此說。

課外實踐

一、詞語註釋

(1) 範圍 (2) 名家 (3) 拂（而戾）(4)（拂而）戾 (5) 立心 (6) 化工(7) 立命 (8)（之）休 (9) 小（之） (10) 顯仁藏用 (11) （以無）愆 (12) （雨）暘(13)（以時）若 (14) 后（以裁成） (15) 裁成 (16) 疵厲 (17) 汩（於中）(18) 律（天時）(19) 襲（水土）

二、課外閱讀

戊辰歲吏部觀政李邃麓公胃旁一痞塊如覆盃形體羸瘦藥勿愈予視之曰既有形於內豈藥力所能除必針灸可消詳取塊中用以盤針之法更灸食倉中脘穴而愈邃麓公問曰人之生痞與痃癖積聚癥瘕是如何曰痞者否也如易所謂天地不交之否內柔外剛萬物不通之義也物不可以終癥否故痞久則成脹滿而莫能療焉痃癖者懸絕隱僻又玄妙莫測之名也積者跡也挾痰血以成形跡亦鬱積至久之謂爾聚者緒也依元氣為端緒亦聚散不常之意云癥者徵也又精也以其有所徵驗及久而成精萃也瘕者假也又遐也以其假借氣血成形及歷年遐遠之謂也大抵痞與痃癖乃胸膈之候積與聚為腹內之疾其為上中二焦之病故多見於男子其癥與瘕獨見於臍下是為下焦之候故常見於婦人大凡腹中有塊不問男婦積聚癥瘕俱為惡症切勿視為尋常初起而不求早治若待痞疾脹滿已成胸腹鼓急雖扁鵲復生亦莫能救其萬一有斯疾者可不懼乎李公深以為然（明楊濟時《針灸大成·醫案》）

要求：

1. 標點下文。
2. 解釋加點的詞語。
3. 按文意回答問題。
   ①作者是如何解釋痞症的？
   ②"大凡腹中有塊不問男婦積聚癥瘕俱為惡症"的原因是什麼？

二十四、贈賈思誠序

〔明〕宋濂

【提要】

本文選自中華書局《四部備要》影印本《宋文憲公全集》卷四十四。作者宋濂（1310～1381），字景濂，號潛溪，浦江（今屬浙江）人，元末明初著名文學家、史學家，累官翰林學士，參與明代開國後的許多典章制度的修訂。明代洪武二年（1369）奉旨修《元史》，故亦稱之為“宋太史”，卒諡文憲。宋濂擅長散文創作，尤以傳記文成就突出。本文為贈序體。贈序文文體，起源於春秋時臨別贈言，漢為贈詩，唐時因詩以送別，言不盡意，故詩前冠序言以作為補充。後又成為獨立文體，不必附於詩前，是為贈序，且不必專為送別之用，可將某些看法或論述、評論之言贈於有關之人。本文以贈序的文體，讚揚了同鄉張君從政勤民“以勞而致疾”的高尚品德和賈君醫術精湛，對待患者“如手足之親”的優秀事蹟，又結合時弊，抨擊了官政苛虐和庸俗的醫風。全篇构思巧妙，文字畅达，針砭时弊，发人深省。

同里張君以書來謂濂曰：“壬辰之秋[1]，兵發中原，大江之南，所在皆繹騷[2]，時惟伯嘉納公持部使者節來蒞浙東[3]，慎簡羣材[4]，官而任之，以保障乎一方。余雖不敏，公不以為無似[5]，俾攝錄事判官[6]。判官職在撫治一城生聚[7]，凡其捍禦綏輯之策[8]，不憚晝夜而勤行之，以酬公知遇之萬一[9]。然節宣之功不加，日積月深，以勞而致疾。疾之初作，大熱發四體中[10]，繼之以昏仆。迨其甦也，雙目運眩[11]，耳中作秋蟬鳴，神思恍惚，若孑孑然離羣而獨立[12]，若御驚飆而遊行太空[13]，若乘不繫之舟以簸蕩於三峽四溟之閒[14]，殊不能自禁[15]。聞丹溪朱先生彥脩醫名徧四方，亟延治之。先生至，既脈曰：‘內搖其真，外勞其形，以虧其陰，以耗其生，宜收視返聽於太虛之庭[16]，不可專藉藥而已之也。’因屬其高第弟子賈君思誠留以護治之。賈君即視余如手足之親，無所不致其意：慮余怒之過也，則治之以悲；悲之過也，則治之以喜；喜之過也，則治之以恐；恐之過也，則治之以思；思之過也，則治之以怒。左之右之[17]，扶之掖之[18]，又從而調柔之[19]。不特此也，其逆厥也[20]，則藥其湧泉以寤之；其怔忡也[21]，則按其心俞而定之。如是者數年，不可一朝夕離去。寧食不鮮羞，衣不裼裘[22]，何可一日以無賈君？寧士不魯鄒[23]，客不公侯[24]，何可一日以無賈君？余疾於是乎告瘳，而賈君有功於余者甚大矣！子幸賜之一言，多賈君之善[25]，而昭余之不敢忘德於賈君[26]，不識可不可乎？”

[1] 壬辰：元至正十二年（1352）。

[2] 繹騷：騷動；擾動。

[3] 伯嘉納：人名。　部使者：官名。　節：符節。古代使臣所持以作憑證。莅（lì）：同“涖”，治理。

[4] 簡：選擇；選用。

[5] 無似：謙詞，猶言不肖。

[6] 攝：代理。　錄事：即“錄事司”，官署名。金、元管理城市民政的機構，下設判官。　判官：官名，為地方長官的僚屬，輔理政事。

[7] 撫治：安撫治理。　生聚：指人民。

[8] 捍禦：防衛；抵禦。　綏輯：安撫集聚。

[9] 知遇：賞識。

[10] 四體：指整個身體。

[11] 運眩：眼花。謂看東西模糊不清。運，通“暈”。

[12] 孑孑（jié jié）然：孤單的样子。

[13] 驚飆（biāo）：狂風。

[14] 三峽四溟：泛指河海。三峽，四川、湖北兩省境內長江上游的瞿塘峽、巫峽和西陵峽的合稱。四溟，四海；四方之海。

[15] 自禁：猶自製。自己克制自己。

[16] 收視返聽：即“收視反聽”。謂不視不聽。形容專心致志，心无旁騖。　太虛之庭：謂空寂玄奧之境。

[17] 左：佐助。　右：幫助。後多寫作“佑”。

[18] 扶：幫助。　掖：扶持。

[19] 調柔：調和順適。

[20] 逆厥：謂突然昏倒，不省人事。

[21] 怔忡：自覺心跳劇烈的證侯。

[22] 裼（xī）裘：裼：裘上所加罩衣。裼裘，指華美的衣服。此文用作動詞，穿裼裘。

[23] 魯鄒：指孔孟那樣的聖人。因孔子是魯國人，孟子是鄒國人，故云。

[24] 客：客卿。　公侯：泛指有爵位的貴族和官高位顯的人。用作動詞，做公侯。

[25] 多：推重，讚美。

[26] 昭：彰明。

余發張君之書[1]，重有感焉。世之為民宰者，恆飽食以嬉，其視吾民之顛連[2]，漠然若秦越肥瘠之不相維繫[3]，非惟不相維繫，又盬其髓、刳其膏而不知止[4]，孰有如張君勤民成疾者乎？世之醫者，酬接之繁，不暇雍容[5]，未信宿輒謝去[6]，至有視不暇脈，脈不暇方，而不可挽留者，孰有如賈君調護數年之久而不生厭者乎？是皆可書。余方執筆以從文章家之後，此而不書，烏乎書？

雖然，今之官政苛虐，敲撲椎擊[7]，惟日不足，我民病此久矣[8]。我瞻四方，何林林乎[9]！州邑之間，其有賢牧宰能施刀圭之劑以振起之者乎[10]？設有是，余雖不敏，猶能研墨濡毫，大書而不一書[11]。是為序。

[1] 發：開啟。

[2] 顛連：困苦。

[3] 秦越：春秋時秦在西北，越居東南，相距極遠。詩文中常並舉以喻疏遠隔膜，互不相關。

[4] 盬（gǔ）：吸飲。　刳：挖；挖空。

[5] 不暇：沒有時間；來不及。　雍容：從容不迫。

[6] 信宿：謂兩三日。信，再宿。　謝去：辭去，離開。

[7] 敲撲：敲打鞭笞。　椎擊：捶打。

[8] 病：怨恨；不滿。

[9] 林林：衆多貌。

[10] 牧宰：泛指州縣長官。州官稱牧，縣官稱宰。　刀圭之劑：此指救治弊政的方法。

[11] 大書：鄭重記載。

課外實踐

一、詞語注釋

（1）驛騷（2）（慎）簡（3）無似（4）（俾）攝（5）生聚（6）知遇（7）四體（8）孑孑然（9）驚飆（10）左（之）（11）右（之）（12）掖（之）（13）（鮮）差（14）裼裘（15）客（不公侯）（16）多（賈君之善）（17）昭（余）（18）發（張君之書）（19）顛連（20）秦越（21）盬（其髓）（22）刳（其膏）（23）雍容（24）信（宿）（25）病（此）（26）林林（27）牧宰

二、課外閱讀

處暗室者具目之形而不能覩一室之中則必戚焉不樂思火而燭穴而牖然後以爲快矧瞽而不覩日月之光八荒之大泰山之高如夜索途而莫知所從則衣之以文繡享之以五鼎勢與王公等亦必不樂也苟有能治之者使昭昭然見日月之明八荒之大泰山之高將不遠千里造之以求其大快於己夫有大快於己雖無文繡之衣五鼎之享王公孰加焉此皆樂之至矣雲間沈光明者其先世嘗受術於龍樹師內障凡三十有六外障凡三十有六悉能治而去之不啻金篦刮膜而

始之無所覩者毫芒可辨也光明克世其學邑之大夫士咸稱之余始而疑終而信既而竊歎之曰天下之瞽於目者有良醫以治之瞽於心者獨無良醫乎瞽於目者什一而瞽於心者恒什九明於日月者弗之察大於八荒者弗之顧高於泰山者弗之見由是是非邪正之無別禍其身而蠹其國豈非瞽之深者歟心之瞽甚於目之瞽治其心者愈於治其目矣潤之以六藝廣之以道德塞可通也蒙可啓也徹乎遠近視之而無不周也極乎小大測之而無不合也則其爲快奚止於目之能覩邪余因彼而感於此矣今年秋賀璋者目病而視眊遂造光明治之既愈來求余言以贈之故爲書其說且俾吾學者有所警焉（明貝瓊《清江貝先生文集·贈醫師沈光明序》）

要求：

1. 標點上文。
2. 解釋加點的詞語。
3. 按文意回答問題。

①“瞽於目”與“瞽於心”各是何意？爲什麽說“瞽於目者什一，而瞽於心者恒什九”？

②作者認爲如何治療“心之瞽”？

二十五、病家兩要說

〔明〕張介賓

【提要】

本文選自岳峙樓藏版《景岳全書》卷三《傳忠录下》。作者張介賓（約1563～1640），字景岳，又字會卿，別號通一子，山陰（今浙江紹興）人，明代著名醫學家。他在醫學理論方面，起初對朱震亨的“陽常有余，陰常不足”的理論相當信服，中年以後，根據《內經》“陰平陽秘，精神乃治”等道理，對朱震亨的上述理論又大加反對，提出“陽非有餘”及“真陰不足”“人體虛多實少”等理論，主張補益“元陽”“真陰”，慎用寒涼和攻伐藥物，在臨證上常用温補方劑，被稱爲温補派，對後世醫學影響很大。《景岳全書》成書於公元1624年，是張介賓博采諸家之說，結合個人學術見解及臨證經驗撰寫而成的一部綜合性醫書，全書共六十四卷，分十六種。本文從病者的角度出發，提出擇醫之“兩要”：一是“忌浮言”，二是“任真醫”。擇醫之要在於須有定見，忌聽浮言，能延真醫；任醫之要在於識別醫生要“熟察於平時”，並“傾信於臨事”，能任真醫。

醫不貴於能愈病，而貴於能愈難病；病不貴於能延醫，而貴於能延真醫。夫天下事，我能之，人亦能之，非難事也；天下病，我能愈之，人亦能愈之，非難病也。惟其事之難也，斯非常人之可知；病之難也，斯非常醫所能療。故必有非常之人，而後可爲非常之事；必有非常之醫，而後可療非常之病。第以醫之高下，殊有相懸。譬之升高者，上一層有一層之見，而下一層者不得而知之；行遠者，進一步有一步之聞，而近一步者不得而知之。是以錯節盤根[1]，必求利器，《陽春》《白雪》，和者爲誰？夫如是，是醫之於醫尚不能知，而矧夫非醫者[2]！昧真中之有假，執似是而實非。鼓事外之口吻[3]，發言非難；撓反掌之安危[4]，惑亂最易。使其言而是，則智者所見畧同，精切者已算無遺策[5]，固無待其言矣；言而非，則大隳任事之心[6]，見幾者寧袖手自珍[7]，其爲害豈小哉？斯時也，使主者不有定見，能無不被其惑而致悞事者，鮮矣！此浮言之當忌也[8]。

[1] 錯節盤根：也作“盤根錯節”。樹木根幹枝節盤曲交錯。喻事物繁難複雜。
[2] 矧（shěn）：何況。
[3] 口吻：此指言辭。

［4］撓：擾亂。

［5］遺策：失算，失策。

［6］隳（huī）：毀壞。此指挫傷，傷害。

［7］見幾：事前洞悉事物細微的徵象。此指預知疾病的徵兆。

［8］浮言：沒有根據的話。

又若病家之要，雖在擇醫，然而擇醫非難也，而難於任醫；任醫非難也，而難於臨事不惑，確有主持，而不致朱紫混淆者之爲更難也[1]。倘不知此，而偏聽浮議，廣集羣醫，則騏驥不多得，何非冀北駑羣[2]？帷幄有神籌[3]，幾見圯橋傑豎[4]？危急之際，奚堪庸妄之悮投？疑似之秋，豈可紛紜之錯亂？一着之謬[5]，此生付之矣。以故議多者無成，醫多者必敗。多，何以敗也？君子不多也。欲辨此多，誠非易也。然而尤有不易者，則正在知醫一節耳。

［1］朱紫混淆：比喻以邪亂正，真僞混淆。朱，正色。紫，雜色。語出《論語·陽貨》。

［2］駑群：指劣馬。

［3］帷幄：軍帳。籌：謀劃。

［4］圯橋傑豎：指張良。事見《史記·留侯世家》。圯橋，故址在今江蘇邳縣南小沂水上。相傳秦末張良在此橋遇黄石公，受得《太公兵法》。豎，小子。

［5］着（zhāo）：計策。

夫任醫如任將，皆安危之所關。察之之方，豈無其道？第欲以慎重與否觀其仁，而怯懦者實似之；穎悟與否觀其智，而狡詐者實似之；果敢與否觀其勇，而猛浪者實似之[1]；淺深與否觀其博[2]，而強辯者實似之。執拗者若有定見[3]，誇大者若有奇謀。熟讀幾篇，便見滔滔不竭；道聞數語，謂非鑿鑿有憑[4]？不反者，臨涯已晚；自是者，到老無能。執兩端者[5]，冀自然之天功；廢四診者，猶瞑行之瞎馬。得穩當之名者，有躭閣之悮[6]；昧經權之玅者[7]，無格致之明[8]。有曰專門，決非通達，不明理性，何物聖神[9]？又若以己之心度人之心者，誠接物之要道，其於醫也則不可，謂人己氣血之難符[10]；三人有疑從其二同者，爲決斷之玅方，其於醫也亦不可，謂愚智寡多之非類。凡此之法，何非徵醫之道[11]？而徵醫之難，於斯益見。然必也小大方圓全其才[12]，仁聖工巧全其用[13]，能會精神於相與之際[14]，燭幽隱於玄冥之間者，斯足謂之真醫，而可以當性命之任矣。惟是皮質之難窺，心口之難辨，守中者無言[15]，懷玉者不衒[16]，此知醫之所以爲難也。故非熟察於平時，不足以識其蘊蓄[17]；不傾信於臨事[18]，不足以盡其所長。使必待渴而穿井，鬭而鑄兵，則倉卒之間，何所趨賴[19]？一旦有急，不得已而付之庸劣之手，最非計之得者。子之所慎，齋戰疾[20]。凡吾儕同有性命之慮者，其毋忽於是焉！噫！惟是伯牙常有也[21]，而鍾期不常有[22]；夷吾常有也[23]，而鮑叔不常有[24]。此所以相知之難，自古苦之，誠不足爲今日怪。倘亦有因予言而留意於未然者，又孰非不治已病治未病，不治已亂治未亂之明哲乎！惟好生者畧察之！

［1］猛浪：即孟浪。鲁莽。

［2］淺深：反義複用詞語，義偏於“深”。

［3］執拗：堅持己見，固執任性。抝，同“拗”。

［4］鑿鑿：確實。

［5］執兩端：左右不定。此謂處方施治模棱兩可。

［6］躭閣：同“耽擱”。

［7］玅，同“妙”。　經權：反義複用詞語，義偏於“權”。權變。

［8］格致：“格物致知”的省略。探究事物的原理而獲得知識。

［9］何物：何人。

［10］謂：通“爲”。因爲。下一“謂”字同。

［11］徵：察，驗。

［12］小大方圓：即心小、膽大、行方、智圓。語出《新唐書·孫思邈傳》。

［13］仁聖工巧：即神聖工巧。指望聞問切四診。語出《難經·六十一難》。

［14］會：集中。　與：交往。

［15］守中：保持內心的虛無清靜。

［16］懷玉：懷才。

［17］蘊蓄：積聚。此指蓄積的才學。

［18］傾信：完全相信。傾，竭盡。

［19］趨賴：依賴。

［20］“子之所慎”二句：語出《論語·述而》。

［21］伯牙：春秋時人，以精於琴藝而著名。

［22］鍾期：即鍾子期。春秋時楚人，精於音律。伯牙鼓琴，志在高山流水，子期聽而知之。伯牙、鍾子期事見《吕氏春秋·本味》。

［23］夷吾：即管仲。名夷吾，字仲，春秋時齊人。初事公子糾，後相齊桓公，曾九合諸侯，一匡天下，使桓公成為春秋五霸之一。

［24］鮑叔：即鮑叔牙。春秋時齊人。與管仲交，知其賢，向桓公進薦管仲，使其成就霸業。管仲、鮑叔牙事見《史記·管晏列傳》。

課外實踐

一、詞語注釋

（1）錯節盤根（2）口吻（3）遺策（4）（大）隳（5）見幾（6）浮言（7）帷幄（8）猛浪（9）鑿鑿（10）執兩端（11）經權（12）格致（13）何物（14）謂（人己）（15）小大方圓（16）仁聖工巧（17）會（精神）（18）（相）與（19）守中（20）懷玉（21）傾信

二、課外閱讀

萬物生成之道惟陰與陽非陽無以生生者神其化也非陰無以成成者立其形也人有陰陽即爲血氣陽主氣故氣全則神王陰主血故血盛則形強人生所賴惟斯而已然人之初生必從精始精之與血若乎非類而丹家曰涕唾精津汗血液七般靈物總屬陰由此觀之則凡屬水類無非一六所化而血即精之屬也但精藏於腎所蘊不多而血富於衝所至皆是蓋其源源而來生化於脾總統於心藏受於肝宣佈於肺施泄於腎灌溉一身無所不及故凡爲七竅之靈爲四肢之用爲筋骨之和柔爲肌肉之豐盛以至滋臟腑安神魂潤顏色充營衛精液得以通行二陰得以調暢凡形質所在無非血之用也是以人有此形惟賴此血故血衰則形萎血敗則形壞而百骸表裏之屬凡血虧之處則必隨所在而各見其偏廢之病倘至血脫則形何以立氣何所歸亡陰亡陽其危一也然血化於氣而成於陰陽虛固不能生血所以血宜溫而不宜寒陽亢則最能傷陰所以血宜靜而不宜動此盈虛性用之機苟能察其精義而得養營之道又何血病之足慮哉（《景岳全書》卷三十“血證·論證”）

要求：

1. 標點上文。
2. 解釋文中加點的詞語。
3. 按文意回答問題。

　①爲什麼說“血即精之屬”？

　②如何理解“凡形質所在無非血之用也”？

二十六、不失人情論

〔明〕李中梓

【提要】

本文選自清康熙二十五年刻本《醫宗必讀》卷一。作者李中梓（1588～1655），字士材，號念莪，華亭（今上海松江）人，明末著名醫學家。李氏在醫療上重視脾腎，強調養陽。所著《醫宗必讀》《內經知要》《傷寒括要》《士材三書》《删補頤生微論》等書，簡明通俗，在醫學界頗有影響。本文係作者選取張介賓《類經·脉色類》"不失人情"句所加按語，提煉潤色而成。文中分析病人、旁人、醫人之情，提醒人們重視治療過程中出現的種種人爲困難。

嘗讀《內經》至《方盛衰論》，而殿之曰"不失人情"[1]，未嘗不瞿然起，喟然嘆軒岐之入人深也！夫不失人情，醫家所甚亟，然戛戛乎難之矣[2]。大約人情之類有三：一曰病人之情，二曰旁人之情，三曰醫人之情。

[1] 殿：最後。

[2] 戛戛（jiá）：困難貌。

所謂病人之情者，五藏各有所偏，七情各有所勝。陽藏者宜涼[1]，陰藏者宜熱[2]；耐毒者緩劑無功，不耐毒者峻劑有害。此藏氣之不同也。動靜各有欣厭，飲食各有愛憎；性好吉者危言見非[3]，意多憂者慰安云僞；未信者忠告難行，善疑者深言則忌。此好惡之不同也。富者多任性而禁戒勿遵，貴者多自尊而驕恣悖理。此交際之不同也[4]。貧者衣食不周，况乎藥餌？賤者焦勞不適，懷抱可知[5]。此調治之不同也。有良言甫信，謬說更新，多歧亡羊[6]，終成畫餅[7]。此無主之爲害也[8]。有最畏出奇[9]，惟求穩當，車薪杯水[10]，難免敗亡。此過慎之爲害也。有境遇不偶[11]，營求未遂，深情牽掛，良藥難醫。此得失之爲害也。有性急者遭遲病，更醫而致雜投；有性緩者遭急病，濡滯而成難挽。此緩急之爲害也。有參朮沾唇懼補，心先痞塞；硝黄入口畏攻，神即飄揚。此成心之爲害也[12]。有諱疾不言，有隱情難告，甚而故隱病狀，試醫以脈。不知自古神聖，未有捨望、聞、問，而獨憑一脈者。

且如氣口脈盛[13]，則知傷食，至於何日受傷，所傷何物，豈能以脈知哉？此皆病人之情，不可不察者也。

［1］陽藏：即陽臟。指陽盛的體質。
［2］陰藏：即陰臟。指陰盛的體質。
［3］危言：直言。
［4］交際：指處境、社會地位。
［5］懷抱：胸襟。
［6］多歧亡羊：語出《列子·說符》。亦作“歧路亡羊”。比喻因情況複雜多變，找不到正確方向。
［7］畫餅：比喻虛名沒有實用。語出《三國志·魏志·盧毓傳》。此喻沒有效果。
［8］主：主見。
［9］出奇：指運用不尋常的治法。
［10］車薪杯水：用一杯水去滅一車柴之火焰。喻無濟於事。語出《孟子·告子上》。
［11］不偶：不合。引申爲命運不好。
［12］成心：偏見。
［13］且如：如果。

所謂旁人之情者，或執有據之論，而病情未必相符，或興無本之言，而醫理何曾夢見？或操是非之柄，同我者是之，異己者非之，而真是真非莫辨；或執膚淺之見，頭痛者救頭，脚痛者救脚，而孰本孰標誰知？或尊貴執言難抗，或密戚偏見難回。又若薦醫，動關生死。有意氣之私厚而薦者[1]，有庸淺之偶效而薦者，有信其利口而薦者，有食其酬報而薦者。甚至薰蕕不辨[2]，妄肆品評，譽之則跖可爲舜[3]，毀之則鳳可作鴞[4]，致懷奇之士，拂衣而去，使深危之病，坐而待亡。此皆旁人之情，不可不察者也。

［1］意氣：情誼。
［2］薰蕕：香臭。薰爲香草，蕕爲臭草。語出《左傳·僖公四年》。
［3］跖（zhí）：春秋戰國時期人民起義領袖，舊時被誣爲大盜。
［4］鴞（xiāo）：鴟鴞，猛禽名，亦稱貓頭鷹。舊時被視爲不祥之惡鳥。

所謂醫人之情者，或巧語誑人，或甘言悅聽[1]，或強辯相欺，或危言相恐[2]。此便佞之流也[3]。或結納親知，或修好童僕[4]，或營求上薦，或不邀自赴。此阿諂之流也[5]。有腹無藏墨，詭言神授，目不識丁，假託秘傳。此欺詐之流也。有望、聞、問、切，漫不關心；枳、朴、歸、芩，到手便撮。妄謂人愚我明，人生我熟。此孟浪之流也。有嫉妒性成，排擠爲事，陽若同心，陰爲浸潤[6]，是非顛倒，朱紫混淆。此讒妒之流也。有貪得無知，輕忽人命。如病在危疑，良醫難必[7]，極其詳慎，猶冀回春；若輩貪功，妄輕投劑，至於敗壞，嫁謗自文[8]。此貪倖之流也[9]。有意見各持，異同不決，曲高者和寡，道高者謗多。一齊之傅幾何？衆楚之咻易亂[10]。此庸淺之流也。有素所相知，苟且圖功，有素不相識，遇延辨症，病家既不識醫，則倏趙倏錢，醫家莫肯任怨，則惟苓惟梗。或延醫衆多，互爲觀望；或利害攸繫，彼此避嫌。惟求免怨，誠然得矣；坐失機宜，誰之咎乎？此由知醫不真，任醫不專也。

[1] 悦聽：猶悦耳。此指迷惑人。
[2] 危言：令人驚懼的話。
[3] 便佞（pián nìng）：巧言善辯，阿諛逢迎。
[4] 修好：人與人之間表示友好。此指籠絡。
[5] 阿諂（ē chǎn）：阿諛奉承。
[6] 浸潤：讒言。語出《論語·顔淵》。
[7] 必：决定。
[8] 嫁謗自文：轉嫁謗言，掩飾自己。謗，責備的話。文，掩飾。
[9] 貪倖：貪圖僥倖。
[10] “一齊”十二字：一個齊人教楚人學齊語有多少作用？衆多楚人喧嘩容易擾亂。比喻良醫的高論易被衆多庸醫的錯誤淹没。語出《孟子·滕文公下》。成語“一傅衆咻”本此。

凡若此者，孰非人情，而人情之詳，尚多難盡。聖人以不失人情爲戒，欲令學者思之慎之，勿爲陋習所中耳[1]。雖然，必期不失[2]，未免遷就。但遷就既礙於病情，不遷就又礙於人情，有必不可遷就之病情，而復有不得不遷就之人情，且奈之何哉！故曰：戛戛乎難之矣！

[1] 中（zhòng）：侵襲。
[2] 必期：必定。期，必。

課外實踐

一、詞語注釋

（1）殿（之）（2）戛戛（3）危言（4）懷抱（5）多歧亡羊（6）晝餅（7）出奇（8）車薪杯水（9）不偶（10）成心（11）且如（12）意氣（13）熏蕕（14）便佞（15）修好（16）阿諂（17）浸潤（18）（難）必（19）嫁謗自文（20）一傅眾咻

（21）（必）期

二、課外閱讀

孫思邈之祝醫者曰行欲方而智欲圓心欲小而膽欲大嗟乎醫之神良盡於此矣宅心醇謹舉動安和言無輕吐目無亂觀忌心勿起貪念罔生毋忽貧賤毋憚疲勞檢醫典而精求對疾苦而悲憫如是者謂之行方稟賦有厚薄年歲有老少身形有肥瘦性情有緩急境地有貴賤風氣有柔強天時有寒熱晝夜有重輕氣色有吉凶聲音有高下受病有久新運氣有太過不及知常知變能神能明如是者謂之智圓望聞問切宜詳補瀉寒溫須辨當思人命至重冥報難逃一旦差訛永劫莫懺烏容不慎如是者謂之心小補即補而瀉即瀉熱斯熱而寒斯寒抵當承氣時用回春薑附理中恒投起死析理詳明勿持兩可如是者謂之膽大四者似分而實合也世未有詳謹之士執成法以傷人靈變之人敗名節以損己行方者智必圓也心小則惟懼或失膽大則藥如其證或大攻或大補似乎膽大不知不如是則病不解是膽大適所以行其小心也故心小膽大者合而成智圓心小膽大智圓者合而成行方也世皆疑方則有礙乎圓小則有妨乎大故表而出之（節選自明李中梓《醫宗必讀・行方智圓心小膽大論》）

要求：

1. 標點上文。
2. 解釋加點的詞語。
3. 按文意回答問題。

①如何理解“行方”？

②如何理解行方、智圓、心小、膽大的關係？

二十七、諸醫論

〔明〕吕複

【提要】

本文選自《古今圖書集成·醫部全錄》卷五〇二，原文標題為《醫門群經辯論·古方論》，明代醫家吕複所作。此文為其節選，篇名另加。吕複，字元膺，晚年自號滄州翁，鄞（今浙江寧波）人，少孤貧，從師受經，習詞賦，後以母病求醫，遇名醫衢人鄭禮之於逆旅，遂謹事之。討求一年，試輙有驗。自以為未精，盡購古今醫書，曉夜研究，務窮其閫奥，自是出而行世，取效若神。其於醫門群經，皆有辯論，于前代名醫，皆有評騭。本文運用比喻的方法，對先秦、兩漢以及唐宋、金元時期的十六位醫家的學術造詣及診療特點，予以扼要的評述，形象生動，典雅含蓄。

扁鵲醫如秦鑑燭物[1]，妍媸不隱，又如奕秋遇敵[2]，著著可法[3]，觀者不能察其神機。倉公醫如輪扁斲輪[4]，得心應手，自不能以巧思語人。張長沙如湯武之師[5]，無非王道[6]，其攻守奇正[7]，不以敵之大小皆可制勝。華元化醫如庖丁解牛[8]，揮刃而肯綮無礙[9]，其造詣自當有神，雖欲師之而不可得。

[1] 秦鑑：相傳秦始皇宫中有一面方鏡，能照見人臓腑的疾患、心的邪正。說見《西京雜記》卷三。鑑，同“鑒”，鏡子。

[2] 奕秋：當為“弈秋”。古代棋藝高超的人。

[3] 著著：每一步棋。

[4] 輪扁：春秋時齊國著名的造車工匠，名扁。　斲（zhuó）：砍。

[5] 湯武：商湯王和周武王。

[6] 王道：儒家稱以“仁義”治理天下，與“霸道”相對。

[7] 奇正：古代兵法術語。奇，指設伏掩襲。正，指對陣交鋒。

[8] 庖丁解牛：庖丁熟知牛體結構，一把刀使用十九年仍完好如初。語出《莊子·養生主》。后常用以比喻做事得心应手。

[9] 肯綮（kěn qìng）：指筋骨結合處。

孫思邈醫如康成註書[1]，詳於訓詁，其自得之妙，未易以示人，味其膏腴[2]，可以無飢矣。龐安常醫能啟扁鵲之所秘[3]，法元化之可法，使天假之年[4]，其所就當不在古人下。錢仲陽醫如李靖用兵[5]，度越縱舍[6]，卒與法會，其始以《顱顖方》著名於時[7]，蓋因扁鵲之因時所重，而為之變爾。陳無擇醫如老吏斷案[8]，深於鞫讞[9]，未免移情就法，自當其任則有餘，使之代治則繁劇。許叔微醫如顧愷寫神[10]，神氣有餘，特不出形似之外，可模而不可及。

[1] 康成：東漢著名經學家鄭玄，字康成。曾為《周易》《尚書》《毛詩》《三禮》等作注。

[2] 膏腴：肥沃富饒。此指孫思邈著作的豐富內容。

[3] 龐安常：名安時。北宋著名醫家，著有《傷寒總病論》。

[4] 天假：天所授與。

[5] 錢仲陽：名乙，字仲陽。北宋著名醫家，尤精於兒科。其醫學理論、臨床經驗和臨證醫案，經閻孝忠整理為《小兒藥證直訣》。　李靖：唐初軍事家。

[6] 度越縱舍：古代軍事術語。安全越過險要地區叫度越；為全殲敵軍而故意放過敵人稱縱舍。

[7] 顱顖（lú xìn）方：小兒方。顖，同"囟"。

[8] 陳無擇：名言，南宋醫家。著有《三因極一病證方論》。

[9] 鞫讞（jū yàn）：審訊定案。

[10] 許叔微：字知可，北宋醫家，亦是研究傷寒的名家。著有《傷寒發微論》《傷寒百證歌》《傷寒九十論》等。另所著《普濟本事方》，采方簡要，理論清晰，有較高的實用價值。顧愷：即顧愷之，字長康，東晉著名畫家。顧愷之作畫，意在傳神，其"遷想妙得""以形寫神"等論點，對中國畫的發展影響很大。

張易水醫如濂溪之圖太極[1]，分陰分陽，而包括理氣[2]，其要以古方新病自為家法[3]；或者失察，欲指圖為極[4]，則近乎畫蛇添足矣。劉河間醫如橐駝種樹[5]，所在全活，但假冰雪以為春[6]，利於松柏而不利於蒲柳[7]。張子和醫如老將對敵[8]，或陳兵背水，或濟河焚舟[9]，置之死地而後生，不善效之，非潰則北矣；其六門三法[10]，蓋長沙之緒餘也。李東垣醫如絲絃新絙[11]，一鼓而竽籟並熄[12]，膠柱和之[13]，七絃由是而不諧矣；無他，希聲之妙[14]，非開指所能知也[15]。

[1] 張易水：即張元素，字潔古，金代著名醫學家。易州（今河北易縣）人，因易水源于易州，故又稱張易水。著有《醫學啟源》《珍珠囊》《臟腑標本藥式》《藥注難經》等。張氏運用陰陽理論及運氣學說研究藥物的性能，有很多新的見解。濂溪：即周敦頤，字茂叔。道州營道（今湖南道縣）人。曾築室於廬山蓮花峰下小溪上，取營道故居濂溪命名，後人遂稱其為濂溪先生。著作有《太極圖說》《通書》等。

[2] 理氣：中國哲學的一對基本範疇。"理"指事物的條理和準則；"氣"指一種

極細微的物質。

[3] 古方新病：張元素曾提出“運氣不齊，古今異軌，古方新病，不相能也”的觀點，故云。語出《金史·張元素傳》。　家法：一派或一家的學說。

[4] 指圖為極：此言認為太極圖就是太極。太極圖本是對太極的圖解，“指圖為極”則顛倒了兩者的源與流。用以比喻張氏的學說本淵源於《內經》，後人不察，而誤以流為源。

[5] 橐駝種樹：唐代柳宗元所著《種樹郭橐駝傳》中，記述郭橐駝種樹能順其自然，所種皆活，由此說明“順木之天，以致其性”是“養樹”的原則，並以此推論出“養人”的道理。橐駝，借指駝背的人。

[6] 冰雪：比喻寒涼藥。

[7] 松柏：因其耐受嚴寒，用以比喻強健的體質。　蒲柳：即水楊。因其早凋，用以比喻衰弱的體質。

[8] 陳兵背水：把兵士陳列于背依河流之地。語出《史記·淮陰侯列傳》。亦作“背水陳兵”，意指決一死戰。引申為全力一搏，不留後路。

[9] 濟河焚舟：過河以後燒掉渡船。語出《左傳·文公三年》後常用以比喻有進無退，決一死戰。

[10] 六門：指疾病的六個門類，即風、寒、暑、濕、燥、火。　三法：指治病的三種方法，即汗、下、吐。

[11] 絲：指琴瑟一類的絃樂器。　絙（gēng）：緊；急。這裏用如動詞，旋緊。

[12] 竽籟：泛指美好的音樂。竽，古代簧管樂器，形似笙而較大；管數亦較多。籟，古代的三孔管樂器。一說即為簫。

[13] 膠柱：粘住瑟上調節聲音的弦柱。後以“膠柱鼓瑟”比喻拘泥不知變通。語出《史記·廉頗藺相如列傳》。

[14] 希聲：極細微的聲音。

[15] 開指：初學彈奏樂器的人。這裏比喻初學醫者。

嚴子禮醫如歐陽詢寫字[1]，善守法度而不尚飄逸，學者易於摹倣，終乏漢晉風度[2]。張公度醫專法仲景[3]，如簡齋賦詩[4]，並有少陵氣韻[5]。王德膚醫如虞人張羅[6]，廣絡原野，而脫兔殊多，詭遇獲禽[7]，無足算者耳。

[1] 嚴子禮：名用和，南宋醫家。編著有《濟生方》。歐陽詢：唐代書法家。他的書法平正中見險絕，自成一體，人稱“歐體”。傳世碑帖有《九成宮醴泉銘》。

[2] 漢晉風度：這裏指漢晉期間書法家鐘繇、王羲之等人的書法不拘一格的飄逸風度。

[3] 張公度：名騤，宋代醫家。

[4] 簡齋：即陳與義，字去非，號簡齋。南宋詩人，亦工於填詞。其詞存世者雖僅十餘首，卻別具風格，語意超絕，疏朗明快，自然渾成，著有《簡齋集》。

[5] 少陵：指唐代著名詩人杜甫。少陵原為陵墓名，在今陝西西安市。漢宣帝許皇

后葬于鴻固原，因其陵小於宣帝之杜陵，故名。杜甫曾居於陵西，因自號少陵野老，後世人亦稱其為杜少陵。

［6］王德膚：名碩，南宋醫家。著有《易簡方》。虞人：掌管山澤的官員。

［7］詭遇：指打獵時不按規矩地射獵禽獸。

課外實踐

一、詞語註釋

（1）著著（2）庖丁解牛（3）膏腴（4）度越縱舍（5）鞫（讞）（6）（鞫）讞（7）（利於）松柏（8）（不利於）蒲柳（9）（絲絃新）絙（10）希聲（之妙）（11）（非）開指

二、課外閱讀

醫學自漢秦以上無方有方自張長沙始故醫家以長沙為方書之祖晚世議長沙者率謂其長於傷寒而短於雜證余惟醫如長沙亦無間然矣乃長沙急於傷寒者蓋病莫大於傷寒而變證亦莫甚於傷寒其生死決於七日十三四日之間非若他疾可從容而治也長沙察其緩急故以傷寒為首務爾不然金匱要略治雜證書也獨非長沙著述者乎何顒別傳有曰仲景受業于同郡張伯祖善於治療尤精經方時人謂扁鵲倉公無以加焉觀此則仲景不專長於傷寒又可知矣而劉宗厚亦曰吾嘗用東垣之藥效仲景處方宗厚丹溪高弟也不效丹溪而效仲景以仲景醫之亞聖非丹溪可企及者效仲景或亦取法乎上之意云後世慎毋輕議長沙也……醫家雅議李東垣善於內傷而虛怯非其所長故有補腎不若補脾之語竊謂腎主闔闢腎間元氣人之司命豈反輕於脾胃哉蓋病有緩急而時勢有不同東垣或以急者為首務也彼當金元擾攘之際人生斯世疲於奔命未免勞倦傷脾憂思傷脾饑飽傷脾何莫而非傷脾也者內經曰脾胃者倉廩之本營之居也又曰五臟六腑皆稟受於脾胃脾胃一傷則臟腑無所受氣故東垣惟孜孜以保脾胃為急彼虛怯傷腎陰者乃燕居安閒淫勝之疾又不可同日而語也（明孫一奎《醫經緒餘·張劉李朱滑六名師小傳》節選）

要求：

1. 標點上文。
2. 解釋加點的詞語。
3. 按文意回答問題。
   ①作者對於後世關於仲景“長於傷寒短於雜症”的評價有何見解？
   ②後世醫家認為東垣“補腎不若補脾”，作者持何觀點？

二十八、醫案六則

【提要】

醫案是古代醫生診治疾病的書面記録。本文第一則選自1959年中華書局校點本《史記·扁鵲倉公列傳》。作者司馬遷，介紹見本教材《扁鵲傳》。該案記述倉公診斷齊王侍醫遂“病中熱”的過程及服用五石的危害，揭示了中醫診治疾病大法。第二則選自日本享保二十年（1735）向井八三郎刻本《普濟本事方·傷寒時疫上》。作者許叔微（1080～1154），字知可，曾任集賢院學士，故稱許學士，真州白沙（今江蘇儀征）人，宋代醫學家。該案強調辨證上須顧及表裏虛實、治療上須遵循先後次序。許叔微熟讀《傷寒論》，精於脈法，對病人負責，不顧病家“言幾不遜”，堅持正確觀點，體現了大醫風範。第三則選自清光緒癸未吴江李玲壽藏版《古今醫案按·痢》。編者俞震，字東扶，號惺齋，嘉善（今屬浙江）人，清代雍正、乾隆年間名醫。文章通過患者自述，説明朱丹溪以先補後攻之法治愈痢疾，乃洞悉病情之故。第四則選自1959年人民衛生出版社互校本《醫貫·痢疾論》。作者趙獻可（1567～1628），字養葵，號醫巫閭子，鄞縣（今浙江寧波）人，明代著名醫學家。該案爲徐陽泰所撰，記述自己原屬火熱體質，趙氏经过精审辨治用溫補藥治愈所患痢疾及其妻子喘逆便血諸症的過程。第五則選自信述堂藏版《續名醫類案·吐血》。編者魏之琇（1722～1772），字玉璜，號柳洲，錢塘（今浙江杭州）人，清代醫學家。沈明生，名時譽，華亭（今上海松江）人，明末清初醫家。該案叙述沈氏以健脾攝血法治愈患者吐血的經過，揭示了病家要信真醫、任真醫的重要性。該案可爲避免醫患緊張關係與處理好醫患糾紛提供有益借鑒。第六則選自1923年上海世界書局石印本《薛生白醫案·遺精》。作者薛雪（1681～1770），字生白，號一瓢，吴縣人（今江蘇蘇州），清代著名醫學家。該案論述不用常規的回陽返本之法，而以清肝膽濕熱之法治療遺精的案例，説明了“急則治其標”的道理。

（一）

齊王侍醫遂病[1]，自練五石服之[2]。臣意往過之[3]，遂謂意曰：“不肖有病[4]，幸診遂也。”臣意即診之，告曰：“公病中熱[5]。論曰[6]：‘中熱不溲者[7]，不可服五石。’石之爲藥精悍，公服之不得數溲，亟勿服。色將發臃。”遂曰：“扁鵲曰：‘陰石以治陰病[8]，陽石以治陽病[9]。’夫藥石者，有陰陽水火之齊[10]。故中熱，即爲陰石柔齊治之；中寒，即爲陽石剛齊治之。”臣意曰：“公所論遠矣[11]。扁鵲雖言若是，然必審診[12]，起度量，立規矩，稱權衡，合色脈、表裏、有餘不足、順逆之法，參其人動靜與息相應[13]，乃可以論。論曰：‘陽疾處內，陰形應外者[14]，不加悍藥及鑱石。’夫悍藥入中，則邪氣辟矣[15]，而宛氣愈深[16]。診法曰：‘二陰應外，一陽接內者[17]，不可以剛藥。’剛藥入則動陽，陰病益衰[18]，陽病益著[19]，邪氣流行，爲重困於俞[20]，忿發爲疽[21]。”意告之後百餘日，果爲疽發乳，上入缺盆[22]，死。此謂論之大體也[23]，必有經紀[24]。拙工有一不習，文理陰陽失矣[25]。

[1] 侍醫：爲王侯的保健醫官。

[2] 練：通“煉”。煉制。　五石：五種石藥。有不同說法。《抱朴子·金丹》謂丹砂、雄黃、白礬、曾青、磁石。

[3] 意：倉公淳于意，西漢名醫。　過：拜訪。

[4] 不肖：自謙之詞。

[5] 中熱：內熱。

[6] 論：此指上古醫學論著。

[7] 不溲：不能順暢排泄大小便。

[8] 陰石：寒性礦物藥。　陰病：陰虛內熱之證。即下文所言“中熱”。

[9] 陽石：熱性礦物藥。　陽病：陽虛形寒之證。即下文所言“中寒”。

[10] 水火：指寒涼與溫熱的藥劑。即下文所言“柔劑”、“剛劑”。　齊：同“劑”。

[11] 遠：謂差錯大。

[12] 審：詳細。

[13] 息：脈息。

[14] “陽疾”八字：裏有真熱，表有假寒。

[15] 辟（bì）：閉阻。

[16] 宛氣（yù）：鬱結之氣。宛，通“鬱”，鬱結。

[17] “二陰”八字：裏有真熱，表有假寒。

[18] 衰：虛衰。

[19] 著：亢盛。

[20] 俞：同“腧”。

[21] 忿發：暴發。

[22] 缺盆：人體部位名，在鎖骨上緣的凹陷處。

[23] 大體：大法。

[24] 經紀：綱紀。

[25] 文理陰陽：謂診斷辨證。

（二）

昔有鄉人丘生者病傷寒[1]，予爲診視。發熱頭疼煩渴，脈雖浮數而無力，尺以下遲而弱。予曰：雖屬麻黃證[2]，而尺遲弱。仲景云：尺中遲者，榮氣不足，血氣微少，未可發汗[3]。予於建中湯加當歸、黃芪令飲。翌日脈尚爾[4]，其家煎迫[5]，日夜督發汗藥，言幾不遜矣[6]。予忍之，但只用建中調榮而已[7]。至五日尺部方應。遂投麻黃湯，啜第二服，發狂，須臾稍定，略睡，已得汗矣。信知此事是難是難。仲景雖云不避晨夜，即宜便治[8]，醫者亦須顧其表裏虛實，待其時日。若不循次第，暫時得安，虧損五臟，以促壽限[9]，何足貴也[10]！《南史》記范雲初爲梁武帝屬官[11]，武帝將有九錫之命[12]，有旦夕矣[13]。雲忽感傷寒之疾，恐不得預慶事，召徐文伯診視，以實懇之曰："可便得愈乎？"文伯曰："便差甚易。政恐二年後可復起矣[14]。"雲曰："朝聞道，夕死猶可[15]，況二年乎！"文伯以火燒地，布桃葉，設席，置雲於上。頃刻汗解，撲以溫粉。翌日果愈。雲甚喜。文伯曰："不足喜也。"後二年果卒。夫取汗先期[16]，尚促壽限，況不顧表裏，不待時日，便欲速効乎[17]？每見病家不耐，病未三四日，晝夜促汗，醫者隨情順意，鮮不敗事。故予書此爲醫者之戒。

---

[1] 丘生：據許叔微《傷寒九十論·麻黃湯證第四》記載，其人姓邱，名忠臣。

[2] 麻黃證：即麻黃湯證。

[3] "尺中"四句：語出《傷寒論·辨太陽病脈證並治》。 榮，通"營"。

[4] 翌日：第二天。

[5] 煎迫：逼迫。

[6] 幾：接近。

[7] 但：都。

[8] "不避"八字：語出《傷寒論·傷寒例》。

[9] 促：縮短。

[10] 貴：重視。

[11] 南史：以下所載事見《南史·範雲傳》。範雲：字彥龍，曾任梁吏部尚書、太子中庶子等職。 梁武帝：姓蕭，名衍，公元502～549年在位。

[12] 九錫：古代天子對諸侯、重臣賜給車馬、衣服等九種器物，是一種最高禮遇。錫，通"賜"。

[13] 旦夕：喻短時間內。

[14] 政：通"正"。只。 可，當爲"不"。

[15] "朝聞"七字：語出《論語·里仁》。

[16] 先期：早於正確的治療時期。

[17] 効：同"效"。

（三）

葉先生名儀，嘗與丹溪俱從白雲許先生學。其記病云：

歲癸酉秋八月，予病滯下[1]，痛作，絕不食欲。既而困備，不能起床，乃以衽席及薦闕其中[2]，而聽其自下焉。時朱彥修氏客城中，以友生之好[3]，日過視予，飲予藥，但日服而病日增。朋遊譁然議之，彥修弗顧也。浹旬病益甚[4]，痰窒咽如絮，呻吟亘晝夜[5]。私自虞[6]，與二子訣，二子哭，道路相傳謂予死矣。彥修聞之，曰："吁！此必傳者之妄也。"翌日天甫明，來視予脈，煮小承氣湯飲予。藥下咽，覺所苦者自上下，凡一再行，意泠然[7]。越日遂進粥，漸愈。

朋遊因問彥修治法。答曰："前診氣口脈虛，形雖實而面黃稍白。此由平素與人接言多，多言者中氣虛，又其人務竞已事，恒失之饑而傷於飽，傷於飽，其流為積[8]，積之久為此證。夫滯下之病，謂宜去其舊而新是圖，而我顧投以參、朮、陳皮、芍藥等補劑十餘貼[9]，安得不日以劇？然非浹旬之補，豈能當此兩貼承氣哉？故先補完胃氣之傷[10]，而後去其積，則一旦霍然矣[11]。"眾乃斂衽而服[12]。

[1] 滯下：痢疾。
[2] 衽席：床席。薦：墊席。
[3] 友生：朋友。此指同學。
[4] 浹旬：滿十天。
[5] 亘：貫穿。
[6] 虞：憂慮。
[7] 泠然：清涼貌。
[8] 流：變化，演變。
[9] 顧：反而。
[10] 完：充足。
[11] 霍然：形容病癒很快。
[12] 斂衽：整理衣襟。表示恭敬。

(四)

不肖體素豐，多火善渴[1]，雖盛寒，床頭必置茗碗，或一夕盡數甌[2]，又時苦喘急。質之先生[3]，爲言此屬鬱火證[4]，常令服茱連丸[5]，無恙也。丁巳之夏[6]，避暑檀州[7]，酷甚，朝夕坐冰盤間[8]，或飲冷香薷湯[9]，自負清暑良劑[10]。孟秋痢大作[11]，初三晝夜下百許次，紅白相雜，絕無渣滓，腹脹悶，絞痛不可言。或謂宜下以大黄。先生弗顧也，竟用參、朮、薑、桂漸愈。猶白積不止，服感應丸而痊[12]。後少嘗蟹螯，復瀉下委頓[13]，仍服八味湯及補劑中重加薑、桂而愈[14]。夫一身歷一歲間耳，黃連苦茗，曩不輟口[15]，而今病以純熱痊。向非先生[16]，或投大黄涼藥下之，不知竟作何狀。又病室孕時[17]，喘逆不眠，用逍遙散立安[18]，又患便血不止，服補中黑薑立斷[19]，不再劑。種種奇妙，未易殫述。噫！先生隔垣見人，何必飲上池水哉？聞之善贈人者以言[20]，其永矢勿諼者亦以言[21]。不肖侏儒未足爲先生重[22]，竊以識明德云爾[23]。

四明弟子徐陽泰頓首書狀[24]。

[1] 善：多。

[2] 甌（ōu）：盆盂類瓦器。

[3] 質：詢問。

[4] 鬱火證：肝鬱化火證。

[5] 茱連丸：方名。《仁齋直指》方，《丹溪心法》稱左金丸，由吴茱萸、黄連組成。功用清肝瀉火，降逆止嘔。

[6] 丁巳：明萬曆四十五年，即公元 1617 年。

[7] 檀州：地名。今北京密雲。

[8] 冰盤：内置碎冰，其上擺列瓜果等食品的盛器。

[9] 香薷湯：方名。《和劑局方》方。由香薷、白扁豆、厚樸組成。功用祛暑解表，化濕和中。

[10] 自負：自恃。

[11] 孟秋：農曆七月。孟，農曆每季第一個月。

[12] 感應丸：方名。《和劑局方》方。由百草霜、杏仁、木香、丁香、干薑、肉豆蔻、巴豆組成。功用溫補脾胃，消積導滯。

[13] 委頓：疲乏困頓。

[14] 八味湯：方名。《楊氏家藏方》方。由吴茱萸、炮姜、木香、橘紅、肉桂、丁香、人參、當歸組成。功用溫補脾腎，順氣固澀。

[15] 曩（nǎng）：從前。

[16] 向：如果。

[17] 室：妻子。

[18] 逍遙散：方名。《和劑局方》方。由柴胡、當歸、白芍、白术、茯苓、甘草、薄荷組成。功用疏肝解鬱，健脾和營。

[19] 黑薑：即炮薑。

[20] “善贈”六字：語出《荀子·非相》。

[21] “永矢”八字：語出《詩·衛風·考槃》。矢，通“誓”。諼（xuān），忘記。

[22] 侏儒：本指身材特别異常矮小的人，此用爲自謙之詞。亦作“朱儒”。

[23] 識：記住。 明德：美德。

[24] 四明：寧波府的别稱。

（五）

沈明生治孫子南媳，賦質瘦薄，脈息遲微，春末患吐紅。以爲脾虛不能攝血，投歸脾數劑而止[1]。慮後復作，索丸方調理，仍以歸脾料合大造丸數味與之[2]。復四五日後，偶值一知醫者談及[3]，乃駭曰："諸見血爲熱，惡可用參、耆、河車溫補耶？血雖止，不日當復來矣。"延診，因亟令停服，進以花粉、知母之屬。五六劑後，血忽大來，勢甚危篤。此友遂斂手不治[4]，以爲熱毒已深，噬臍無及[5]。子南晨詣[6]，慍形於色[7]，咎以輕用河車，而盛稱此友先識，初不言曾服涼藥[8]，且欲責效於師[9]，必愈乃已。沈自訟曰[10]："既係熱症，何前之溫補如鼓應桴[11]，今祇增河車一味，豈遂爲厲如是[12]？且斤許藥中，乾河車僅用五錢，其中地黄、龜板滋陰之藥反居大半，纔服四五日[13]，每服三錢，積而計之，河車不過兩許耳[14]。"遂不復致辨[15]。往診其脈，較前轉微，乃笑曰："無傷也，仍當大補耳。"其家咸以爲怪，然以爲繫鈴解鈴[16]，姑聽之。因以歸脾料倍用參、耆，一劑而熟睡，再劑而紅止。於是始悟血之復來，由於寒涼速之也[17]。

因歎曰：醫道實難矣。某固不敢自居識者[18]，然舍症從脈，得之先哲格言；血脫益氣，亦非妄逞臆見。今人胸中每持一勝算[19]，見前人用涼，輒曰："此寒症也，宜用熱。"見前人用熱，則曰："此火症也，應用涼。"因攻之不靈，從而投補；因補之不效，隨復用攻。立意翻新，初無定見。安得主人、病人一一精醫察理，而不爲簧鼓動搖哉[20]？在前人，蒙謗之害甚微；在病者，受誤之害甚鉅。此張景岳"不失人情"之論所由作也。

---

[1] 歸脾：指歸脾湯。方名。《濟生方》方。由白術、茯神、黄芪、龍眼肉、酸棗仁、人參、木香、甘草、當歸、遠志組成。功用健脾益氣，補血養心。

[2] 大造丸：方名。又名河車大造丸。《景岳全書》方。由紫河車、熟地、杜仲、天冬、麥冬、龜板、黄柏、牛膝組成。功用滋陰養血，補益肺腎。

[3] 值：遇。

[4] 斂手：縮手，表示不敢恣意妄爲。

[5] 噬（shì）臍：即自噬腹臍，喻無能爲力。語出《左傳·莊公六年》。噬，咬。

[6] 詣：到。

[7] 慍（yùn）：惱怒。

[8] 初不：一點也不。

[9] 責：要求。

[10] 訟：辯解。

[11] 如鼓應桴：好像桴鼓相應。喻效驗迅捷。桴，鼓槌。

[12] 厲：禍害。

[13] 纔（cái）：僅僅。

[14] 兩：當爲“錢”。文淵閣《四庫全書·子部·續名醫類案》作“錢”，是。

[15] 辨：通“辯”。

[16] 繫铃解铃：佛教禪宗語。謂虎項金鈴唯繫者能解。比喻誰做的事有了問題，仍須由誰去解決。亦作“解鈴繫鈴”。語出明代瞿汝稷《指月錄》卷二十三。

[17] 速：招致。

[18] 某：自稱之詞。

[19] 勝算：能夠制勝的計謀。

[20] 簧鼓：此指動聽的言語。

（六）

素來擾虧根本[1]，不特病者自嫌，即操醫師之術者，亦跋前疐後之時也[2]。值風木適旺之候[3]，病目且黄，已而遺精淋濁，少間則又膝脛腫痛不能行。及來診時，脈象左弦數，右搏而長，面沉紫，而時時作嘔。靜思其故，從前紛紛之病，同一邪也，均爲三病[4]，次第纏綿耳[5]，由上而下，由下而至極下，因根本久撥之體[6]，復蒸而上爲胃病，是腎胃相關之故也[7]。倘不稍爲戢除一二[8]，但取回陽返本，竊恐劍關苦拒，而陰平非復漢有也[9]。謹擬一法，略効丹溪，未識如何。

羚羊角　木瓜　酒炒黄柏　伏龍肝　生米仁　橘紅　馬料豆

[1] 擾虧：損伤。　根本：元精。

[2] 跋前疐（zhì）後：比喻進退兩難。語出《詩·豳風·狼跋》。跋，踩。疐，同“躓”，絆倒。

[3] “風木”六字：謂農曆二月，厥陰風木正旺，肝膽受病之時。

[4] 均：分。

[5] 纏綿：糾纏。

[6] 撥：此謂擾動。

[7] 腎胃相關：語出《素問·水熱穴論》：“腎者，胃之關也。”

[8] 戢（jí）：止息。　一二：此謂肝膽濕熱病邪。

[9] “劍關”十一字：魏景元四年（263），蜀帥姜維固守劍閣，魏鎮西將軍鄧艾自陰平道，經江油、綿竹，直趨成都滅蜀。以此比喻單純治本之不當。劍關，劍閣道，古道路名，爲諸葛亮所築，在今四川劍閣縣東北大小劍山之間，爲川陝間的主要通道。陰平，古道路名，自今甘肅文縣穿越岷山山脈，繞出劍閣之西，直達成都，路雖險阻，但最爲徑捷。

課外實踐

一、詞語注釋

(1)（自）練 (2) 過（之）(3) 不肖 (4) 遠（矣）(5)（與）息 (6)（邪氣）辟 (7) 宛氣 (8)（於）俞 (9) 大體 (10) 翌日 (11) 煎迫 (12)（言）幾 (13) 促（壽限）(14) 貴（也）(15) 滯下 (16)（乃以）衽席 (17)（及）薦 (18) 亘（晝夜）(18)（私自）虞 (19) 斂衽（而服）(20) 善（渴）(21) 質（之）(22) 自負 (23) 委頓 (24) 曩不 (25) 向（非）(26)（病）室 (27)（永）矢 (28)（勿）諼 (29) 侏儒 (30) 明德 (31)（偶）值 (32) 斂手 (33) 噬臍 (34) 初（不）(35) 責（效）(36)（自）訟 (37) 如鼓應桴 (38)（爲）厲 (39) 纔（服）(40)（致）辨 (41) 繫鈴解鈴 (42) 速（之）(43) 勝算 (44) 簧鼓 (45) 擾虧 (46) 跋前疐後 (47) 均（爲）(48) 纏綿 (49)（久）撥 (50) 戢（除）

二、課外閱讀

孫東宿治張子心弱冠病瘵其證咳嗽下午熱從兩足心起漸至頭面夜半乃退面色青形羸氣促交睫即夢遺奄奄一息孫診其脈左寸短弱右關略弦餘皆洪大因許可治病者曰醫皆謂火起九泉者死大肉盡削者死咳嗽加汗者死脈不為汗衰者死況當夏令肺金將絕先生獨言可治何也孫曰證雖危色聲脈三者尚有生意兩顴不赤心火未焚也聲音不啞肺金未痿也耳輪不焦腎水未涸也據面青者憂疑不決左寸短者心神不足關略弦者謀為不遂必因志願高而不稱其心謀為而不遂其欲殆心病非腎病也經曰色脈相得者生故許可治病者恍然曰是矣予因星士決上科必售予仍落第而同窗者中故怏怏至此今亦忘其病源矣乃為定方以人參棗仁龍骨為君丹參石斛貝母麥冬五味子為臣山梔香附為佐二十帖而病起丸方則人參麥冬五味熟地枸杞龜板茯苓蜜丸服三月而精神健肌肉充矣（清俞震《古今醫案按·卷四·虛損》）

要求：

1. 標點上文。
2. 解釋加點的詞語。
3. 按文意回答問題。

孫一奎因何診斷張子心所患屬于心病而非腎病？

二十九、藥論五則

【提要】

藥論即藥物的論述，大多以藥物的名物、產地、性味、功能、採收、炮製、劑量、煎服等內容中的某一項或數項為中心議題，進行論斷。藥論散見於各種醫藥專著或文史科技雜著中，一般篇幅簡短，主題明確。本文第一則選自晦明軒金刊本《重修政和經史證類備用本草》（簡稱《證類本草》）。作者雷斅（xiào），南朝宋藥學家，生活在公元5世紀。所著《炮炙論》，是我國最早的製藥專著。內容今散見於歷代本草。《證類本草》收録多達240餘種，現有輯本多種。選文介紹了礬石的兩種加工炮製方法：一為火煅陰埋，一為加藥火煅。第二則選自1957年古典文學出版社《夢溪筆談校證》。作者沈括（1031～1095），字存中，晚年自號夢溪老人，北宋傑出科學家。選文從不同角度提出湯、散、丸三種不同劑型的選用原則。第三則選自萬曆元年（1573）同氏仁壽堂刻本《本草蒙筌》。作者陳嘉謨（1486～約1570），字廷采，明代藥物學家。《本草蒙筌》十二卷，載藥742味，用問答體介紹藥物知識，十分便於初學。本文是作者為黃耆所加按語，討論了黃耆與人參的異同及選用原則。第四則選自明萬曆二十四年金陵初刻本《本草綱目》卷十五《菊》的“發明”。作者李時珍（1518～1593），明代著名醫藥學家。選文敘述了菊的生長習性、功效主治及其多方面的作用。第五則選自清光緒五年月河莫氏刻本《研經言》。作者莫文泉（1862～1933），字枚士，精於文字、訓詁之學，《研經言》爲其研治醫經的醫論專著。作者在文中對不正確的炮製法提出了批評。

（一）白礬

凡使，須以瓷瓶盛，於火中煅，令内外通赤，用鉗揭起蓋，旋安石蜂窠於赤瓶子中[1]，燒蜂窠盡爲度。將鉗夾出，放冷，敲碎，入缽中，研如粉。後於屋下掘一坑，可深五寸，却以紙裹[2]，留坑中一宿，取出，再研。每修事十兩[3]，用石蜂窠六兩，盡爲度。

又云：凡使，要光明如水精[4]，酸、鹹、澀味全者，研如粉，於瓷瓶中盛。其瓶盛得三升以來[5]，以六一泥泥[6]，於火畔炙之令乾。置研了白礬於瓶内[7]，用五方草、紫背天葵二味自然汁各一鎰[8]，旋旋添白礬於中[9]，下火逼令藥汁乾[10]，用蓋子并瓶口[11]，更以泥泥，上下用火一百斤煅[12]，從巳至未[13]，去火，取白礬瓶出，放冷，敲破，取白礬。若經大火一煅，色如銀，自然伏火[14]，銖纍不失[15]。擣細，研如輕粉[16]，方用之。

[1] 石蜂窠：蜂窠的一種。大如拳，色青黑，内居青色蜂十四至二十一只。

[2] 却：再。

[3] 修事：炮製。

[4] 水精：即水晶。又稱石英。精，通“晶”。

[5] 以來：上下。

[6] 六一泥：道家煉丹時用以封爐的一種泥。用牡礪、赤石脂、滑石、胡粉等配製而成。後一“泥（nì）”：塗抹。

[7] 了：畢。

[8] 五方草：馬齒莧的全草。　自然汁：擣鮮藥所取未摻水之純汁。　鎰（yì）：古代重量單位，一般重二十兩或二十四兩，但據雷斆《論合藥分劑料理法則》爲十二兩。

[9] 旋旋：緩緩。“添白礬”五字：據文意，當作“添於白礬中”。

[10] 逼：通“煏”。用火烘乾。《玉篇》：“煏，火乾也。”

[11] 并：合上。

[12] 火：指木炭。

[13] 巳：時辰名。9～11時。　未：時辰名。13～15時。

[14] 伏火：指降除石藥中的火毒之氣。

[15] 銖纍：古代重量單位。《漢書·律曆志》顔師古注：“十黍爲纍，十纍爲銖。”此喻極細小的分量。纍，後作“累”。

[16] 輕粉：汞粉。由汞、白礬等升煉而成。

（二）論湯、散、丸

湯、散、丸各有所宜。古方用湯最多，用丸、散者殊少。煮散[1]，古方無用者，唯近世人爲之。大體欲達五藏四肢者莫如湯，欲留膈胃中者莫如散，久而後散者莫如丸。又無毒者宜湯，小毒者宜散，大毒者須用丸。又欲速者用湯，稍緩者用散，甚緩者用丸。此其大概也。近世用湯者全少，應湯皆用煮散[2]。大率湯劑氣勢完壯，力與丸、散倍蓰[3]。煮散者一啜不過三五錢極矣，比功較力，豈敵湯勢[4]？然湯既力大，則不宜有失消息[5]。用之全在良工，難可以定論拘也。

[1] 煮散：藥物加工的方法之一。即散劑加水煮湯，去渣服用。

[2] 應湯：指應當用湯劑。《良方》“應湯”後有“者”字，可從。

[3] 倍蓰（xǐ）：謂增加幾倍。蓰，五倍。

[4] 敵：抵得上。

[5] 消息：斟酌。

(三)黄耆

參、耆甘溫，俱能補益，證屬虛損，堪並建功[1]。但人參惟補元氣調中，黄耆兼補衛氣實表。所補既畧差異，共劑豈可等分[2]？務尊專能，用為君主，君藥宜重，臣輔減輕。君勝乎臣，天下方治；臣強於主，國祚漸危：此理勢自然[3]。藥劑倣之[4]，亦不可不注意也。如患内傷，脾胃衰弱，飲食怕進，怠惰嗜眠，發熱惡寒，嘔吐泄瀉，及夫脹滿痞塞，力乏形羸，脈息虛微，精神短少等證，治之悉宜補中益氣，當以人參加重為君，黄耆減輕為臣。若係表虛，腠理不固，自汗盜汗，漸致亡陽，並諸潰瘍，多耗膿血，嬰兒痘瘮，未灌全漿[5]，一切陰毒不起之疾，治之又宜實衛護榮[6]，須讓黄耆倍用為主，人參少入為輔焉。是故治病在藥，用藥由人，切勿索驥按圖，務須活潑潑地[7]。先正嘗曰：醫無定體，應變而施；藥不執方，合宜而用[8]。又云：補氣藥多，補血藥亦從而補氣；補血藥多，補氣藥亦從而補血。佐之以熱則熱，佐之以寒則寒。如補中益氣湯，雖加當歸，當歸，血藥也，因勢寡，則被參、耆所據，故專益氣僉名[9]；又當歸補血湯，縱倍黄耆，黄耆，氣藥也，為性緩，亦隨當歸所引，惟以補血標首[10]。佐肉桂、附子少熱，八味丸云然；加黄蘗、知母微寒，補陰丸是爾[11]。舉隅而反，觸類而推，則方藥之應乎病機，病機之合乎方藥，總在君臣佐使之弗失，纔致輕重緩急之適中。時醫不以本草加工[12]，欲望製方如是之通變合宜者[13]，正猶學射而不操夫弓矢，其不能也決矣。

---

[1] 參：人參。　耆：黄耆。今通作“黄芪”。　堪：能。

[2] 畧：同“略”。　等分：同等分量。

[3] 國祚（zuò）：國運。祚，福運。　理勢：事理的發展趨勢。

[4] 倣：同“仿”。

[5] 未灌全漿：指痘出不透，多由氣血不足引起。灌漿，即灌膿。

[6] 衛：衛氣。　榮：通“營”，營氣。

[7] 活潑潑地：喻靈活運用。

[8] 先正：亦作“先政”。前代的賢人。此指前代的名醫。　定體：指固定不變的治法。

[9] 僉（qiān）名：即簽名。此指為方劑命名。

[10] 標首：題寫在開頭。此指為方劑命名。

[11] 黄蘗（bò）：藥名，今通作“黄柏”。　補陰丸：歷代名為“補陰丸”的方劑有多首，也多用黄柏、知母。本似指元·朱震亨《丹溪心法》之大補陰丸或補陰丸，後世名虎潛丸。

［12］以：按照。　　加工：此指努力使處方更加完善。

［13］通變：猶變通。　　合宜：合適。

（四）菊

菊春生夏茂，秋花冬實，備受四氣，飽經露霜，葉枯不落，花槁不零[1]，味兼甘苦，性稟平和。昔人謂其能除風熱，益肝補陰，蓋不知其得金水之精英尤多[2]，能益金水二臟也。補水所以制火，益金所以平木；木平則風息，火降則熱除。用治諸風頭目[3]，其旨深微。黄者入金水陰分，白者入金水陽分，紅者行婦人血分，皆可入藥。神而明之，存乎其人。其苗可蔬，葉可啜，花可餌，根實可藥，囊之可枕[4]，釀之可飲，自本至末，罔不有功。宜乎前賢比之君子[5]，神農列之上品，隱士采入酒斝[6]，騷人餐其落英[7]。費長房言九日飲菊酒，可以辟不祥[8]。《神仙傳》言康風子、朱孺子皆以服菊花成仙[9]。《荆州紀》言胡廣久病風羸，飲菊潭水多壽[10]。菊之貴重如此，是豈群芳可伍哉？[11]

［1］零：凋落。

［2］金水：指秋、冬。

［3］諸風頭目：指因各種風邪所致頭目疾患。

［4］囊：裝入口袋。用作動詞。

［5］“前賢”六字：三國·魏·鍾會所撰《菊花賦》有“早植晚發，君子德也”句，故云。

［6］“隱士”句：晋代陶淵明詩文常并言菊與酒，故云。斝（jiǎ），古代銅製酒器，似爵而較大。

［7］“騷人”句：屈原《離騷》有“夕餐秋菊之落英”句，故云。騷人，詩人，指屈原。英，花。

［8］“費長房”二句：據南朝梁·吴均《續齊諧記》，江南桓景隨費長房游學，長房告之：“九月九日汝家中當有灾，急去，令家人各作絳囊，盛茱萸以繫臂，登高飲菊花酒，此禍可除。”費長房，東漢方士，《後漢書·方術列傳》載其事。九日，指農曆九月初九，亦稱重九、重陽。

［9］神仙傳：書名。晋代葛洪撰。康風子、朱孺子未見於該書。唐·李汾《續神仙傳》卷上言朱孺子爲三國時人，服餌黄精十餘年，後煮食根形如犬、堅硬如石之枸杞，遂升雲而去。

［10］“荆州記”二句，據《荆州記》載，胡廣之父患風羸，飲菊潭水而愈。荆州記，晋代盛弘之撰。胡廣，東漢太尉，封育陽安樂鄉侯。

［11］伍：排爲同列。

（五）製藥論

自雷斅著炮製之論，而後世之以藥製藥者[1]，愈出而愈奇，但因此而失其本性者亦不少。藥之有利必有弊，勢也；病之資利不資弊[2]，情也；用之去弊勿去利，理也。古方能使各遂其性[3]，如仲景小半夏湯類，凡生薑、半夏並用者，皆一時同入之，非先時專製之，正欲生半夏之得盡其長，而復藉生薑以隨救其短。譬諸用人，自有使貪、使詐之權衡，不必胥天下之菲材而盡桎梏之[4]，使不得動也。各遂之妙如此。若後世專製之法，在臨時修合丸散而即服者猶可，倘預製備售，則被製者之力已微，甚而至再、至三、至十餘製，則取其質而汩其性，其能去病也幾何？近見人治痰瘧，於肆中求半貝丸服之無效，取生半夏、貝母爲末，和薑汁服之即效，但微有煩狀耳。於此可類推已。或薄古法爲疏，盍思之！

［1］以藥製藥：以某些藥物參與其他藥物的炮製，意在增强藥效或减輕毒副作用。
［2］資：取用。
［3］遂：順應。
［4］胥：通“須”。等待。菲材：也作“菲才”，才能淺薄之人。　桎梏：束縛。

課外實踐

一、詞語註釋

（1）卻（以紙裹）（2）修事（3）以來（4）（研）了（5）旋旋（6）（下火）逼（7）並（瓶口）（8）銖絫（9）倍蓰（10）（豈）敵（11）消息（12）堪（並建功）（13）僉名（14）（不）零（15）囊（之）（16）（可）伍（17）資（利）（18）遂（其性）（19）胥（天下）（20）菲材（21）桎梏

二、課外閱讀

聖人之所以全民生也五穀爲養五果爲助五畜爲益五菜爲充而毒藥則以之攻邪故雖甘草人參誤用致害皆毒藥之類也古人好服食者必生奇疾猶之好戰勝者必有奇殃是故兵之設也以除暴不得已而後興藥之設也以攻疾亦不得已而後用其道同也故病之爲患也小則耗精大則傷命隱然一敵國也以草木之偏性攻藏腑之偏勝必能知彼知己多方以制之而後無喪身殞命之憂是故傳經之邪而先奪其未至則所以斷敵之要道也橫暴之疾而急保其未病則所以守我之巖疆也挾宿食而病者先除其食則敵之資糧已焚合舊疾而發者必防其併則敵之內應既絕辨經絡而無泛用之藥此之謂嚮導之師因寒熱而有反用之方此之謂行間之術一病而分治之則用寡可以勝衆使前後不相救而勢自衰數病而合治之則併力搗其中堅使離散無所統

而衆悉潰病方進則不治其太甚固守元氣所以老其師病方衰則必窮其所之更益精鋭所以搗其穴若夫虚邪之體攻不可過本和平之藥而以峻藥補之衰敝之日不可窮民力也實邪之傷攻不可緩用峻厲之藥而以常藥和之富強之國可以振威武也然而選材必當器械必良尅期不愆布陣有方此又不可更僕數也孫武子十三篇治病之法盡之矣（清徐大椿《醫學源流論·用藥如用兵論》）

要求：

1. 標點上文。
2. 解釋加點的詞語。
3. 按文意回答問題。

①作者如何從用兵之道推論用藥之道？

②“知彼知己”典出哪裏？文中“彼”與“己”分别指什麽？

三十、醫話四則

【提示】

醫話是中醫著述載體之一，屬於醫學小品文。它隨手筆錄，不拘一格，形式多樣，短小活潑，或夾敘夾議地說理，或扼要生動地述事，往往含義深刻，意味雋永。第一則選自乾隆壬子（1792）刊本《吳醫匯講·書方宜人共識說》。《吳醫匯講》由清代乾隆年間醫家唐大烈主編，為國內最早具有刊物性質的醫學文獻。《書方宜人共識說》，作者顧文烜（xuān），字雨田，號西疇，吳縣（今屬江蘇）人，乾隆年間醫家。本文對醫生開醫方喜用古名怪名、寫草體字提出批評，對同行發出“凡書方案，字期清爽，藥期共曉”的倡議，至今頗有現實意義。第二則選自嘉慶十七年（1812）刊《醫經余論》，題目為編者所加。作者羅浩，字養齋，清代安徽歙縣人。博學多才藝，尤精於醫。《醫經余論》，為醫話著作，全書包括論師道、論讀書、《素問注》、論讀《傷寒論》、論脈等24論。所論多為作者攻讀醫籍與臨床心得體會，間有醫書文字或人物事蹟之考釋內容。本文歷陳讀書之病，指出若讀書不善，其弊甚於不讀書，可謂至為允當。第三則選自1937年上海大東書局《中國醫學大成》本《冷廬醫話》卷二。作者陸以湉，字薪安，一字定圃，桐鄉（今屬浙江）人，晚清醫家。《冷廬醫話》五卷，所載醫史文獻資料豐富，論述精當，並多個人識見，在醫話著作中素負盛譽。本文通過崔默庵診證一事，說明醫生診病必須周到細緻，用心體察，方能準確把握病因，施治才能奏效。第四則選自《中國醫學大成》本《對山醫話》卷一。作者毛對山，字祥麟，上海人，清末醫家。《對山醫話》四卷，於醫理頗有發揮。本文通過自身經歷，說明憑脈決證雖是診病手段之一，但若對脈象不加分析，主觀臆斷，則不免失誤。

（一）書方宜人共識說

國家徵賦，單曰易知[1]；良將用兵，法云貴速。我儕之治病亦然[2]。嘗見一醫方開小草，市人不知為遠志之苗，而用甘草之細小者。又有一醫方開蜀漆，市人不知為常山之苗，而另加乾漆者。凡此之類——如寫玉竹為萎蕤，乳香為薰陸，天麻為獨搖草，人乳為蟠桃酒，鴿糞為左蟠龍，竈心土為伏龍肝者——不勝枚舉。但方書原有古名[3]，而取用宜乎通俗。若圖立異矜奇[4]，使人眼生不解，危急之際，保無誤事？

又有醫人工於草書者[5]，醫案人或不識，所係尚無輕重[6]，至於藥名，則藥鋪中人豈能盡識草書乎？孟浪者約略撮之而貽誤[7]，小心者往返詢問而羈延[8]。

可否相約同人[9]，凡書方案，字期清爽[10]，藥期共曉？

[1] 易知：即易知由單。古代交納田賦的通知書。單上寫明田地等級、人口多少、應徵款項和起交存留等。亦稱由貼、由單。

[2] 我儕（chái）：我們。儕，輩。常附於第一人稱代詞後表示複數。

[3] 但：儘管。

[4] 立異：標異於眾。　　矜奇：誇耀奇特。

[5] 書：字。

[6] 輕重：反義複用詞語，偏義於“重”。緊要。

[7] 孟浪：魯莽輕率。　　貽誤：耽誤。

[8] 羈延：羈絆拖延。

[9] 同人：同行業的人。

[10] 期：必定。

（二）讀醫書四病

古今醫書，汗牛充棟[1]。或矜一得之長，或為沽名之具[2]，其書未必盡善，學者亦難博求。然其中果有精義，則不容以不閱矣。然讀醫書者，每有四病：一在於畏難。《內》《難》經為醫書之祖，而《內》《難》經之理，精妙入神，則舍去而覽易解之方書，以求速於自見[3]。即讀《內經》，或取刪節之本，文義不貫，或守一家之說，至道難明：其病一也。一在於淺嘗。畧觀書之大意，自負明理[4]，不知醫道至微至奧。前賢之書，闡明其理，博大精深，不獨義非膚廓[5]，即其辭亦古茂[6]。若草率以觀，既不能識其精妙，且誤記誤會，遂有毫釐千里之失：其病二也。一在於篤嗜古人[7]，不知通變。執《傷寒》《金匱》之說[8]，不得隨時應變之方，不考古今病情之異，膠柱鼓瑟[9]，以為吾能法古，治之不愈，即咎古人之欺我也。甚至讀張子和書而用大攻大伐，讀薛立齋書而用大溫大補，不知二公南北殊途，施治各異，且其著書之意，亦不過指示後人見證之有宜大攻大伐、大溫大補者，非以此即可概天下病也，乃不能深求其意而妄守之：其病三也。一在於不能持擇[10]。廣覽羣書，胸無定見，遇症即茫然莫之適從[11]。寒熱溫涼之見，交橫於前[12]；遲疑恐懼之心，一時莫定。甚至用不經之語[13]，以為有據，而至當不易之理，反致相遺，其誤人若此：其病四也。有此四病，則醫書讀與不讀等。然不讀書，其心必虛，尚可即病以推求；讀書者自必言大而誇，據書以為治，而害人之患伊于胡底矣[14]。可不懼哉！

[1] 汗牛充棟：謂書籍存放時可堆至屋頂，運輸時可使牛馬累得出汗。形容書籍之

多。語出柳宗元《文通先生陸給事墓表》。

[2] 沽名：獵取名譽。

[3] 自見（xiàn）：顯示自己。

[4] 負：恃。

[5] 膚廓：謂文辭空泛而不切實際。

[6] 古茂：古雅美盛。

[7] 篤嗜：非常愛好。

[8] 執：拘泥。

[9] 膠柱鼓瑟：膠住瑟上的弦柱，以致不能調節音的高低。比喻固執拘泥，不知變通。語出《史記·廉頗藺相如列傳》。

[10] 持擇：選擇。

[11] 適從：猶依從。

[12] 交横：縱横交錯。

[13] 不經：荒誕不合常理。

[14] 伊于胡底：謂不知將弄到什麼地步，即不堪設想的意思。《詩·小雅·小旻》："我視謀猶，伊于胡底。"伊，句首助詞。於，到。胡，何，哪里。底，盡頭。

（三）醫須周察

太平崔默庵醫多神驗[1]。有一少年新娶，未幾出痘，徧身皆腫，頭面如斗。諸醫束手[2]，延默庵診之。默庵診症，苟不得其情，必相對數日沈思[3]，反覆診視，必得其因而後已。診此少年時，六脈平和，惟稍虚耳，驟不得其故[4]。時因肩輿道遠腹餓[5]，即在病者榻前進食。見病者以手擘目[6]，觀其飲啖，蓋目眶盡腫，不可開合也[7]。問："思食否?"曰："甚思之，奈為醫者戒余勿食何?"崔曰："此症何礙於食?"遂命之食。飲啖甚健，愈不解。

久之，視其室中，牀榻桌椅漆氣熏人，忽大悟，曰："余得之矣!"亟命別遷一室，以螃蟹數觔生搗[8]，徧敷其身。不一二日，腫消痘現，則極順之症也[9]。蓋其人為漆所咬[10]，他醫皆不識云[11]。

[1] 太平：地名。今安徽當塗。

[2] 束手：捆綁雙手。比喻無計可施。

[3] 相對：指對著病人。相，此代指病人。

[4] 驟：急切間。

[5] 肩輿：轎子。亦稱平肩輿。此謂坐轎。

[6] 擘：分開。

[7] 開合：反義複用詞語，偏義於"開"。睜開。

［8］觔：同“斤”。

［9］則：猶言原來是。

［10］為漆所咬：被漆傷害。指對漆的過敏反應。

［11］云：句末語氣詞。無義。

（四）脈理微茫不可臆斷

余初讀《靈》《素》諸書，覺其經義淵深，脈理錯雜，每若望洋意沮[1]。繼復併心壹志[2]，徧覽前賢註釋，有所疑，則鎮日默坐苦思而力索之[3]，乃漸通五運六氣、陰陽應象之理[4]。每調氣度脈，浪決人生死[5]，亦時或有驗。

憶昔避兵鄉里，對巷有吳某晨起方灑掃，忽仆地不語，移時始醒[6]。延余診視，仍能起坐接談。按脈則勢急而鋭，真有發如奪索者[7]，蓋腎氣敗也。危期當不越宿[8]，遽辭以出[9]。人咸不之信。詎日未昃[10]，而氣絕矣。又布商周某，偶感微疾，就余診視。余曰："今所患勿藥可愈。惟按心脈獨堅[11]，濕痰阻氣，氣有餘即是火，火鬱不散當發癰。"時周腦後生細瘡，累累若貫珠[12]。余曰："君以此無所苦[13]，一旦勃發，為害非淺，亟宜慎之。"彼終不為意。及明春，果以腦後毒發而死。據此，則憑脈決症，似乎如響斯應矣[14]。

豈知脈理微茫[15]，又有不可臆斷者。余有戚某過余齋，形色困憊，詢知患咳經月[16]，行動氣喘，故來求治。診其脈至而不定，如火薪然[17]。竊訝其心精已奪[18]，草枯當死[19]。戚固寒士，余以不便明言，特贈二金[20]，惟令安養，時已秋半。及霜寒木落[21]，往探之，而病已痊。細思其故，得毋來診時日已西沉，行急而咳亦甚，因之氣塞脈亂，乃有此象歟？然惟於此而愈不敢自信矣[22]。

［1］望洋：仰視貌。比喻力不從心，無可奈何。亦作“望羊”“望陽”等。語出《莊子·秋水》。　意沮（jǔ）：心情沮喪。

［2］並心壹志：專心致志。

［3］鎮日：猶“整日”。

［4］陰陽應象：謂人體臟腑陰陽與四時五行陰陽的現象對應聯繫。

［5］浪：隨便。

［6］移時：過了一段時間。

［7］奪索：爭奪之繩索。喻引長而堅勁之死腎脈。語出《素問·平人氣象論》。

［8］危期：死期。

［9］遽（jù）：急忙。

［10］詎（jù）：豈料。　昃（zè）：日西斜。

［11］心脈：左手寸脈。

［12］累累：連貫成串貌。　　貫珠：成串的珠子。

［13］以：認為。

［14］如響斯應：如同回聲相應和。比喻應驗迅速。響，回聲。斯，句中語氣詞。

［15］微茫：隱約模糊。

［16］經月：一個月。

［17］如火薪然：如同剛燃燒的火炎搖晃不定。《素問·大奇論》有“脈見如火薪然，是心精之予奪也，草幹而死”句。薪，《太素》《甲乙經》並作“新”，當是。然，同“燃”。

［18］奪：喪失。

［19］草枯：指草枯的季節。

［20］二金：二兩白銀。

［21］木落：樹葉凋落。

［22］惟：思。

課外實踐

一、詞語解釋

（1）（我）儕（2）矜奇（3）立異（4）輕重（5）（字）期（6）汗牛充棟(7) 自見（8）（自）負（9）膚廓（10）古茂（11）持擇（12）不經（13）束手（14）驟（不得）（15）肩輿（16）擘（目）（17）開合（18）則（極順）（19）望洋(20)（意）沮（21)）鎮日（22）浪（決人）（23）移時（24）遽（辭）（25）詎（日）（26）（未）昃（27）心脈（28）累累（29）以（此）　（30）如響斯應（31）經月（32）木（落）（33）惟（於此）

二、課外閱讀

為醫者非博極群書不可第有學無識遂博而不知反約則書不為我用我反為書所縛矣泥古者愚其與不學無術者相去幾何哉故柯氏有讀書無眼遂致病人無命之歎夫人非書不通猶人非飯不活也然食而化雖少吃亦長精神食而不化雖多吃徒增疾病所以讀書要識力始能有用吃飯要健運始能有益奈毫無識力之人狃於如菜作齏之語涉獵一書即爾懸壺應世且自誇曰儒理喻氏所謂業醫者愈眾而醫學愈荒醫品愈陋不求道之明但求道之行此猶勉強吃飯縱不停食而即死亦為善食而形消黃玉楸比諸酷吏蝗螟良不誣也更有文理全無止記幾個成方遂傳衣缽而世其家業草菅人命恬不為羞尤可鄙矣語云用藥如用兵善用兵者岳忠武以八百人破楊幺十萬不善用兵者趙括以二十萬人受坑於長平噫是非才學識三長兼具之豪傑斷不可以為醫也父兄之為其子弟擇術者尚其察諸（清王士雄《潛齋醫話·勸醫說》）

要求：

1. 標點上文。
2. 解釋加點的詞語。
3. 按文意回答問題。

①作者爲何說“讀書要有識力”？

②爲什麽從醫者要“才學識三者兼具”方可为醫？

下編　基礎知識

第一章　漢　字

漢字是漢民族通用的文字，是記錄漢語的符號，是我國人民交流思想，傳播知識，進行書面交際的工具。它記錄了祖國悠久的歷史和光輝燦爛的文化，對中華民族的繁衍昌盛，團結統一和社會的發展與進步作出了巨大的貢獻，並對亞洲及其他地區民族文化的交融產生了深遠的影響。

第一節　漢字的起源與發展

一、漢字的起源

關於漢字的起源，早在春秋戰國時期就流傳着若干种说法。

1. 結繩說

《易・繫辭》記載："上古結繩而治，後世聖人易之以書契，百官以治，萬民以察。"鄭玄注："結繩為約：事大，大結其繩；事小，小結其繩。"這是把"結繩"看作漢字起源的記載。

2. 八卦說

《易・繫辭》記載："古者包犧氏之王天下也，仰則觀象於天，俯則觀法於地，觀鳥獸之文與地之宜，近取諸身，遠取諸物，於是始作八卦，以通神明之德，以類萬物之情。"這是把"八卦"看作漢字起源的傳說。

3. 倉頡造字說

許慎《說文解字・叙》："黄帝之史官倉頡，見鳥獸蹄迒之跡，知分理之可相別異也，初造書契。"倉頡，傳說是黄帝時的史官。《韓非子・五蠹》《吕氏春秋》都有相关記載。到了漢代，倉頡被神话化了，如《淮南子・本經訓》中說："昔者倉頡作書而天雨粟、鬼夜哭。"倉頡大約是在群眾創造漢字的基礎上進行收集和整理加工的人。

漢字是古人由於勞動生活的需要，在語言的基礎上創造出來的，是以圖畫为基础逐漸演化而來的。魯迅先生在《且介亭雜文・門外文談》中說："文字在人民間萌芽。"並說："有的在刀柄上刻一點圖，有的在門户上畫一些畫，心心相印，口口相傳，文字就多起來。"至今，甲骨文、金文以及篆書中的許多象形字還保留著圖畫的痕跡。只是經過長期演變，圖畫的特徵逐漸減弱，符號的特點日益加強。

二、漢字產生的時代

漢字是世界上最古老的文字之一，已有六七千年的歷史。殷墟甲骨文證明：漢字在三千年前就已经是相对成熟的文字。可以推斷，漢字的產生為時更早。西安半坡村仰韶文化遺址和山東龍山文化遺址出土的陶器上刻畫的各種記號，如：ø/❀（旦）[illegible]（斤）。考古學家認為它是漢字的原始形態，具有文字性質，是漢字的雛形。又據古書所載關於漢字起源的傳說，可以證明在我國原始社會末期就已经創造並使用了漢字。

三、漢字的發展

漢字經歷了漫長的發展過程，其發展趨向是從象形到表意再到表音。

從漢字的結構上看，象形字是屬於表形的；指事字、會意字，使漢字發展到了表意的階段；大量的形聲字，半義半聲，表意兼表音，基本上還屬於表意文字。所以，漢字是從表形到表意並朝着表音的方向發展。

四、漢字的特點

（1）從性質上說，現行的漢字基本上是屬於表意文字的。
（2）從形體上說，漢字是由一些定型的筆畫組成的方塊字。
（3）從形與音的關係上說，漢字是代表音節的，通常一個方塊字是一個音節。
（4）從書寫上說，漢字是以字為書寫單位，而不是以詞為單位。
（5）每一個漢字都是形、音、義的統一體。

第二節　漢字形體的演變

漢字形體的演變經歷了幾個階段：甲骨文、金文、篆書、隸書、草書、楷書、行書。

一、甲骨文

甲骨文是殷商時期刻在龜甲、獸骨上的文字，又名“契文”。它最初是在商朝都城舊址殷墟（今河南安陽小屯村）被發現的，故又稱“殷墟文字”。其內容是占卜吉凶的記錄，因此又叫“卜辭”。甲骨文具有古老象形文字的特點，就漢字演變的源流說，它已不是原始文字，而是結構體系相对成熟的漢字符號了。至今發現的甲骨文有四千六百多個，確認的有一千七八百個。甲骨文筆畫尖細，形體不一，大小不均。

二、金文

金文是鑄刻在鐘、鼎、彝等青銅器上的文字，古人稱銅為吉金，故後人稱之為金文，又稱鐘鼎文、彝銘或銘文。它是商周時期通行的文字，單字約三千多個，內容多是鑄器人的姓名、製器原因或用途等。金文筆畫粗壯，比甲骨文簡化了，形體卻沒有重大變化，與甲骨文仍屬同一體系。

三、篆書

篆書分大篆和小篆。大篆又名“籀文”，傳說是周宣公時太史籀（zhòu）所作，它部分地保留在《說文解字》裹。秦始皇統一全國後，實行“書同文”政策。丞相李斯等奉命對篆書進行“省改”并規範書法，從而創造了以結構簡約、書法匀圓爲特點的小篆，这是對漢字的第一次規範化。

小篆比大篆更簡化，字形引長，匀稱整齊，筆畫圓轉。它的象形性進一步減弱或消失，符號性和綫條化進一步加強，是漢字古文字階段的最后一種字體。小篆是辨識甲骨文、金文、古籀文的重要文字資料。

四、隸書

隸書产生於秦统一之前，起初只在徒隸等下層人士中使用，後通行於漢。隸书最早是一種應急速寫體，较小篆的圓轉筆畫更為方折，字形方正平直，結構漸趨工整，使漢字進一步符號化，基本擺脫了象形性，奠定了方塊字的基礎。隸書的出現，標誌着今文字的開始，是漢字形體演變的一個新的階段，也是漢字發展史上一次重大突破。漢字從篆書发展為隸書而產生的變化稱為“隸變”。

五、草書、楷書、行書

草書、楷書、行書是魏、晉時期形成並通用的字體。

草書產生在西漢前期，分章草、今草和狂草。章草屬隸書的草寫體，字字不相連接，隸意明顯易識。今草完全失去了隸書的痕跡，筆畫連寫，體勢連綿，一筆到底，書寫簡易快速。狂草是唐代張旭初創的，很難辨識，已失去通常的交際作用，只有藝術價值。

楷書興於東漢末年，盛行於魏晉，改隸書波折筆勢為平直。它形體方正，有“楷模”之意，故稱楷書、正書或真書。楷書有很高的使用價值。宋代發明印刷術以後，用楷書作為印刷的標準字，宋、明以後又演化為宋體、仿宋體、明體字等，沿用至今。

行書始于魏晉，是楷、草相間的字體。接近楷書寫法的稱“行楷”，接近草書的叫“行草”。行書比楷書易寫，比草書易認，魏晉以來，一直是手寫體的主要形式。

六、簡化字

簡化字又稱簡體字，是簡化漢字筆畫而成的一種字體，早在戰國時期就有了簡化字。現代史上的漢字簡化工作，始於1909年陸費逵在《教育雜誌》上發表《普通教育當採用俗體字》。1956年中華人民共和國國務院通過《漢字簡化方案》以及《關於公佈〈漢字簡化方案〉的決議》，開始正式推行漢字簡化方案。1964年，编印了《簡化字總表》。這次改革把2235個漢字從平均16.03個筆畫減省到10.3個筆畫，學習和書寫都方便了許多，還消除了一批異體字。1977 年又公佈了第二個《漢字簡化方案》，後來廢止。

漢字適應社會的需要，逐步由繁複趨向簡便，這是它發展演變的規律。以“馬”字為例：

甲骨文　金文　大篆　小篆　隸書　草書　楷書　行書　簡化字

漢字形體演變一覽表

<table>
<tr><th colspan="2" rowspan="2">名稱</th><th rowspan="2">甲骨文</th><th rowspan="2">金文</th><th colspan="2">篆書</th><th rowspan="2">隸書</th><th colspan="3">草書</th><th rowspan="2">楷書</th><th colspan="2">行書</th></tr>
<tr><th>大篆</th><th>小篆</th><th>章草</th><th>今草</th><th>狂草</th><th>行楷</th><th>行草</th></tr>
<tr><td colspan="2">別名</td><td>殷墟文字
卜辭
契文</td><td>鐘鼎文
銘文
彝文</td><td>籀文</td><td></td><td>秦隸
漢隸</td><td></td><td></td><td></td><td>正書
真書</td><td colspan="2"></td></tr>
<tr><td colspan="2">通行時代</td><td>殷商</td><td>商周</td><td>春秋戰國</td><td>秦國</td><td>秦漢</td><td colspan="3">漢後沿用</td><td>漢後沿用</td><td colspan="2">魏晉後沿用</td></tr>
<tr><td rowspan="2">書寫特點</td><td>形體</td><td>象形，字形不固定</td><td>象形，字形不統一</td><td>字形不一</td><td>字形統一，引長</td><td>形體方或扁平，統一</td><td rowspan="2">字字獨立</td><td rowspan="2">一筆到底</td><td rowspan="2">難以書寫</td><td>形體方正統一</td><td rowspan="2">接近楷書</td><td rowspan="2">接近草書</td></tr>
<tr><td>筆劃</td><td>瘦硬、尖細</td><td>豐滿、粗壯</td><td>引長書寫，線條畫</td><td>圓轉減省，符號性強</td><td>方折</td><td>平直</td></tr>
</table>

第三節　漢字的結構

漢字是表意體系的文字，字形和字義有密切的關係。歷代文字學家研究漢字的結構，因形析義，取得了很大的成就。早在春秋時期就有關於解說漢字的記載，如《左傳·昭公元年》：“於文，皿蟲為蠱。”發展到漢代，就形成了漢字構造的理論“六書說”。班固在其《漢書·藝文志》中列出了“六書”的名稱，許慎著《說文解字》時第一次對各書進行解釋，並運用六書理論，分析了九千多個漢字的結構。現在學術界一般採用許慎所定的名稱、班固所列的順序。即，所謂“六書”是指“象形、指事、會意、形聲、轉注、假借”。

一、象形

《說文解字·敘》中說：“象形者，畫成其物，隨體詰詘。日月是也。”即根據物體的形狀，用彎曲的筆畫，描摹出那個物體的輪廓。日、月就是這類象形字。日，甲骨文作⊙，像太陽之形。月，金文作，像月亮常缺之形。可見象形就是描畫物形來表示意義的造字方法。

象形字就其形體結構來說，又可分為純體象形和複體象形兩類。

1. 純體象形

純體象形是指字體本身是單純的，不能分拆。

肉　甲骨文作，像切肉斷面，中有紋理。

舌　金文作，像從口中伸出的舌頭之形。

心　甲骨文作，像一顆心的形狀。

吕　小篆作，像脊骨連綴狀。

蟲　金文作，像兩腮毒腺暴凸的蛇形。

火　金文作，像烈焰騰起之形。

生　金文作，像小草從地面破土而出。

身　金文作，像人腹大懷孕。

自　甲骨文作，像人鼻形。

2. 複體象形

複體象形是指字體中有一個象形筆畫，是字義所在，還要依附一個象形字或另一個表義筆畫作襯托。

瓜　小篆作，像瓜結在瓜蔓上，向右下方的一筆是瓜須的形象。

石　金文作，用“厂”作襯托，突現像石之形。

眉　金文作，用“目”作襯托，突現像眉之形。

胃　金文作，用“肉”作襯托，突現像胃之形。

血　甲骨文作，用“皿”作襯托，突現像血滴之形。

雨　甲骨文作，用“一”表示天作襯托，突現像下雨之形。

足　金文作，用“止”作襯托，突現像脚脛之形。

二、指事

對於那些抽象或不能用筆畫表示形象特徵的事物，只能用指事符號表示或標明它的意義。

《說文解字·叙》中說：“指事者，視而可識，察而見意，上下是也。”也就是說，這樣的字，一看就能辨識它表示的整體意義，但還要仔細考察指事符號所在的位置，才能瞭解它的具體意義，“上”“下”二字就是這類的指事字。上，甲骨文作；下，甲骨文作。長綫表示位置的界限，短綫在界限的上或下，指明方位在上或下。

指事字可分為兩類。

1. 純符號指事字

是由不代表任何具體事物的抽象筆畫來表示的指事字。

一（一）、二（二）、三（三）、四（亖），均為記數符號，畫一條綫是一，畫二條綫是二，畫三條綫是三，畫四條綫是四。

2. 象形字上加指事符號的指事字

指事符號本身不表義，但它所在的部位就是字義所在。

亦　小篆作，像正面立著的人，兩臂下的兩點是指事符號，指腋部。亦，“腋”的古字。

曰　小篆作，口上加一横，表示話自口出。

甘　甲骨文作，口中加一横，表示舌最知甜。

寸　小篆作，在手下加一指事符號，表示寸口所在。

本　小篆作，木下加一短綫，表示根部所在。

末　小篆作，木上加一短綫，表示梢部所在。

象形字和指事字都是單一的形體，不能分拆，故稱為獨體字。

三、會意

《說文解字·叙》：“會意者，比類合誼，以見指撝（揮），武信是也。”即把兩個或兩個以上的字組合在一起，構成新的字形，並把它們的字義會合在一起，以類現一個新義。“武”“信”二字就是這類會意字。武，小篆作，下“止”表示步行，上“戈”表示武器，會意為持兵器征伐。信，从人从言，會意出人言誠信。會意字可分為兩類：

1. 比形會意

是指形符之間有結構聯繫，通過結構關係會出新意。

步　小篆作，从二止（趾）相承，表示兩脚一前一後地行走。

比　小篆作，从二人相靠近，表示兩個人並列。

從　小篆作，从二人相隨，表示兩個人前後相從。

北　小篆作，从二人相背，表示兩個人相背而行。

涉　小篆作，从水从二止相承，表示過河。

看　小篆作，从手从目，表示以手遮目遠看。

並　甲骨文作，从二人，表示二人並肩而立。

採　小篆作，从爪（手）从木，果省。手在木上，表示采摘。

寒　小篆作，人蜷曲在室内，以草避寒，地上結着冰，表示天寒地凍。

森　小篆作，从三木，表示林多成森。

2. 比意會意

是指通過形符所表示的意義相合而産生新義。

劣　从少从力，會意為虚弱。

雀　从小从隹，會意為小鳥。

塵　从小从土，會意為塵土。

嵩　从山从高，會意為山大而高。

炙　从火从肉，會意為以火烤肉。

會意字的出現，冲破了象形字、指事字的局限，擴大了造字法的範圍，標誌着漢字由表形階段發展到了表意階段。

四、形聲

《說文解字・叙》："形聲者，以事為名，取譬相成，江河是也。"段玉裁解釋說："以事為名，謂半義也；取譬相成，謂半聲也。江河之字，以水為名，譬其聲如工、可，因取工、可成其名。"可見，形聲字是由形符（義符）和聲符（音符）兩部分組成的合體字。形符表示該字意義類屬，如江、河從水，表示二字的意義與水有關；聲符表示讀音，如江音為"工"，河音為"可"。

關於形聲字，說明以下四個問題：

（一）形聲字的類別（例句皆取自《說文解字》）

1. 一形一聲

病　疾加也。从疒，丙聲。

藥　治病艸。从艸，樂聲。

肺　金藏也。从肉，市聲。

灸　灼也。从火，久聲。

2. 多形一聲

寶　珍也。从宀从玉从具，缶聲。三形一聲。

梁　水橋也。从木从水，刅（chuāng）聲。

3. 省形省聲

歸　女嫁也。从止从婦省，𠂤（duī）聲。

寤　寐覺而有信。从㝱省，吾聲。

豪　簫豬項脊之長毛。從豕，高省聲。

疫　民皆疾也。从疒，役省聲。

炭　燒木餘也。从火，岸省聲。

4. 形聲兼會意、聲符兼表意

娶　取婦也。从女从取，取亦聲。

瞑　翕（xī）目也。从目从冥，冥亦聲。

汲　引水於井也。从水从及，及亦聲。

（二）形聲字的组合方式

1. 左形右聲

經、喘、醴、護

2. 右形左聲

攻、期、視、欣

3. 上形下聲

空、瑟、笠、巔

4. 下形上聲

灸、育、唇、煎

5. 外形内聲

病、固、衷、匣

6. 内形外聲

辨、悶、問、鳳

7. 形居一角

荆、穎、修、賴（四字形符依次為：帅、禾、彡、貝）

8. 聲居一角

徒、旌、旗、冠（四字聲符依次為：土、生、其、元）

（三）形符表意

（1）形符只表示事物類屬，不表示具體意義。如病、疾、痛、疽等，其形符从疒（nè）。《說文解字》曰："疒，倚也，人有疾病像倚箸之形。"从疒的字大都與疾病有關。又如顏（眉間）、顛（頂）、題（額）、頗（頭偏）等，其形符从"頁（xié）"。《說文解字》曰："頁，頭也。"从"頁"的字多與頭有關。

（2）有些形符類屬相通。如土與阜（土山）都與土有關；广（yǎn，靠山崖架成的房屋）與厂（hǎn，可居的山崖石穴）都與房屋有關；彳（chì，小步）與辵（chuò，走後跑）都與行走有關。這樣用類屬相通的形符造的形聲字便屬於同一類屬。如：坪，土地平也；基，牆始也；陳，宛丘也。由此也形成了很多異體形聲字，如遍與徧，廁與厠，糠與穅，逾與踰。

（3）有些字的形符只與類屬有某種相似性聯繫。如珊瑚不屬玉之類，但因其色澤似玉而以"玉"為形符；又如驢不屬馬類，因其形似馬而以馬為形符。

（4）有些字的形符由於形體改變而類屬不明顯。如"更"，《說文解字》云："从攴，丙聲"；"年"，《說文解字》云："从禾，千聲"。

（四）聲符表音

（1）同一聲符的形聲字，古今讀音都是相同或相近。如清、請、晴、情等。但由於古今音變，也有許多形聲字的讀音與聲符的讀音相去甚遠。如：从"工"得聲的字，今讀分成兩組：攻、貢、空、紅讀音相近，缸、杠、江、項讀音相近；从"台"得聲的字，有怡、貽、飴等一组字和抬、胎、苔、殆等一組字。所以"讀半邊"的作法是要不得的。如娠，讀 shēn，不讀 chén；齲，讀 qǔ，不讀 yǔ；儕，讀 chái，不讀 qí；肱，讀 gōng，不讀 hóng。

（2）造字時借用某字作為聲符，但只取其形體一部分來表示新字的讀音，這就是所謂"省聲"。這種形聲字不多，但難以看出聲符。如珊，刪省聲；疫，役省聲。

（3）由於形體演變，聲符已經看不出。如春，小篆寫作萅，从艸从日，屯聲。但隸變後就看不出聲符了。

五、轉注

《說文解字·叙》曰："轉注者，建類一首，同意相受。考老是也。"對此書的解釋，歷來眾說紛紜。段玉裁認為轉注是兩字意義相同可以互訓。他認為："以考注老，以老注考，是之謂轉注。"他解釋"建類一首"是指分立義類，"同意相受"是說意旨略同可以互釋。例如初、哉、首、基、肇、祖、元、胎、俶（chù）、落，可互訓，皆有"始"義（《爾雅》）。又如《說文解字》："問，訊也"，"訊，問也"；"頂，巔也"，"巔，頂也"；"逐，追也"，"追，逐也"等亦是。人們對轉注的各種理解，都與造字方法沒有什麽關係。

六、假借

《說文解字·叙》曰："假借者，本無其字，依聲托事，令長是也。"意思是說，要表示一個新義，本來沒有這個字，就借用一個現成的同音或近音的字來代替，而不另造新字。例如：其，原義是簸箕，也就是"箕"的本字。後來借作代詞"其"。自，《說文解字》曰："自，鼻也。"後借作代詞"自"。來，本義是麥子，後來借作動詞"來"。北，本義是違背，後來借作方位詞"北"。這種在意義上沒有聯繫的只是同音假借，我們稱為"聲借"。而許慎舉的例子，"令"的本義是發號施令，借作縣令的"令"；"長"的本義是長久、年長，借作縣長的"長"，實際是"引申"。

"六書"是古人從漢字結構原理中總結出來的理論。清代語言學家戴震認為漢字六書中，象形、指事、會意、形聲四種為造字法，轉注、假借兩種為用字法，稱作"四體二用"。

第四節　通假字、古今字、異體字、簡繁字

一、通假字

通假字，又叫假借字，是指用讀音相同或相近的字來代替本字使用這種現象。應當寫的字叫本字，借用的字叫通假字。本字與借字之間意義上沒有聯繫，只是同音借寫而已。由於約定俗成，於是便成為古籍中一種常見的用字現象。如：胎，《說文解字》："婦孕三月也。"但古醫書中常借作舌苔之"苔"。如"舌上白胎滑者難治"（《傷寒論》）。輸，《說文解字》："委輸也。"段注："以車遷賄曰委輸，亦單言曰輸。"因此，"委輸"是運送義，但古書常借作腧穴的"腧"。如"因五藏之輸"（《史記·扁鵲傳》）。

通假字可分為三類。

1. 同音通假

同音通假是指借字和本字古音的聲母和韻母完全相同。

衡—橫　戰國從衡，真偽分爭。（《漢書·藝文志·序》）

荒—肓　搦髓腦，揲荒爪幕。（《史記·扁鵲倉公列傳》）

繆—謬　世本紕繆，篇目重疊。（《黃帝內經素問注·序》）

蚤—早　能使良醫得蚤從事，則疾可已，身可活。（《史記·扁鵲倉公列傳》）

譚—談　津津然譚議也。(《本草綱目·序》)

2. 雙聲通假

雙聲通假是指借字和本字古音的聲母相同，韻母相近。

亡—無　亡如世鮮知十之才士。(《温病條辨·叙》)

厲—癩　厲者造焉而美肥。(《鑒藥》)

能—耐　能冬不能夏。(《素問·陰陽應象大論》)

厭—壓　而愚民懸符厭之，亦可笑也。(《曹集詮評·說疫氣》)

3. 疊韵通假

疊韵通假是指借字和本字韵母相同，聲母相近。

卒—猝　卒然遭邪風之氣，嬰非常之疾。(《傷寒論·序》)

疹—疢　用毒以攻疹。(《鑒藥》)

錫—賜　後世有子云其憫余勞而錫之斤正焉。(《類經·序》)

哉—才　政乏良哉，明慙則哲，求諸刑措，安可得乎？(《陳書·后主紀》)

這裏說的讀音相同，指的是古音，而不是今音。由於古今音變，古時同音的字，現在有的不同音了。如“否”、“痞”，古代同音，古醫籍中常借“否”為“痞”，但今天這兩個字卻不同音了。所以，不能用今音去理解通假。

通假字的讀音，可以讀本字的音。古代稱“破字”。如《楚辭·離騷》：“皇覽揆余初度兮，肇錫余以嘉名。”錫，讀成“賜”。這是便於理解文義。但早期的文獻，對同一個借字所代替的本字會有不同的理解。這時讀借字也是一種辦法。

通假字给我們閱讀古籍帶來許多困難。如果能識别通假字而讀以本字，就會文通意順。依其聲音綫索探求詞義，是破讀通假字的重要方法。如“魄門”一詞，在《素問·五臟别論》和《難經·四十四難》中，指“肛門”，各家注釋亦為肛門。但為什麽肛門稱魄門，卻按“魄”字牽強曲解。王冰注云：“謂肛之門也。内通於肺，故曰魄門。”楊玄操《難經》注云：“肺氣上通喉嚨，下通於肛門，是肺氣之所出也。肺藏魄，故曰魄門焉。”直至丹波元簡《素問識》才指出，“魄通粕”，是食物消化後的糟粕，魄門即粕門。所以清人把識通假作為讀經的首要工作。

常見的通假字有（“[ ]”中的字為本字）：

葆[寶]	葆[保]	遐[何]	已[矣]	譚[談]	平[辨]	傅[敷]
利[痢]	徇[殉]	放[仿]	辯[辨]	矢[屎]	由[猶]	祝[注]
疾[嫉]	銷[消]	苞[包]	慈[磁]	常[嘗]	蚤[早]	無[毋]
落[絡]	全[痊]	以[已]	財[裁]	裁[才]	趣[趨]	較[校]
繇[由]	有[又]	俞[腧]	紀[記]	載[再]	遘[構]	漱[嗽]
舊[久]	鄉[向]	塗[途]	時[是]	指[旨]	幕[膜]	

二、古今字

所謂古今字，是指古今分化字。我們把分化前的字稱作“古字”，分化後記詞各有專司的字稱為“今字”。其實，古今字是一個時間上的概念。廣義的古今字可包括兩類：一是古字與今字在字形結構上沒有關係，在意義上沒有差别。如“罪”，古字寫作

"皋"。實際就是異體字。二是今字在古字的基礎上產生，古今字在字形上有聯繫，在意義上有差異。例如"債"字，本寫作"責"。而"責"除了"欠别人的錢財"的意義之外，還有"求取""督促""責備"等多項意義。後來為其中"欠别人的錢財"的意義專門造了一個"債"字。"責"與"債"形成了古今字。狹義的古今字概念就只包括後者。通常討論的古今字就是限定在這種狹義的理解上。又稱為區别字。如"反"與"返"，"張"與"脹"等。古字出現在前，也稱"初文"，今字出現在後，也稱"後起字"。如：

益　小篆作，从水从皿，本義是水從器皿中溢出，是個會意字。後來又產生了"增益""好處""更加""漸漸"等引申義。為了區别，於是加形符"水"另造一個"溢"字，來表示"益"的本義。"益"字出現在先是古字，"溢"字出現在後是今字，"益"與"溢"形成了古今字的關係。

叟　小篆寫作，本義是手拿火把在室内搜索，是個會意字。後來"叟"被借作"老人"之義。為了便於區分，於是加形符"手"另造一個"搜"字來表示搜索義。"叟"字出現在先是古字，"搜"字出現在後是今字，"叟"與"搜"就形成了古今字的關係。今字都是形聲字，是以古字為聲符，再加上一個形符。

古今字的產生，是為了解決一字"兼職"過多，不便識别的問題。另造新字，包括兩種情況。

1. 為古字本義而造今字（上面所舉的"益"與"叟"都是此類）

莫　本義是傍晚，加形符"日"，形成形聲字"暮"。如："莫吞十一丸，服藥十日知小便數多，廿愈。"（《漢武威醫簡》）

要　本義是腰部，加形符"肉"，形成形聲字"腰"。如："暮，要脊痛。"（《史記·扁鵲倉公列傳》）

然　本義是燃燒，加形符"火"，形成形聲字"燃"。如："脈至而不定，如火薪然。"（《對山醫話》）

2. 為古字的引申義造今字

府　本義是放錢財的庫，引申為臟腑。後加形符"肉"，為引申義另造"腑"。如："藏鮮能安穀，府鮮能母氣。"（《鑒藥》）

支　本義是枝條，引申為四肢、肢體等義。後加形符"肉"，為引申義另造"肢"。如："太過則四支不舉。"（《素問·玉機真藏論》）

常見的古今字有（"[　]"中的字為今字）：

直[值]	知[智]	見[現]	虚[墟]	内[納]	縣[懸]	采[彩]
屬[囑]	共[供]	昏[婚]	差[瘥]	寫[瀉]	反[返]	章[彰]
丁[疔]	取[娶]	責[債]	暴[曝]	厲[礪]	鬲[膈]	景[影]
奉[捧]	齊[劑]	藏[臟]	爪[抓]	嘗[嚐]	北[背]	文[紋]

三、異體字

異體字是指讀音和意義完全相同而形體不同的字，即一字多形。其中通行的或法定規範的字叫"正體"，其餘的稱為"異體"，又稱"重文""或體""俗體"。如：脈—

衇—脉；針—箴—鍼。

異體字為閱讀古籍帶來了困難，因此瞭解異體字的結構方式，對於識別異體字是很必要的。

異體字的結構方式有以下六種。

1. 造字方法不同

泪（淚） 奸（姦） 草（艸） 岳（嶽）
會意（形聲） 形聲（會意） 形聲（象形） 會意（形聲）

2. 改換意義相通的形符

狸（貍） 堤（隄） 膀（髈） 險（嶮）

3. 改換讀音相近的聲符

臆（肊） 痹（痺） 踪（蹤） 照（炤） 汹（洶）

4. 變動形符與聲符的位置

胸（胷） 群（羣） 够（夠） 期（朞） 和（咊）

5. 採用形符與聲符的變體

慚（慙） 煮（煑） 裙（裠） 瘤（瘤） 撑（撐）

6. 形符與聲符都改變

腿（骽） 葫（瓠） 視（眎）

不是所有偏旁易位的字都是異體字。如“杲”與“杳”，皆从日从木，上下互換，不是異體字，而是會意字。再如：紋與紊，杏與呆，悱與悲，都不是異體字。

常見的異體字有（“ [ ]”中的字為正字）：

棄[弃] 竗[妙] 強彊[强] 蝱[虻] 冐[冒] 畧[略]
黏[粘] 傑[杰] 瞋[嗔] 牀[床] 廁[厕] 覩[睹]
偪[逼] 恥[耻] 徧[遍] 癡[痴] 獃[呆] 躭[耽]
軀[躬] 槩[概] 煖[暖] 昬[昏] 脇[脅] 麤[粗]
俛[俯] 脗[吻] 眎[視] 瞚[瞬] 譌[訛] 異[异]
巖[岩] 惷[蠢] 遯[遁] 攷[考] 秊[年] 踰[逾]
淒[凄] 晻[暗] 欬[咳] 瓌[瑰] 脈衇[脉]

通假字、古今字、異體字區別表

	通假字	古今字	異體字
性質	同音替代	在古字基礎上另加形符	一字多形
形體	無共同之處	古字作今字的聲符	無共同之處
讀音	相同或相近	相同或相近	相同
意義	無聯繫	部分相同	完全相同

四、繁簡字

繁簡字是繁體字與簡化字的合稱。同一個字筆畫多的叫做繁體字，經過簡化筆畫少的叫做簡化字。繁簡字是以筆畫繁簡來區分的。簡化的方法有六種。

1. 省略

省略的方法是指保留繁體字的部分結構，省去其餘部分。

虽（雖）　飞（飛）　奋（奮）　术（術）

2. 改形

改形的方法是指改變或簡化繁體字的部分形體或全部形體。

①改形符：说（說）　银（銀）　辩（辯）

②改聲符：聪（聰）　痈（癰）　据（據）

③改全形：丝（絲）　范（範）　继（繼）

3. 同音代替

同音代替指借用原有筆畫簡單的字代替一個或幾個和它同音的繁體字。

谷（穀）　了（瞭）　后（後）　郁（鬱）　干（幹）　系（繫、係）

4. 草書楷化

草書楷化指採用或略改草書，使形體楷書化。

长（長）　东（東）　为（為）　书（書）　尽（盡）

5. 恢復古字

恢復古字是指恢復筆畫較簡的古字，即以初文代替後起字。

圣（聖）　云（雲）　气（氣）　礼（禮）　从（從）

6. 另造新字

尘（塵）　拥（擁）　伞（傘）　丛（叢）

繁簡字之間多數是一對一的關係，有的則是二對一或三對一。如以下几字。

脏（臟、髒）　发（髮、發）　复（復、複）

第二章　詞　義

第一節　古今詞義的異同

詞義就是語言中詞所表示的意義，是客觀事物在人們頭腦中的概括反映。隨着社會的發展和人們認識的發展，絕大多數詞的意義都發生了程度不同的變化。

一、古今詞義異同的基本情況

比較古今詞義的異同，一般可以概括為三種情況。

1. 古今詞義基本相同

這類詞数量不多，主要是語言中的基本詞彙。例如：

名詞——人、手、牛、羊、日、月、山、川、風、雨。

動詞——出、入、起、立、哭、笑、打、罵、跳、叫。

形容詞——長、短、輕、重、大、小、美、醜、善、惡。

數詞——一、二、三、四、十、百、千、萬。

基本詞彙的古今詞義基本相同，具有歷時的穩定性，體現了現代漢語對古代漢語的繼承關係。這類詞閱讀古籍時不難理解。

2. 古今詞義基本不同

有些詞所指稱的客觀事物已經消亡，反映這種事物的詞也相應地從語言中消失。例如周代產生的“八佾、鼖鼓、笏、劓、刖、臣、媵、輿”等事物今天已經不存在了，指稱這些事物的詞今天也就不用了。

還有些詞，古今詞形完全一樣，但含義迴異。如古代說“醯”，現代稱醋；古代說“準”，現代稱鼻子；古代說“冠”，現代稱帽子；古代說“屨”，現代稱鞋子；古代說“快”，現代稱高興；古代說“汲”，現代稱打水；古代說“弈”，現代稱下棋。

這類詞是古漢語學習的重點，但一般不會造成誤解，因為用現代義去理解往往講不通。例如：《左傳·僖公三十二年》：“杞子自鄭使告于秦曰：‘鄭人使我掌其北門之管。’”其中的“管”在古代指鎖鑰之類，如按現代義“管子”去解釋必然講不通。

再如：“該”，古代常用義是完備。《方言》卷十二：“備、該，咸也。”《楚辭·招魂》：“招具該備，永嘯呼些。”王逸注：“該，亦備也。言撰設甘美招魂之具，靡不畢備，故長嘯大呼以招君也。”張從正《儒門事親》：“今予著此吐汗下三法之詮，所以該治病之法也。”“該”的現代常用義則是“應該”，與“完備”完全不同。

“綢”，古義指纏繞。《爾雅・釋天》：“素綿綢杠。”郭璞注：“以白地錦韜（纏裹）旗之杆。”《楚辭・湘君》：“薜荔柏兮蕙綢。”王逸注：“綢，縛束也。”“綢”的今義則為絲織品的名稱。

“叔”，上古作拾取講。《說文解字》：“叔，拾也。”《詩經・豳風・七月》：“九月叔苴。”現代“叔”只用於親屬稱謂。

“交通”，古代是勾結義。《漢書・江充傳》：“（趙太子丹）交通郡國豪猾，攻剽為奸，吏不能禁。”現代則是各種運輸手段和郵電通信的總稱。

3. 古今詞義同中有異

漢語中大多數的詞古義與今義有同有異，同中有異。“同”是指古今詞義有聯繫、有繼承，“異”是指古今詞義有發展、有變化。例如以下几字。

“勸”，古今皆有勸說之義，但古義側重於積極提倡，即“鼓勵”“勉勵”。如《左傳・成公二年》：“人不難以死免其君，我戮之不祥。赦之，以勸事君者。”《國語・齊語》：“勸之以賞賜，糾之以刑罰。”又如“勸學”“勸農”都是鼓勵的意思。今義則側重於消極阻止，即規勸、勸告、勸解。

“愛”，古今皆有喜愛之義，但古代“愛”還有吝嗇、吝惜、捨不得之義。如《國語・魯語上》：“子為魯上卿，相二君也，妾不衣帛，馬不食粟，人其以子為愛，且不華國乎！”韋昭注：“愛，吝也。”這一含義是现代“愛”所不具備的。值得注意的是，“愛”的吝惜義在古書中很常見，而且很容易與其“喜愛”義相混。如《老子》：“甚愛必大費。”《孟子・梁惠王上》：“齊國雖褊小，吾何愛一牛？”这兩例中的“愛”就很容易理解成“喜歡”。

“睡”，古今都有睡的意思，但是它在古代專指坐着打瞌睡。《說文解字》：“睡，坐寐也。從目、垂。”《史記・蘇秦列傳》：“讀書欲睡，引錐自刺其股，血流至足。”《漢書・賈誼傳》：“斥候望烽燧不得臥，將吏被介胄而睡。”以上二例中“睡”均為“坐寐”義。而“睡”之今義，既指打瞌睡，更指躺下睡覺。

“購”，現在是購買，古代是懸賞征求。《說文解字》：“購，以財有所求也。”段玉裁注：“縣（懸）重價以求得其物也。”《戰國策・韓策二》：“韓取聶政屍於市，縣購之千金。”《史記・項羽本紀》：“吾聞漢購我頭千金，邑萬户。”在以財求物這一點上，“購”的古今義是相同的。但古義重在徵求、重金收買，所購的對象並不是商品。

“信”，現代指書信，古代則指信使、使者，即傳遞信息（含書信）的專人。如《世說新語・雅量》：“謝公與人圍棋。俄而謝玄淮上信至。看書竟，默然無言。”例中“信”指使者，“書”指“信”带來的書信。

這類詞是古漢語學習的難點，應該引起注意。因為詞義有相同的部分，有時閱讀古書用現代義又能講通，往往造成釋義不準確。在分析古今詞義的差異時，最應注意的不是詞義的迥異，而是詞義的微殊。詞義的古今差異細微，更容易造成閱讀上的誤解。例如：

《左傳・僖公三十二年》：“若潛師以來，國可得也。”其中的“國”是國都、首都，而容易誤解為國家。

《孟子・告子上》："冬日則飲湯，夏日則飲水。"其中的"湯"是熱水或開水，易誤解為羹湯。

《戰國策・齊策》："能謗譏於市朝，聞寡人之耳者，受下賞。"其中的"謗"為公開批評，易誤解為誹謗。

《孟子・盡心上》："故士窮不失義，達不離道。"其中的"窮"為困境，易誤解為經濟貧窮。

《史記・孫子吴起列傳》："魏果去邯鄲，與齊戰于桂陵。"其中的"去"是離開，易誤解為前往。

韓愈《進學解》："暫為御史，遂竄南夷。"韓愈是說自己做了很短一段時間的御史，易誤解為暫時做御史，將來還要做别的官。

二、古今詞義差異的主要表現

古今詞義的差異，主要表现在兩個方面：詞義範圍的差異和詞義感情色彩的差異。

1. 詞義範圍的差異

詞義範圍主要指詞義的外延而言。詞義範圍的差異有三種表現形式：詞義的擴大、縮小和轉移。

（1）詞義的擴大，是指詞由古義發展到今義，它所反映的客觀對象的範圍擴大了，詞的古義被今義所包含。例如：

"響"，古義指回聲。《玉篇》："響，應聲也。"《尚書・大禹謨》："惠迪吉，從逆凶，惟影響。"孔傳："迪，道也。順道吉，從逆凶，吉凶之報，若影之隨形，響之應聲。"《左傳・昭公十二年》："今與王言若響，國其若之何？"杜預注："譏其順王心，如響應聲。"先秦時代"響"的基本義是"回聲"。大約在西漢"響"的含義已擴大為泛指各種聲響，所以許慎在《説文解字》中的釋義"響，聲也"也是擴大了的含義。

"匠"，先秦指木匠。《説文解字》："匠，木工也。从匚，从斤。斤所以作器也。"《孟子・梁惠王下》："工師得大木，則王喜，以為能勝其任也。匠人斲而小之，則王怒，以為不勝其任矣。"《墨子・天志上》："譬若輪人之有規，匠人之有矩。"漢代以後，具有專門技藝的人皆可稱"匠"。《論衡・量知》："能斲削柱梁，謂之木匠；能穿鑿穴埳，謂之土匠；能雕琢文書，謂之史匠。"

"菜"，古義僅指蔬菜。《説文解字》："菜，艸之可食者。"《禮記・學記》："大學始教，皮弁祭菜。"注："菜，謂芹藻之屬。"今義則兼指雞魚肉蛋等葷食。《現代漢語詞典》："菜，經過烹調供下飯下酒的蔬菜、蛋品、魚、肉等。"

"理"，本義為治玉。如《韓非子・和氏》："王乃使玉人理其璞而得寶焉，遂命曰和氏之璧。""理"義擴大後泛指整治一切東西。如《易・繫辭下》："理財正辭，禁民為非曰義。"《吕氏春秋・勸學》："聖人之所在，則天下理焉。"其中"理"為治理。《後漢書・崔寔傳》："夫以德教除殘，是以粱肉理疾也。"其中"理"為醫治。

"好"，古義專指女子貌美。《方言》卷二："自關而西，秦晉之間，凡美色或謂之好。"《戰國策・趙策》："鬼侯有子而好，故人之於紂。"這裏的"好"專指"貌美"。

現代則泛指一切事物的美好。

詞義的擴大是詞義演變、造成詞義古今差異的最常見現象。古漢語許多詞的意義在發展中由特指變為泛指，由專名變為通名，都屬於這類情形。例如：

“江”“河”，古代為長江、黄河的專名，後來泛指江河。

“雌”“雄”，原來只限於表示鳥的性別，後來擴大範圍，適用於獸類乃至所有生物。

“精”，本義為經過選擇的精米，引申為精細、精粹、精華，可用於形容一切事物。

“粗”，本義為糙米，引申為粗糙，可用於形容一切事物。

“緒”，本義為絲的頭緒，引申為一切事物的頭緒。

“洗”，古代專指洗足，洗頭曰沐，洗手曰盥。後來詞義擴大，凡用水清洗皆可稱“洗”。

（2）詞義的縮小，是指詞由古義發展到今義，它所反映的客觀對象的範圍縮小了，詞的今義被古義所包含。例如以下之字。

“蟲”，古義是動物的總名。徐灝《說文解字注箋》：“蟲者，動物之通名。”《大戴禮・易本命》：“有羽之蟲三百六十，而鳳皇为之長；有毛之蟲三百六十，而麒麟為之長；有甲之蟲三百六十，而神龜為之長；有鱗之蟲三百六十，而蛟龍為之長；倮之蟲三百六十，而聖人為之長。此乾坤之美類，禽獸萬物之數也。”“蟲”的今義是昆蟲的總稱，範圍顯然小於古義。只是在方言中仍有“蟲”作“動物之通名”的用法，如叫蛇“長蟲”，叫老鼠“老蟲”，《水滸傳》中把老虎叫做“大蟲”。

“禽”，古義是飛鳥和走獸的統稱。《白虎通・田獵》：“禽者何？鳥獸之總名。”《周易・師》：“田有禽，利執言。”其中“田”指打獵，“禽”則指獵物，既包括飛禽，也包括走獸。《三國志・魏書・華佗傳》：“吾有一術，名五禽之戲：一曰虎，二曰鹿，三曰熊，四曰猨，五曰鳥。”華佗把鳥與其他四種野獸合稱為“五禽”。後來，“禽”的詞義縮小到專指鳥類。

“瓦”，古義泛指一切陶製品。《說文解字》：“瓦，土器已燒之總名。”段玉裁注：“凡土器未燒之素皆謂之坯，已燒皆謂之瓦。”《詩・小雅・斯干》：“乃生女子，載弄之瓦。”其中“瓦”指陶制的紡錘。《國語・周語下》：“匏以宣之，瓦以贊之。”其中瓦指一種樂器。今義縮小為專指蓋房用的建築材料。

“子”，古義為子女的總稱，包括男孩和女孩。《儀禮・喪服》：“故子生三月則父名之。”鄭玄注：“凡言子者，可以兼男女。”《詩經・大雅・大明》：“長子維行。”毛傳：“長女也。”《论語・公冶長》：“以其子妻之。”又：“以其兄之子妻之。”此二例中的“子”都指女兒。“子”的今義則已縮小為專指兒子，不再指女兒。

“弟”，古代既指弟弟，也可指妹妹。《孟子・萬章上》：“彌子之妻與子路之妻，兄弟也。”《史記・陳丞相世家》：“樊噲，帝之故人也，功多，且又乃吕后弟吕嬃之夫，有親且貴。”《漢書・五行志》：“其後趙飛燕得幸，弟為昭儀，姊妹得寵。”這幾例中的“弟”均指妹妹。現在“弟”的意義縮小為專指弟弟。

“丈夫”，古代是成年男子的通稱。《說文解字》：“夫，丈夫也。周制八寸為尺，十尺為丈，人長八尺，故曰丈夫。”《穀梁傳・文公十二年》：“男子二十而冠，冠而列丈夫。”《史記・淮陰侯列傳》：“母怒曰：‘大丈夫不能自食，吾哀王孫而進食，豈望報乎！’”其中“丈夫”均指成年男子。同时，“丈夫”又泛指所有男人，包括剛生的男孩。《國語·越語上》：“生丈夫，二壺酒，一犬；生女子，二壺酒，一豚。”其中“丈夫”指男孩。《素問·上古天真論》將“丈夫八歲，腎氣實，髮長齒更”與“女子七歲，腎氣盛，齒更髮長”對舉而論，可知“丈夫”所指實為男子。後來“丈夫”詞義縮小，僅指已婚婦女的配偶。

（3）詞義的轉移，指的是詞由古義發展到今義，它所反映的客觀對象由甲範圍轉移到乙範圍，古義的範圍和今義的範圍互不包容，但古今意義之間又存在着一定的聯繫。例如以下幾字。

“兵”，上古指兵器。《說文解字》：“兵，械也。”《周禮·夏官》：“司兵，掌五兵五盾。”鄭玄注：“戈、殳、戟、酋矛、夷矛也。”《荀子·議兵》：“古之兵，戈、矛、弓、矢而已。”《孟子·梁惠王上》：“兵刃既接，棄甲曳兵而走。”成語“短兵相接”、“兵不血刃”中的“兵”，均表武器。後來引申指拿兵器的人，即兵士、軍人。現代漢語中，“兵”的古義“兵器”已不用。“兵器”與“軍人”的意義範圍顯然不同，互不包容，但兩者之間的聯繫卻十分明顯。

“湯”，古義是熱水。《說文解字》：“湯，熱水也。”《論語·季氏》：“見善如不及，見不善如探湯。”劉寶楠正義：“探湯者，以手探热。”《史記·廉頗藺相如列傳》：“臣知欺大王之罪當誅，臣請就湯鑊。”“湯鑊”即“開水鍋”。《素問·逆調論》：“人有身寒，湯火不能熱，厚衣不能温。”又《痹論》：“胞痹者，少腹膀胱按之内痛，若沃以湯。”“湯”後來指食物煮後所得的汁水，如“米湯”“菜湯”，與“熱水”所指有異。但“湯”的“熱水”義與“食物煮後的汁水”義，存在着一定的聯繫。

“脚”，上古指小腿。《說文解字》：“脚，脛也。”段玉裁注：“膝下踝上曰脛。”《墨子·明鬼下》：“羊起而觸之，折其脚。”司馬遷《報任安書》：“孫子臏脚，兵法脩列。”“臏脚”即砍去小腿上端的膝蓋骨。《素問·水熱穴論》：“三陰之所交結於脚也。”其中“脚”所指即脛。中古以後，“脚”義轉移為指踝關節以下着地的部分（即古語“足”義），並一直延續到現代。“脚”的原始義“小腿”與後起義“足”屬身體接近的部位，自然具有聯繫。

“走”，古義指跑。《釋名》：“徐行曰步，疾行曰趨，疾趨曰走。”《山海經》：“夸父與日逐走。”《靈樞·天年》：“人生十歲，五藏始定，血氣已通，其氣在下，故好走；二十歲，血氣始盛，肌肉方長，故好趨；三十歲，五藏大定，肌肉堅固，血脈盛滿，故好步……”說十歲喜“走”，二十歲喜“趨”，三十歲喜“步”，到四十歲喜“坐”，六十歲喜“卧”，隨着人體的生長衰老，逐步趨於懶散，可見此“走”字用的是“疾趨”即“奔跑”這一古義。“走”之今義指步行，詞義發生了轉移，但“走”的古義“奔跑”與今義“步行”明顯具有一定的聯繫。

“府”，古義是收藏財寶、文書的地方。《說文解字》：“府，文書藏也。”《禮記·曲禮下》：“在府言府，在庫言庫。”鄭玄注：“寶藏貨賄之處也。”《左傳·僖公五年》：“勳在王室，藏於盟府。”其中“府”是收藏盟誓一類文書的地方。《商君書·去强》：“倉府兩實，國强。”其中“府”指收藏財寶貨物的地方。引申之，掌管府及府中財寶的官吏叫“府”；再引申，官府也叫“府”。段玉裁注“府”字：“文書所藏曰‘府’，引申之為府、史、胥、徒之‘府’。”《周禮・大宰》：“以八法治官府。”注：“百官所居曰府。”在現代漢語中，“府”的“藏財寶、文書的地方”一義已消失，但其古今義之間明顯存在聯繫。

“涕”，古義指眼淚。《說文解字》：“涕，泣也。”段玉裁注：“按‘泣也’二字，當作‘目液也’三字，轉寫之誤也。”《莊子・大宗師》：“孟孫才其母死，哭泣無涕，中心不戚。”《列子・湯問》：“悲愁垂涕相對。”《左傳・襄公二十三年》：“臧孫入，哭甚哀，多涕。”《史記・扁鵲倉公列傳》：“流涕長潸。”這幾例中“涕”均指眼淚。上古鼻涕用“泗”“洟”來表示，如《詩・陳風・澤陂》：“寤寐無為，涕泗滂沱。”毛亨傳：“自目曰涕，自鼻曰泗。”後來“涕”的詞義轉移指鼻涕，而“涕”的“眼淚”義與“鼻涕”義存在着一定的聯繫。

2. 詞義感情色彩的差異

詞義感情色彩的差異，是指某些詞義所表示的基本概念没變，但詞義的褒貶傾向有改變，詞義的輕重程度有不同。

（1）詞義褒貶的變化，是指由於社會習俗和人們認識變化的影響，詞義的褒貶揚抑也會隨之改變。有的中性詞變成了貶義詞或褒義詞，有的褒義詞變成了貶義詞，有的貶義詞變成了褒義詞，等等。例如：

“賄”，上古指財物，屬中性詞。如《周禮・天官・大宰》：“商賈阜通貨賄。”鄭玄注：“金玉曰貨，布帛曰賄。”《詩經・衛風・氓》：“以爾車來，以我賄遷。”毛亨傳：“賄，財；遷，徙也。”贈送財物也叫“賄”，如《左傳・昭公五年》：“出有贈賄。”中古以後“賄”變成貶義詞，指賄賂、用財物收買。

“祥”，古代主要的意思是預兆、徵兆，是吉凶預兆的總稱，屬中性詞。《左傳・僖公十六年》：“是何祥也？吉凶安在？”此例前面說“祥”，後面問“吉凶”，正說明“祥”本身無所謂吉凶。“祥”在古書中既可以表示吉兆，也可以表示凶兆。《國語・楚語上》：“榭不過講軍實，臺不過望氛祥。”注：“凶氣為氛，吉氣為祥。”此例指的是吉兆。《漢書・五行志中之上》：“時則有白眚白祥。”此例“祥”與“眚”並列，指的是凶兆。後來，“祥”只表示吉祥，變成了褒義詞。

“爪牙”，古義多指君王的得力武臣猛將，是個褒義詞。如《國語・越語上》：“夫雖無四方之憂，然謀臣與爪牙之士，不可不養而擇也。”《漢書・李廣得》：“將軍者，國之爪牙也。”《漢書・陳湯傳》：“戰克之將，國之爪牙，不可不重也。”其中“爪牙”義均為武臣。今義則指壞人的幫兇、走狗，屬貶義詞。

“鍛煉”，古義有玩弄法律，羅織罪名，對人進行誣陷的意思，是個貶義詞。《漢書・路溫舒傳》：“則鍛煉而周納之。”《後漢書・韋彪傳》：“忠孝之人，持心近厚；鍛煉之吏，持心近薄。”注：“鍛煉，猶言成熟也。言深文之吏，入人之罪，猶工冶與鑄陶，鍛煉使之成熟也。”現代“鍛煉”一詞不但没有這一意義，而且還含有褒義，如“鍛煉意志”“鍛煉身體”“勞動鍛煉”等。

（2）詞義輕重的變化。有些詞，古義所表程度輕，今義變重；有些詞，古義程度重，今義變輕。例如：

“恨”，古代的意思是遺憾、不滿，詞義較輕。《史記・老子韓非列傳》：“秦王見

《孤憤》、《五蠹》之書，曰：'嗟乎！寡人得見此人（指韓非）與之游，死不恨矣！'"
"死不恨"是"死了也不感到遺憾"之義。《漢書·蘇武傳》："子為父死亡所恨。""亡所恨"即沒有什麽遺憾。"恨"之今義為"讎視""怨恨""痛恨"，詞義程度明顯加重。

"誅"，古義較輕，表示用言詞責備。《說文解字》："誅，討也。"《周禮·天官·大宰》："八曰誅，以馭其過。"鄭玄注："誅，責讓也。"賈公彥疏："誅以馭其過者，臣有過失非故為之者，誅，責也，則以言語責讓之，故云以馭其過也。"《論語·公冶長》："朽木不可雕也，糞土之牆不可杇也，于予與何誅？"後來"誅"發展出"殺戮"之義，詞義變重，今義多用，並形成"誅戮"一詞。今成語有"天誅地滅"。

"病"，古義指重病、重傷，詞義重。《說文解字》："病，疾加也。"《玉篇》："病，疾甚也。"《左傳·成公二年》："擐甲執兵，固即死也；病未及死，吾子勉之。"句中的"病"指受了重傷。今義泛指各種疾病，即生理上或心理上的不正常的狀態，包括小毛病。

"感激"，古義是憤激、感動奮激的意思，詞義很重。如韓愈《張中丞傳後叙》："霽雲慷慨語曰：'雲來時，睢陽之人不食月餘日矣。雲雖欲獨食，義不忍。雖食且不下咽。'因拔所佩刀斷一指，血淋漓，以示賀蘭。一座大驚，皆感激為雲泣下。"諸葛亮《出師表》："先帝不以臣卑鄙，猥自枉屈，三顧臣於草廬之中，咨臣以當世之事。由是感激，遂許先帝以驅馳。""感激"的今義是指因別人的好意或幫助而對他產生好感或感謝之意，詞義較輕。

第二節　詞的本義與引申義

漢語中普遍存在着一詞多義的現象，引申是造成詞的多義性的根本原因。詞的義項內部有時候看起來紛繁復雜，實際上是一個互有關聯的嚴整系統。為了能夠以簡馭繁地掌握一個詞眾多的義項，需要瞭解什麽是本義、探求本義的方法、什麽是引申義、詞義引申的特點等問題。

一、詞的本義

1. 詞的本義概念

所謂本義，應該是指一個詞在其最初產生時所具有的意義。不過漢語的歷史久遠，史前漢語詞的原始意義大多難以確定。現在所說詞的本義，一般是指有文字材料作佐證的詞的本來意義。

一個詞往往有幾個意義，在這幾個意義中，必然有一個是本義，其他的意義是由這一意義發展而來的。

"解"在古漢語中的義項主要有八。①分解動物的肢體。《莊子·養生主》："庖丁為文惠君解牛。"②把繫着的東西解開。《韓非子·難一》："桓公解管仲之束縛而相之。"③分解，融化。仲長統《昌言·理亂》："土崩瓦解。"④調解，排解，和解。《戰國策·趙策三》："為人排患、釋難、解紛亂而無所取也。"⑤消除。《荀子·臣道》：

“遂以解國之大患。”⑥解釋。王充《論衡・問孔》：“孔子自解，安能解乎？”⑦理解，懂得。《莊子・天地》：“大惑者終身不解。”⑧懈怠，鬆弛。《詩經・大雅・烝民》：“夙夜匪解。”在這些義項中，“分解動物的肢體”是“解”的本義。《說文解字》：“解，判也。從刀判牛角。”“解”的甲骨文字形像人殺牛狀。《莊子・養生主》“庖丁為文惠君解牛”中的“解牛”即分解牛的肢體，是“解”的本義之用。其餘義項都是直接或間接地從這一義項引申出來的。

“習”在古漢語中的義項主要有五。①鳥學習飛翔時反復拍打翅膀，多次地學飛。《禮記・月令》：“鷹乃學習。”②反復練習。《論語・學而》：“學而時習之，不亦說乎？”③學習。《韓非子・五蠹》：“莫如修仁義而習文學。”④熟悉。晁錯《言守邊備塞疏》：“習地形，知民心。”⑤習慣。《商君書・戰法》：“民習以力攻難，故輕死。”在這五個義項中，鳥反復拍打翅膀學習飛翔是“習”的本義。《說文解字》：“習，數飛也。”“習”是形聲字，它的本義與“羽”有關。《禮記・月令》“鷹乃學習”中的“習”即是其本義之用。其餘義項都是直接或間接地從“習”的這一本義引申出來的。

在傳統語言學中，字和詞的區分不大嚴格。傳統語言學家所謂的字，往往就是詞。實際上字和詞是不同的概念，詞的本義也與字的本義有別。一個字可以是一個詞，也可以是幾個詞。但由於古漢語以單音詞為主，在多數情況下，詞的本義就是字的本義。所以傳統語言學說到某個字的本義時，實際上就是指這個字所表示的詞的本義。

2. 探求詞的本義方法

探求詞的本義一般可分為兩步：首先是分析字形結構，找出字形與詞義的關係；其次是尋找文獻實例作佐證。這裏所說的漢字字形，主要指的是古文字字形，包括甲骨文、金文和小篆等。

對象形、指事、會意字，可以直接分析字的形體來辨別其本義，然後再通過古代的語言材料來論證。例如以下之字。

“豆”，是個象形字，其外形像一隻高脚盤盂。《說文解字》：“豆，古食肉器也。”《國語・吳語》：“在孤之側者，觴酒、豆肉、簞食，未嘗敢不分也。”韋昭注：“豆，肉器。”《詩經・大雅・生民》：“卬盛于豆，于豆于登。”毛亨傳：“木曰豆，瓦曰登。豆，薦菹醢也。”鄭玄箋：“祀天用瓦豆，陶器質也。”由此可以斷定“豆”的本義是古代用來盛放肉食的器皿。

“本”“末”二字，都是指事字。《說文解字》：“木下曰本”，“木上曰末”。在象形字“木”之上加一個抽象的指事符號表示植物的末梢，在“木”之下加一個抽象的指事符號表示植物的根。《素問・移精變氣論》：“治以草蘇草荄之枝，本末為助。”王冰注：“凡藥有用根者，有用莖者，有用枝者，有用華實者，有用根、莖、枝、華實者，湯液不去則盡用之，故云本末為助也。”可見《素問》所用正是“本”“末”的本義。

“息”，是個會意字。其上是“自”，象鼻子的形狀，其下為“心”，似心臟之形。段玉裁《說文解字注》“息”字條云：“自者，鼻也。心氣必從鼻出，故從心自。”“息”的本義為鼻息，也就是呼吸。《難經・一難》“人一日一夜，凡一萬三千五百息”正是用的這個本義。

對形聲字，可以根據形聲字的形符（意符）確定其所屬的類別，再證以古書用例來辨別其本義。例如以下之字。

“脫”在古漢語中的義項主要有：①肉去皮骨；②脫落，失去；③解去，去掉；④逃脫，免禍；⑤散落，缺漏；⑥疏略，輕慢。“脫”的形符是“月（肉）”，上述六個義項中只有第一義項與“肉”有關，因此可知“肉去皮骨”可能是本義。再考察這一意義在古籍中的應用，如《禮記·內則》：“肉曰脫之，魚曰作之，棗曰新之。”孔穎達疏：“肉曰脫之者，皇氏云：‘治肉除其筋膜取好處。’故李巡注《爾雅·釋器》云：‘肉去其骨曰脫。’郭云：‘剝其皮也。’”《玉篇》：“脫，肉去骨。”根據這些可以斷定“肉去皮骨”是“脫”的本義，其他義項都是引申義。

“慢”在古漢語中的義項主要有：①傲慢；②輕忽，不盡職；③懶惰；④慢走；⑤緩慢。“慢”的形符是“心”，其本義必然與心理活動有關，因此可知“傲慢”是“慢”的本義，其他義項都是引申義。這一本義在古籍中也有應用，如《吕氏春秋·審應覽》：“今有人於此，無理慢易而求敬。”《史記·淮陰侯列傳》：“王素慢無禮，今拜大將如呼小兒耳。”

許慎的《說文解字》就是一部根據字形來分析本義的文字學專著，是我們探求詞的本義的重要參考書。

二、詞的引申義

1. 詞的引申義概念

所謂詞的引申義，是指從詞的本義派生出來的意義。引申義有近、遠之分，直接由本義派生出來的意義叫近引申義或直接引申義，由本義的近引申義再引申出來的意義叫遠引申義或間接引申義。例如以下之字。

“基”，本義是牆基。《說文解字》：“基，牆始也。”王筠《說文句讀》：“今之壘牆者，必埋石地中以為基。”由“牆基”引申為根本、基礎。《詩經·小雅·南山有臺》：“樂只君子，邦家之基。”毛亨傳：“基，本也。”又由“牆基”引申為開始、起頭。《國語·晉語九)：“基於其身。”韋昭注：“基，始也。”“根本”“開始”都是由本義引申出來的，所以都是直接引申義。

“向”，本義是朝北的窗子。《說文解字》：“向，北出牖也。”《詩經·豳風·七月》：“塞向墐户。”由“朝北的窗子”引申為朝向。《戰國策·燕策三》：“秦并趙，北向迎燕。”又由“朝向”引申為方向。《國語·周語上》：“明利害之向。”“朝向”是由本義直接派生出來的，為直接引申義。“方向”是由引申義“朝向”再引申出來的，為間接引申義。

“朝”，本義是早晨。《說文解字》：“朝，旦也。”《論語·里仁》：“朝聞道，夕死可矣。”由“早晨”引申為朝見、上朝。《左傳·宣公二年》：“盛服將朝。”又由“朝見”引申為朝廷。《論語·公冶長》：“赤也，束帶立於朝，可使與賓客言也。”又由“朝廷”再引申為朝代。傅咸《贈何劭王濟》：“赫赫大晉朝，明明闢皇闈。”上述引申義中，“朝見”是由本義直接派生出來的，為直接引申義。“朝廷”“朝代”是由引申義再引申出來的，都是間接引申義。

2. 詞義引申的方式

詞義的引申方式，歸納起來有鏈條式、輻射式與綜合式三種類型。

（1）鏈條式引申。鏈條式引申又稱遞進式引申、連鎖式引申，是指從本義出發，沿着同一方向的遞相引申。例如“繩”：

《說文解字》：“繩，索也。”本義是繩索。《易・繫辭》：“上古結繩而治，後世聖人易之以書契。”其中的“繩”正是本義之用。“繩”引申有如下義項。

1）由繩索引申為木工用以正曲直的“墨綫”。《荀子・勸學》：“木受繩則直。”《靈樞・逆順肥瘦》：“故匠人不能釋尺寸而意短長，廢繩墨而起平水也。”

2）由正曲直的墨綫引申為“標準”。《局方發揮》：“仲景諸方，實萬世醫門之規矩準繩也。”

3）若不合標準應使之合標準，故引申為“糾正”。《本草綱目》王世貞序：“複者芟之，闕者緝之，訛者繩之。”

“繩”的詞義引申關係可圖示如下。

繩索→墨綫→標準→糾正

再如“露”。

《說文解字》：“露，潤澤也。从雨，路聲。”桂馥《說文義證》：“潤澤也者，《玉篇》：‘露，天之津液下，所潤萬物也。”“露”的本義是“露水”。《詩經・小雅・湛露》：“湛湛露斯，匪陽不晞。”其中的“露”用的是本義。由“露”引申出的意義有如下四項。

1）露水只出現在室外，“露”因而引申出“露天”之義。《史記・平準書》：“太倉之粟陳陳相因，充溢露積於外，至腐敗不可食。”

2）由“露天”之義又引申出“顯露”的意思。《論衡・對作》：“文露而旨直，辭奸而情實。”

3）由“顯露”又引申出“洩露”之義。《後漢書・皇甫嵩傳》：“（張）角等知事已露，晨夜馳勑諸方，一時俱起。”

4）秘密被洩露了，往往招致失敗，因而又引申出“敗壞”義。《莊子・漁父》：“故田荒室露，永食不足。”郭慶藩集釋：“荒露謂荒蕪敗露。”

“露”的詞義引申綫索可圖示如下。

露水→露天→顯露→洩露→敗壞

（2）輻射式引申

輻射式引申又稱並列式引申，是以某一意義為中心，同時向四面輻射而派生出幾個意義的引申。例如“引”字。

《說文解字》：“引，開弓也。”這是“引”的本義。《孟子・盡心下》：“君子引而不發，躍如也。”正是“引”的本義之用。由本義“開弓”引申出的意義有如下六項。

1）拉，牽，引。《韓非子・人主》：“夫馬之所以能任重引車致遠道者，以筋力也。”

2）延長。《國語・楚語上》：“緬然引領南望。”

3）引導，率領。《史記・信陵君列傳》：“公子引侯生坐上坐。”

4）退卻，撤軍。《史記・秦本紀》：“秦不利，引兵歸。”

5）引用。《魏書・刑罰志》："今引以盜律之條。"

6）拿，取。《戰國策・齊策》："一人蛇先成，引酒且飲之。"

上述六個義項都是以本義"開弓"為基礎展開的，開弓須用力拉長弓弦，引申為拉、延長，引導是向前拉，退卻是向後拉，引用是拉來，拿是拉住。"引"的詞義輻射式引申可圖示如下。

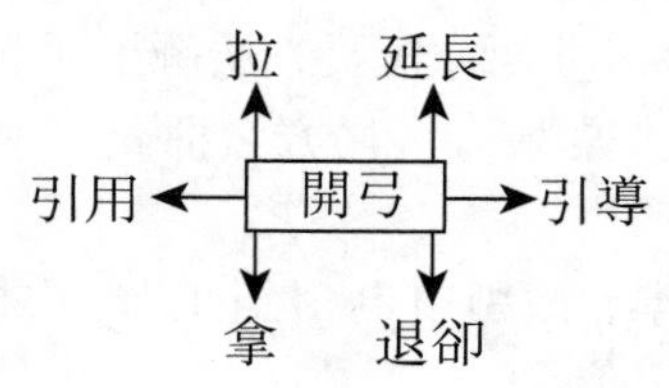

再如"際"。

《說文解字》："際，壁會也。"即兩牆的接缝。由本義"壁會"引申出的意義有如下四項。

1）交界處。《左傳・定公十年》："居齊魯之際而無事，必不可矣。"

2）邊緣。《楚辭・天問》："九天之際，安放安屬？"

3）會合，交際。《易・坎》："樽酒簋貳，剛柔際也。"

4）接近。《漢書・嚴助傳》："際天接地。"

上述四個義項都是直接從"壁會"引申出來的。"際"的引申關係如下圖所示：

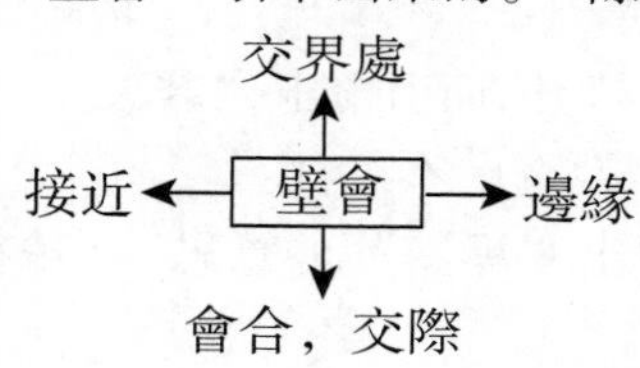

（3）綜合式引申

所謂綜合式引申，是指在一個詞的詞義系統內部，既有鏈條式引申也有輻射式引申，兩者交叉綜合在一起。綜合式引申在詞義引申中較為普遍，情況也較為複雜。例如"約"字。

《說文解字》："約，纏束也。"本義是捆縛。《戰國策・齊策四》："魯連乃為書約之以射城中。"由本義"捆縛"引申出的意義有如下六項。

1）套車。《戰國策・趙策四》："於是為長安君約車百乘，質於齊。"

2）約束。《論語・子罕》："夫子循循然善誘人，博我以文，約我以禮。"

3）約定。《史記・項羽本紀》："懷王與諸將約曰：'先破秦入咸陽者王之。'"

4）簽訂的盟約。《鹽鐵論・和親》："匈奴數和親，而常犯約。"

5）節儉。《荀子・榮辱》："約者有筐篋之藏，然而行不敢有輿馬。"

6）简約。《史記・屈原賈生列傳》："其文約，其辭微。"

"約"的這些詞義引申關係可圖示如下。

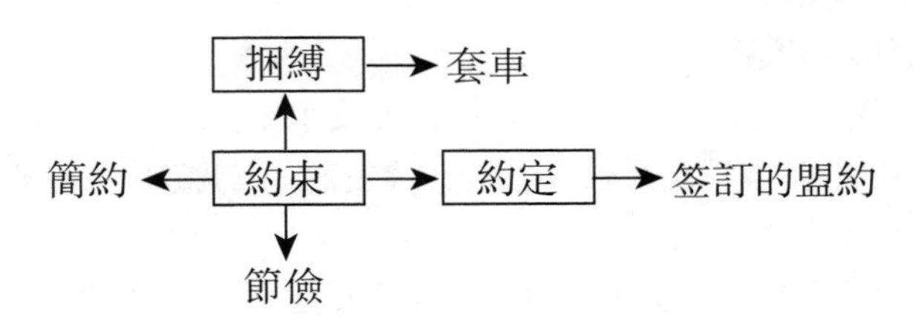

再如“歸”

本義是“女子出嫁”。《說文解字》：“歸，女嫁也。”《公羊傳・隱公二年》：“婦人謂嫁曰歸。”《詩經・周南・桃夭》：“之子于歸，宜其室家。”由“女子出嫁”可以引申出如下義項。

1）回家，返回。《詩經・小雅・杕杜》：“女心悲止，征夫歸止。”《孫子・軍爭》：“避其銳氣，擊其惰歸。”

2）歸屬，依附。《吕氏春秋・懷寵》：“故義兵至，則鄰國之民歸之若流水。”

3）匯聚。《論語・子張》：“天下之惡盡歸焉。”

4）藏。《易・說卦傳》：“萬物之所歸也。”注：“藏也。”

5）歸還。《史記・廉頗藺相如列傳》：“城不入，臣請完璧歸趙。”

6）終，結局。《易・繫辭下》：“天下同歸而殊塗。”《管子・形勢》：“異趣而同歸，古今一也。”

7）人死。《列子・天瑞》：“夫言死人為歸人，則生人為行人矣。行而不知歸，失其家也。”又：“鬼，歸也，歸其真宅。”

“歸”的詞義引申關係可圖示如下。

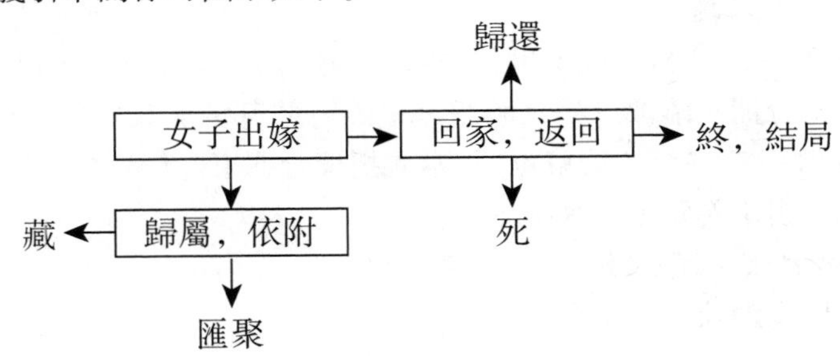

3. 詞義引申的基本趨勢

詞義的引申意味着人類抽象思維的日益發達，表现出語言的豐富和發展。從本義和引申義所表示的內容範圍或概念特點來看，由特定到一般、由具體到抽象，是詞義引申的基本趨勢。

（1）由特定義到一般義。本義所指是具有某一特徵的特定事物，而其引申義所指的是具有這一特徵的一般事物。這種詞義引申現象具有普遍性，也是詞義擴大的一條最重要的途徑。如“江”“河”由專指長江、黄河引申為泛指河流，“雌”“雄”由專指鳥類的雌雄引申為泛指所有動物的雌雄，都是由特定到一般的引申。再如以下之字。

“閉”，本義為關門。《說文解字》：“閉，闔門也。从門，才所以距門也。”“門”中的“才”像門鍵之形。《周易・復》：“先王以至日閉關。”用的是本義。後引申泛指閉上。《史記·張儀列傳》："願陳子閉口。"

"沒"，《說文解字》："沒，沉也。"本義是沉沒水中。《莊子·列禦寇》："其子沒於淵，得千金之珠。"由此引申泛指隱沒不露出。《史記·李將軍列傳》："以為虎而射之，中石沒鏃。"

"獲"，《說文解字》："獲，獵所獲也。"本指獵獲禽獸。由此引申為俘獲敵人。《禮記·檀弓下》："古之侵伐者……不獲二毛（指老年人）。"又引申泛指得到其他的東西。

"節"，《說文解字》："節，竹約也。"本義指竹節。《史記·龜策列傳》："竹，外有節理，中直空虛。"引申泛指木節、骨節等。

"顛"，《爾雅·釋言》："顛，頂也。"郭璞注："頭上。"本義是人的頭頂，引申為泛指物體頂部。《六書故·人三》："頭之上為顛，引之則山有顛，木亦有顛。凡高之所極皆曰顛。"

（2）由具體義到抽象義。漢字屬於表意文字的範疇，本義所指的事物往往比較具體，而其引申義所指對象則逐漸朝抽象化發展。如"道"由道路引申為途徑、方法，"經"由織物的縱綫引申為量度、治理、經歷等，都是從具體到抽象的引申。再如以下之字。

"苦"，《說文解字》："苦，大苦也，苓也。"本義是味苦的苦菜。《詩經·唐風·采苓》："采苦采苦，首陽之下。"用的是本義。引申為指一切的苦味。如《墨子·非攻》："少尝苦曰苦，多尝苦曰甘。"

"本"，本義指樹根。《說文解字》："木下曰本。"《國語·晉語》："伐木不自其本，必復生。"後引申指事物的基礎。如《論語·學而》："君子務本，本立而道生。"其中"本"指人賴以立身的基礎。

"析"，《說文解字》："析，破木也。"本義指劈開木頭。《詩經·齊風·南山》："析薪如之何？"引申為分開、離散。如《論語·季氏》："邦分崩離析而不能守也。"

"總"，《說文解字》："總，聚束也。"本義指聚合捆束。《詩經·衛風·氓》："總角之宴，言笑晏晏。"引申為歸總、總括等。

"煉"，本義是冶煉。《說文解字》："煉，冶金也。"《論衡·談天》："女媧銷煉五色石以補蒼天。"引申為鍛煉、磨煉等。

第三節　同義詞及其辨析

一、什麼是同義詞

一般認為，同義詞是指具有某個相同義項，而在其他義項或感情色彩及用法上存在着細微差别的一组詞。同義詞的本質特性，就是有同有異、同中有異。意義的相同是確定同義詞的依據，存在的差别是辨析同義詞的重點。例如："飢"和"餓"的基本意義都是肚子餓，但它們飢餓的程度卻有不同。"飢"指吃不飽，只是一般的肚子餓，語義較輕。如晁錯《论貴粟疏》："人情一日不再食則飢。""餓"在上古指完全沒有食物吃，是威脅到生命的飢餓，語義較重。如《左傳・宣公二年》：“初，宣子田於首山，舍於翳桑。見靈輒餓，問其病，曰：‘不食三日矣。”“飢”與“餓”對舉時，二者的不同更為明顯。如《韓非子・飾邪》：“家有常業，雖飢不餓。”

學習研究古漢語同義詞，要明其“同”，更要辨其“異”。只有分清同義詞之間的細微差異，才能準確地理解詞義，提高閱讀古書的能力。

古人很重視區分同義詞，古代訓詁學家常用的“統言無别，析言則分”的術語，主要就是用來分辨同義詞的細微差别。“統言”（又稱“渾言”）是籠統地、含混地說，是就同義詞的“同”而言；“析言”是分別地、對比地說，是就同義詞的“異”而言。

二、怎樣辨析同義詞

古漢語同義詞的差别是多方面的，辨析同義詞的方法也很多。一般認為，辨析同義詞可從詞義的內涵、範圍、程度輕重、使用對象、感情色彩和語法功能等幾個方面入手。例如：有的同義詞在詞義的內涵上有差異。“完”與“備”都有完全的意思，但“完”着重在事物的完整、沒有殘缺，如《孟子・離婁上》：“城郭不完，兵甲不多。”《世說新語・言語》：“大人豈見覆巢之下復有完卵乎？”“備”着重在數量上齊全、沒有遺漏，如《左傳・僖公二十八年》：“險阻艱難，備嘗之矣。”《孟子・滕文公上》：“且一人之身而百工之所為備。”

有的同義詞的意義範圍大小有差異。“官”與“吏”都有官員的意思，但它們表示的意義範圍不同。“官”本指朝廷辦事處、官府，如《禮記・玉藻》：“凡君召……在官不俟屨，在外不俟車。”鄭玄注：“官，謂朝廷治事處也。”又可指官職，如《左傳・成公二年》：“敢告不敏，攝官承乏。”還可指官員，如《周易・繫辭》：“百官以治，萬民以察。”“吏”最初是百官的通稱，《說文解字》：“吏，治人者也。”如《左傳・成公二年》：“王使委於三吏。”杜預注：“三吏，三公也。”漢代以後，“吏”一般指較低级的官員。

有的同義詞在詞義的程度輕重上有差異。“疾”與“病”都表示疾病，但在疾病的程度上有不同。《說文解字》釋“疾”為“病也”，釋“病”為“疾加也”。“疾”“病”二字連用時有兩種情況，一是同義搭配的雙音詞，二是“病”含有“病重”的意思。《左傳・宣公十年》：“初，魏武子有嬖妾，無子。武子疾，命顆曰：‘必嫁是。’疾病，則曰：‘必以為殉。’及卒，顆嫁之，曰：‘疾病則亂，吾從其治也。’”前面“武子疾”時，頭腦清楚；後來“疾病則亂”，說話糊塗。

有的同義詞在詞義的適用對象上有差異。“沐”“浴”“盥”“洗”都有洗滌的意義，但涉及的對象不同。《說文解字》：“沐，濯髮也。”“浴，洒身也。”“盥，澡手也。”“洗，洒足也。”“沐”指洗髮，如《左傳・僖公二十八年》：“叔武將沐，聞君至，捉髮走出。”“浴”指洗身，如《左傳・僖公二十三年》：“曹共公聞其（重耳）駢脅，欲觀其裸。浴，薄而觀之。”“盥”指洗手，如《周禮・夏官・小臣》：“大祭祀，朝覲，沃王盥。”賈公彥疏：“大祭祀……先盥手洗爵乃酌獻，故小臣為王沃水盥手也。”“洗”指洗脚，如《漢書・黥布傳》：“至，漢王方踞牀洗，而召布入見。”

有的同義詞的詞義感情色彩有差異。“比”與“周”都表示與人親近，但“比”指出於私心勾結到一起，如《禮記・緇衣》：“大臣不治而邇臣比矣。”鄭玄注：“比，私相親也。”“周”指出於忠信密切相合，如《論語・為政》：“君子周而不比，小人比而不周。”“比”相當於現代漢語的“勾結”，是貶義詞；“周”相當於現代漢語的“團結”，是褒義詞。

有的同義詞在詞義的語法功能上有差異。“畏”與“懼”都表示害怕、恐懼，但“畏”一般用作及物動詞，可以帶賓語，如《論語・季氏》：“君子有三畏：畏天命，畏大人，畏聖人之言。”“懼”通常用作不及物動詞，如《史記・扁鵲倉公列傳》：“簡子疾，五日不知人，大夫皆懼。”“懼”有時也可以帶賓語，但一般是使動用法。《老子》：“民不畏死，奈何以死懼之?”“懼之”是“使之懼”，此例“臣”與“懼”的語法功能差異對比明顯。

還需要說明一點，同義詞之間的差異，往往是多方面的。如“殺”“弒”“誅”，既有適用對象上的差異，又有感情色彩方面的差異。“殺”的使用範圍較廣，重在叙述事實，是中性詞；“弒”只能用於下殺上，含有對殺人者的譴責，是貶義詞；“誅”則用於上殺下、有道殺無道、處死有罪者，含有對被殺者的貶斥，是褒義詞。《孟子・梁惠王下》：“聞誅一夫紂矣，未聞弒君也”，句中“誅”與“弒”的適用對象、感情色彩明顯不同。因此，辨析同義詞只有作綜合地全面地分析比較，才能對它們的細微差別有深入的瞭解。

第三章　語　法

按照陳望道先生在《修辭學發凡》一書中表達的意見，文章的修辭可以分為消極修辭和積極修辭兩種。無論是消極修辭還是積極修辭，都與語法相關。瞭解語法的一般規律，對於閱讀古代文章是十分必要的。

語法就是語言的法則，是語言中組詞造句的結構規律。語法是客觀存在的。有人說“中國古代沒有語法”，這顯然是錯誤的。“文無定法，文成而法定”。語法是在語言實踐中約定俗成的。語法是與語言相伴而生的，但在中國，漢語語法的研究和漢語語法学的建立與漢語言的悠久歷史相比卻是很晚的，我國第一部有完整體系的古漢語語法學著作是 1898 年出版的《馬氏文通》。《馬氏文通》的問世，在當時和後來都有巨大的影響，從此漢語語法就逐步成為一門專門的學問。漢語語法從古到今發生了很大的變化，在此我們主要講述有别於現代漢語的古代漢語語法現象。

第一節　實詞的活用

漢語中的詞彙，從語法角度講可划分出若干類别，且每一类都具有特定的語法功能，这被稱為“詞類”。如：名詞主要用作主語、賓語而不能作謂語，名詞不能受副詞的修飾和限制等。但是在古代漢語中某些詞彙在一定的語言環境中，可以臨時改變詞性和功能，改變意義，這種語言現象就叫做“詞類活用”。

詞類活用，是古漢语語法中的一個非常重要的問題。所謂詞類活用，作為一個語法術語，指的是一個詞在它所屬詞類的語法職能之外的一種靈活用法。這種靈活用法，超出了它所屬詞類固有的語法職能，擔當了别的詞類的語法職能，臨時用如别的詞類，因此稱為詞類活用。詞類活用是某類詞在特定的語言環境中的一種臨時性的靈活運用，這種用法是以一定的語言環境作為存在條件的，一旦這種條件消失，它就不再具備這種臨時性的語法職能。這是詞類活用的第一個特點。某類詞在特定環境中活用後的功能，不是它原屬詞類的本質特徵，但卻是活用後所屬詞類的本質特徵，這是詞類活用的第二個特點。

一、名詞活用作動詞

名詞活用作動詞，是名詞在特定的語言環境中臨時起了動詞的作用，擔當了只有動詞才能具有的職能。既然是活用，它同樣具有詞類活用的兩個特點，即是說名詞活用為動詞是以某特定的語言環境為條件的；名詞活用為動詞後所具有的臨時職能，不是名詞的本質特徵，但卻是動詞的本質特徵。古漢語中名詞活用作動詞是非常普遍和突出的现象。

1. 代詞前面的名詞活用作動詞

代詞的語法功能主要是作主語和賓語，並且不受名詞的修飾和限制。因此，當代詞前面出現名詞時，就說明這個名詞是處於謂語的位置，則必然活用作動詞。例如以下例句中的加點字。

1）知我罪我，一任當世。（《温病條辨·序》）

2）意欲之適，則使二僕夫輿之。（《錢仲陽傳》）

3）山人霜降前採取，蒸殺貨之。（《本草綱目》）

4）囊之可枕，釀之可飲。（《本草綱目》）

5）諸病有聲，鼓之如鼓。（《病機論》）

以上各句加着重号的"罪""輿""貨""囊""鼓"都是用在代詞"之"前邊的名詞，活用作動詞後，應分別解釋為"怪罪""擡""賣""裝入布袋""敲"。

2. 副詞後面的名詞活用作動詞

副詞的語法功能是修飾和限制謂語。因此，名詞處於副詞之後就是佔據了謂語的位置，則必然活用作動詞。例如以下例句中的加點字。

1）居里舍，杜門不冠屨。（《錢仲陽傳》）

2）此可無藥而愈。（《錢仲陽傳》）

3）凡醫咸言背及胸藏之間不可妄針。（《華佗傳》）

4）句句皆理，字字皆法。（《類經·序》）

5）甯士不魯鄒，客不公侯，何可一日無賈君？（《贈賈思誠序》）

以上各句加着重號的"冠屨""藥""針""理""法""魯鄒""公侯"都是用在副詞後邊的名詞，活用作動詞後，應分別解釋為"戴帽穿鞋""治療""扎針""合理""合法""成為孔子孟子""封公封侯"。

3. 能願動詞後面的名詞活用作動詞

能願動詞的語法功能是與行為動詞一起構成合成謂語。因此，名詞處於能願動詞之後就是佔據了謂語的位置，則必然活用作動詞。例如以下例句中的加點字。

1）今尚能粥，居五日而絕。（《錢仲陽傳》）

2）若當針，亦不過一兩處。（《華佗傳》）

3）其苗可蔬，葉可啜，花可餌，根實可藥。（《本草綱目》）

4）囊之可枕，釀之可飲。（《本草綱目》）

5）明能燭幽，二豎遁矣。（《類經·序》）

以上各句加着重號的"粥""針""蔬""餌""藥""枕""燭"都是用在能願動詞後邊的名詞，活用作動詞後，應分別解釋為"喝粥""扎針""作為蔬菜""吃""入藥""作枕頭""照亮、洞察"。

4. 無並列、偏正關係的幾個名詞連用其中必有一個活用作動詞

1）菊春生夏茂，秋花冬實。（《本草綱目·菊》）

2）若大法天則地，隨應而動，和之者若響，隨之者若影。（《黄帝內經·寶命全形論》）

3）經方者，本草石之寒温。（《漢書·藝文志》）

4）範金揉木，逐欲之道方滋。（《新修本草·序》）

5）或識其真要，則目牛無全。（《黄帝內經素問·序》）

以上各句加着重號的“花”“實”“法”“則”“本”“範”“目”，活用作動詞後，應分別解釋為“開花”“結果”“取法”“效法”“根據”“用模子鑄造”“視”。

5. 介賓短語前後的名詞活用作動詞

古代漢語中的介賓短語主要是用於謂語前後作狀語或補語。如果名詞處於介賓短語的前後，實際上就是佔據了謂語的位置，所以就必然地活用作動詞。例如以下例句中的加點字。

1）曾祖賓隨以北，因家於鄆。（《錢仲陽傳》）

2）外內相得，無以形先。（《黄帝內經》）

3）乃命侍臣為之序引。（《銅人腧穴針灸圖經·序》）

4）以十分率之。（《汗下吐三法賅盡治病詮》）

以上各句加着重號的“家”“先”“序引”“率”，都是用在介賓短語前面或後面的名詞，活用作動詞後，應分別解釋為“搬家”“放在前邊”“作序言”“衡量”。

6. 由連詞“以”“而”連接的名詞活用作動詞

古代漢語中，“以”“而”作連詞，主要是連結謂詞，在其前後出现的名詞，當然地就活用作動詞。例如以下例句中的加點字。

1）祖賓隨以北，因家於鄆。（《錢仲陽傳》）

2）余歷吴門，泛五湖而東。（《明處士江民瑩墓誌銘》）

3）居貧，躬自稼穡，帶經而農。（《皇甫謐傳》）

4）別目以冠篇首。（《黄帝內經素問·序》）

5）虛心而師百氏。（《温病條辨·序》）

以上各句加着重號的“北”“東”“農”“目”“冠”“師”，都是由連詞“以”或“而”連結的名詞，活用作動詞後，應分別解釋為“北上”“東行”“幹農活”“加上題目”“放在開頭”“學習”。

7. 跟特指代詞“者”“所”一起構成者字短語、所字短語的名詞活用作動詞

正常情況下，能夠跟特指代詞“者”“所”一起構成者字短語、所字短語的是動詞或動詞性短語，如果跟“者”“所”一起構成者字短語、所字短語的是名詞，該名詞必然活用作動詞。例如以下例句中的加點字。

1）肆所貨，官司所取者。（《本草綱目》）

2）聞子敬所餌與此類。（《與崔連州論石鐘乳書》）

3）風寒所災，百毒所傷。（《養生論》）

4）文王之宥方七十里，芻蕘者往焉，雉兔者往焉。（《孟子·梁惠王下》）

5）嘗恨所業未精，有志於學。（《東垣老人傳》）

以上各句加着重號的“貨”“餌”“災”“芻蕘”“雉兔”“業”，都是跟“者”

“所”一起構成者字短語、所字短語的名詞，活用作動詞後，應分別解釋為“賣”“服用”“傷害”“割草”“打獵”“學習”。

二、名詞作狀語

名詞的語法功能本來是不能作狀語的，但在古代漢語中，名詞卻常常活用作狀語。判斷名詞作狀語的條件只有一個，就是用在謂語前邊的名詞如果不是主語，便活用作狀語。名詞用在動詞或表示性質變化的形容詞之前，表明動作發生的狀態、依據、時間、方位、處所，或事物發生變化的狀態、性質、頻率，這些都可以判斷為名詞作狀語。

1. 表示比喻

1）一時學者咸聲隨影附。(《丹溪翁傳》)

2）熊頸鴟顧，引挽腰體。(《華佗傳》)

3）一以參詳，群疑冰釋。(《黃帝内經素問・序》)

4）而又有目醫為小道，並是書且弁髦置之者。(《類經・序》)

5）其用藥也，神施鬼設。(《徐靈胎先生傳》)

其中，“聲”“影”“熊”“鴟”“冰”“弁髦”“神”“鬼”，都是名詞作狀語，分別比喻“像回聲一樣”“像影子一樣”“像熊一樣”“像鴟鳥一樣”“像冰雪一樣”“像對待弁髦一樣”“像神一樣”“像鬼一樣”。

2. 表示憑藉、依據

1）夫神仙雖不目見，然記籍所載，前史所傳，較而論之，其有必矣。(《養生論》)

2）存其可濟於世者，部居別白，都成一篇。(《串雅・序》)

3）此寒曠也，法宜温。(《贈醫師葛某序》)

其中，“目”“部”“法”，都是名詞作狀語，分別表示“用眼睛”“按類別”“根據治法”。

3. 表示時間、處所

1）所以聖人春夏養陽，秋冬善陰。(《素問・四氣調神大論》)

2）不得道聽塗說，而言醫道已了。(《大醫精誠》)

3）於是諸醫之笑且排者始皆心服口譽。(《丹溪翁傳》)

4）目上視，溲注而汗泄。(《華佗傳》)

5）朝聞道，夕死可矣。(《論語・里仁》)

其中，“春夏”“秋冬”“道”“塗”“心”“口”“上”“朝”“夕”，都是名詞作狀語，分別表示“在春天和夏天”“在秋天和冬天”“在道路上”“在路途中”“從内心裹”“在口頭上”“向上”“在早晨”“在晚上”。

需要指出的是，時間名詞“日”(“月”和“歲”不常見)在句中作狀語，常有以下兩種意義。

第一，“日”用在行為動詞之前，表示動作行為的經常性。表示“每天”或“天天”。如：翁自幼好學，日記千言。(《丹溪翁傳》)

第二，“日”用在形容詞之前，表示情況的逐漸發展。表示“一天天地”或“一天

比一天”。如：東陽陳叔山小男二歲得疾，下利常先啼，日以羸困。（《華佗傳》）

4. 表示工具、方式

1）病若在腸中，便斷腸湔洗，縫腹膏摩。（《華佗傳》）

2）太祖累書呼，又敕郡縣發遣。（《華佗傳》）

3）決死生，驗差劇，若燭照而龜卜。（《贈醫師葛某序》）

4）遂表請修定，深副聖懷。（《新修本草・序》）

5）凡所加字，皆朱書其文。（《黃帝內經素問注・序》）

其中，“膏”“書”“燭”“龜”“表”“朱”，都是名詞活用作狀語，分別表示“用藥膏”“用書信的方式”“用蠟燭”“用龜甲”“用奏表的方式”“用紅色”。

三、形容詞活用作動詞

形容詞活用作動詞是指形容詞具有了行為動詞的意義。形容詞活用作動詞以後，並沒有失去其本身的意義，而是起到了突出和強調的作用。例如以下例句中的加點字。

1）翁窮晝夜是習。（《丹溪翁傳》）

2）又可以醫師少之哉？（《丹溪翁傳》）

3）聞貴婦人，即為帶下醫。（《扁鵲傳》）

4）吾老，欲道傳後世，艱其人奈何？（《東垣老人傳》）

5）便繁臺閣二十餘載。（《外臺秘要・序》）

6）人每賤薄之。（《串雅・序》）

7）為聞今之乘華軒，繁徒衛者。（《串雅・序》）

8）儼然峨高冠，竊虛譽矣。（《串雅・序》）

9）故學者必須博極醫源，不得道聽塗說，而言醫道已了。（《大醫精誠》）

10）上極天文，下窮地紀，中悉人事。（《類經・序》）

以上例句中，形容詞“窮”“少”“貴”“艱”“便繁”“賤薄”“繁”“峨”“博極”“極”“窮”“悉”，都是形容詞活用作動詞，分別表示“用盡”“輕視”“尊重”“難以找到”“多次供職”“鄙視”“擁有眾多”“（头上）高顶着”“廣泛而深入地研究”“深入地研究”“透徹地研究”“全面地研究”。

四、使動用法

使動用法是一種特殊的動賓關係，實際上不該帶賓語的謂語帶上了賓語，是以動賓結構的形式表達兼語式的內容。從邏輯關係上看，謂語所代表的動作和性質不是主語發出的和具備的，相反是賓語所發出的和具備的。活用作使動用法的常常是動詞（多為不及物動詞）、形容詞和名詞。簡單地說，就是主語使賓語怎麼樣。

1. 動詞的使動用法

1）既而困憊，不能起床，乃以衽席及薦闕其中，而聽其自下焉。（《古今醫案按》）

2）及參膏成，三飲之蘇矣。（《丹溪翁傳》）

3）此可以活人。（《華佗傳》）

4）故天下盡以扁鵲為能生死人。（《扁鵲傳》）

5）乃以法大吐之。（《丹溪翁傳》）

以上例句中，動詞“闕”“飲（yìn）”“活”“生”“吐”，都是使動用法，分別表示“使其中間空”“使之飲（yǐn）”“使人活命”“使死人復活”“使之大吐”。其中，除了“吐”是及物動詞以外，其餘都是不及物動詞。

2. 形容詞的使動用法

1）華其外而悴其內。（《傷寒論·序》）

2）僕方思輯其梗概，以永其人。（《與薛壽魚書》）

3）神農始之，黃帝昌之。（《與薛壽魚書》）

4）寒熱攻補不得其道，則實其實而虛其虛。（《醫學源流論》）

5）過當則傷和，是以微其劑也。（《鑒藥》）

以上例句中，形容詞“華”“悴”“永”“昌”“實”“虛”“微”，都是使動用法，分別表示“使其外表華貴”“使其內部憔悴”“使其人永垂不朽”“使其繁荣昌盛”“使實證更實”“使虛證更虛”“使其劑量小”。

3. 名詞的使動用法

1）慮此外必有異案良方，可以拯人、可以壽世者。（《與薛壽魚書》）

2）斯何以保其元氣，以收聖人壽民之仁心哉？（《諸家得失策》）

以上例句中，名詞“壽”，都是使動用法，分別表示“使……長壽”。

五、意動用法

意動用法是一種特殊的動賓關係，實際上一般不該帶賓語的謂語帶上了賓語，是以動賓結構的形式表達主謂詞組作賓語的內容。從邏輯關係上看，謂語所代表的動作和性質不是主語發出的和具備的，相反是賓語所發出的和具備的。簡單地說，就是主語認為賓語怎麼樣或是什麼。活用作意動用法的主要是形容詞和名詞。

1. 形容詞的意動用法

1）舍客長桑君過，扁鵲獨奇之。（《扁鵲傳》）

2）今作郡而送之，是貴城陽太守而賤梁柳，豈中古人之道？（《皇甫謐傳》）

3）同死生之域，而無怵惕於胸中。（《漢書·藝文志》）

4）而貪常習故之流，猶且各是師說。（《温病條辨·叙》）

5）帝善其對，年老卒官。（《郭玉傳》）

以上例句中，形容詞“奇”“貴”“賤”“同”“是”“善”，都是意動用法，分別表示“認為他是奇特的”“認為城陽太守是高貴的”“認為梁柳是低賤的”“認為死生之域是相同的”“認為自己老師的學說正确”“認為他的回答是正確的”。

2. 名詞的意動用法

1）扁鵲過齊，齊桓侯客之。（《扁鵲傳》）

2）余子萬民，養百姓，而收其租稅。（《靈樞·九針十二原》）

以上例句中，名詞“客”“子”，都是意動用法，分別表示“把他當作客人”“把萬民當作自己的孩子”。

第二節　特殊的語序

語序是句子成分的結構順序。熟練掌握語序特徵對把握語義無疑具有重要的意義。古代漢語有一些特殊的語序是現代漢語所沒有的，即所謂“古人文法多倒”。古代漢語的特殊語序主要表現為主謂倒裝、定語後置、賓語前置和狀語後置。

一、主謂倒裝

為了強調謂語，而把謂語提到主語的前面，叫做主謂倒裝。

1）予窺其人，睟然貌也，癯然身也，津津然譚議也。（《本草綱目・原序》）

2）使必待渴而穿井，鬥而鑄兵，則倉卒之間，何所趨賴？（《病家兩要說》）

3）宜乎前賢比之君子，神農列之上品，隱士采入酒斝，騷人餐其落英。（《本草綱目・菊》）

4）普依准佗治，多所全濟。（《華佗傳》）

其中，例一，“睟然貌也，癯然身也，津津然譚議”中，“貌”“身”“譚議”分別是主語，“睟然”“癯然”“津津然”分別是謂語，其正常的語序應當是“貌睟然也，身癯然也，譚議津津然也”。例二，“何所趨賴”的“何”是謂語，“所趨賴”是主語，正常的語序應當是“所趨賴何”。例三，“宜乎”是謂語部分，“前賢比之君子，神農列之上品，隱士采入酒斝，騷人餐其落英”是主語。例四，“多”是謂語，“所全濟”是主語。

二、定語後置

定語後置，指為了強調中心語而把定語置於中心語之後。定語後面加上結構助詞“者”字作為標誌，有時在中心詞和後置定語之間另加結構助詞“之”，構成“……之……”結構。如以下例句。

1）鵲至虢宮門下，問中庶子喜方者。（《扁鵲傳》）

2）慮此外必有異案良方，可以拯人，可以壽世者。（《與薛壽魚書》）

3）鄉之諸醫泥陳、裴之學者，聞翁言，即大驚而笑且排。（《丹溪翁傳》）

4）又有醫人工於草書者，醫案人或不識，所系尚無輕重。（《吳門匯講・書方宜人共識說》）

5）故醫方卜筮，藝能之難精者也。（《大醫精誠》）

6）一旦有急，不得已付之庸劣之手，最非計之得者。（《病家兩要說》）

第一个例句中，“喜方”是“中庶子”的後置定語；第二个例句中，“可以拯人，可以壽世”是“異案良方”的後置定語；第三个例句，“泥陳、裴之學”是“諸醫”的後置定語；第四个例句，“工於草書”是“醫人”的後置定語；第五个例句中，“難精”是“藝能”的後置定語；第六个例句中，“得”是“計”的後置定語。其中，前四个例句是以“者”作為後置定語的標誌，后二个例句是“……之……者”結構的後置定語。

而在實際語言中，還有像“仰大聖上智於千古之邈”（《類經·序》）這樣的句子，其中“於千古之邈”應當視為“大聖上智”的後置定語。

三、賓語前置

為了強調賓語，而把賓語提到謂語之前。賓語前置是古代漢語中非常普遍也是非常複雜的語序。掌握賓語前置這一語序是非常重要的。賓語前置按其規律可以分為下面幾種情況。

1. 疑問句中，疑問代詞作賓語，往往前置

1）修身篤學，自汝得之，于我何有？（《皇甫謐傳》）

2）皮之不存，毛將安附焉？（《傷寒論·序》）

2. 否定句中，代詞作賓語，往往前置。

1）危期當不越宿，遽辭以出。人咸不之信。（《對山醫話》卷一）

2）下此以往，未之聞也。（《傷寒論·序》）

3. 以“之”“是”為標誌的前置賓語

1）去本而末是務。（《丹溪翁傳》）

2）夫滯下之病，謂宜去其舊而新是圖。（《古今醫案按·痢》）

3）不惜其命，若是輕生，彼何榮勢之云哉？（《傷寒論·序》）

4）其何裨之與有？（《類經·序》）

4.“唯（惟）……是（惟）……”“唯……之……”結構

1）孜孜汲汲，惟名利是務。（《傷寒論·序》）

2）取其色之美，而不必唯土之信，以求其至精。（《與崔連州論石鍾乳書》）

3）而世人不察，惟五穀是見，聲色是耽。（《養生論》）

5. 介詞的賓語前置

1）何以言太子可生也？（《扁鵲傳》）

2）第以人心積習既久，訛以傳訛。（《類經·序》）

3）則聖人不合啟金縢，賢者曷為條玉版？（《外臺秘要·序》）

6. 無任何標誌的前置賓語

1）翁窮晝夜是習。（《丹溪翁傳》）

2）日用不知，於今是賴。（《新修本草·序》）

3）素位而行學，孰大於是，而何必舍之以他求？（《與薛壽魚書》）

四、狀語後置

從大量語言材料的分析中，我們發現：古代漢語中用於謂詞之後的介賓短語，真正作補語的是不多的，且情況比較簡單，而絕大多數都是後置的狀語。介賓短語作後置狀語，情況非常複雜，具體說來，大致有以下幾種情況。

1. 表示動作行為發生的時間、處所

1）夫為稼［於湯之世］。（嵇康《養生論》）

2）心戰［於內］，物誘［於外］。（嵇康《養生論》）

2. 表示動作行為憑藉的依據、工具、方式

1）治寒［以熱藥］，治熱［以寒藥］。（《神農本草經・序錄》）

2）是故非誠賈不得食［於賈］，非誠工不得食［於工］，非誠農不得食［於農］。（《管子・乘馬》）

3. 表示動作行為關涉的物件

1）昔歐陽子暴利幾絕，乞藥［於牛醫］。（《串雅・序》）

2）遂令末學，昧［於源本］。（《脈經・序》）

4. 表示事情發生的原因

1）夫百病之始生也，皆生［於風雨、寒暑、清濕、喜怒］。（《靈樞・百病始生》）

2）民固嬌［於愛］而聽［於威］矣。（《韓非子・五蠹》）

5. 表示比較的物件

1）天下之病孰有多［於溫病］者乎？（《溫病條辨・序》）

2）故君子莫大［乎與人為善］。（《孟子・公孫丑上》）

6. 引出動作行為的主動者

1）人之傷［於寒］也，則為病熱。（《素問・熱論》）

2）是编者倘亦有千慮之一得，將見擇［於聖人］矣，何幸如之。（《類經・序》）

以上介賓短語作狀語，都是由於行文的種種需要而置於謂詞之後。也有人因為它們置於謂詞之後而把它們當作補語。

我們明白了後置狀語的種種情況以後，那麽，在什麼樣的情況下介賓短語才是真正的補語呢？凡是用在謂詞之後表示動作行為的歸趨、結果或着落的都是補語。如以下例句。

1）流共工〈於幽州〉，放驩兜〈於崇山〉。（《尚書・堯典》）

2）百歲之後，歸〈於其室〉。（《詩經・唐風・葛生》）

3）被發〈及地〉，搏膺而踴。（《左傳・成公十年》）

4）射其左，越〈於車下〉，射其右，斃〈於車中〉。（《左傳・成公二年》）

5）流血〈及屨〉，未絕鼓音。（《左傳・成公二年》）

6）雞鳴狗吠相聞而達〈乎四境〉。（《莊子・逍遙遊》）

7）投〈諸渤海之尾〉，隱土之北。（《列子・湯問》）

8）其劍自舟中墜〈于水〉。（《呂氏春秋・察今》）

9）景公有愛女，請嫁〈于晏子〉。（《晏子春秋・內篇・雜下》）

10）乃今我里有方士淪跡〈於醫〉。（劉禹錫《鑒藥》）

通過以上分析和對比，我們不難看出後置狀語和補語在表意上的不同。我們在分析謂語之後的介賓短語所歸屬的句子成分時，必須結合文意的表達，因為分析句子成分的最終目的在於使我們對文意的理解更準確更規範。我們決不能單單根據位置關係把處在謂詞之後的介賓短語都歸之於補語。在理解謂語之後的介賓短語時，可以提到謂語之前的是後置狀語，而絕對不能提到謂語之前的，才是真正的補語。

第四章　工具書

第一節　辞書的編排與檢索

中國古代并無字典與詞典之說，統稱為“字書”，這是因為古代漢語中單音節詞居多，字與詞往往不再區分。古代的辭書分為字書（字形）、訓詁書（意義）、韻書（讀音）。《說文解字》是第一部分析字形、探討字體結構源流的字書；《爾雅》是中國第一部分類訓釋通義詞的訓詁專書，也就是詞典；《廣韻》是中國現存最完整的一部歸納字音兼釋字義的韻書。清代《康熙字典》開始以“字典”命名，當時“字典”就專指《康熙字典》，它是中國古代收字最多的字典，收字近 5 萬個。1915 年和 1931 年出版的《辭源》，1936 年出版的《辭海》，繼承了傳統字書的特點，吸收了國外詞典編撰的長處，首次創立了詞條，收錄反映科學文化知識的百科詞條。1937 年，黎錦熙主编的《國語詞典》首次按注音字母音序排列。

漢語的辭書按照漢字的形、音、義三要素，主要有三種類型的編排法，即形序編排法，音序編排法，義序編排法。《爾雅》按照詞語意義分類編排，屬於義序編排法，對後世字典辭書的編纂產生一定的影響。揚雄的《方言》、劉熙的《釋名》等都屬於義序编排法。由於按照意義編排的辭書查檢不便，我國第一部字典——東漢許慎的《說文解字》按照漢字的部首進行編排，给查檢以極大的方便。這是漢語辭書所特有的編排方法，對字典辭書的编排具有深遠的影響。後世按照部首、筆形、筆畫及四角號碼編排的辭書，都是在它的基礎上改良變化而成的。為了審音辨韻的需要，隋唐時期出現了按音序编排的辭書《切韻》與《唐韻》，北宋時期有《廣韻》問世，後來又有《平水韻》。古漢語常用辭書主要采用按部首編排、按音序编排、按筆畫編排、按號碼編排等方法。

一、部首編排法

部首編排法是漢語辭書最常用的编排方法。部首編排法屬於形序編排法，這種方法是把所收條目按字的部首歸類編排。它按照漢字部首的筆畫數的次序编排。部首是漢字的組成部分，具有相同偏旁的漢字匯集在一起，成為一部。這一部所共有的那個偏旁列於首位，稱為部首。按部首编排漢字，可以從字形上顯現出字義之間的聯繫，即屬於同一個意義範疇。例如芍、芩、苓、藥等編在艸部，艸就是這一類字的部首，這一部字大致上都屬於草本植物範疇或與草本植物有聯繫；病、瘦、瘵、瘨等编入疒部，疒就是這一類字的部首，這一部字一般都與疾病相關。

部首編排法由東漢許慎創造。他在《说文解字》中將所收9353字分為540部。其後的字典、詞典在此基礎上加以改造，一般合并為214部左右，如《字匯》《康熙字典》《辭源》等。使用此法要注意古今字形的變化和部首的差異，如“都”字在《說文解字》《辭源》等書的“邑”部可以查到，而在《新華字典》的部首檢字表中它却在“阝(右)”部。使用部首编排法檢字，首先要瞭解該書有哪些部首，熟悉部首的次序，其次要分析判定所查字的所屬部首，然後按照部首表查檢。此外，還要注意以下幾個問題。

1. 分析并確定形聲字的形符

字典、詞典一般都把形符作為部首。在現行漢字中，形聲字達到90%以上。其中多数是形符在左邊，如河、桂、祺、悟。形符也有在其他位置上的：刺、欲、故、郡，形符在右；客、管、霧、究，形符居上；惑、吾、贊、墊，形符處下；問、固、匿、周，形符圍外；聞、悶，形符存内；衢、瓣，左右合為形符；衷、袤，上下合為形符；嗣、荆形符在左上；穎、轂形符在左下；望、旭形符在右上；騰、赖，形符在右下。

需要指出的是，各種字典的部首多寡不等。多者如《說文解字》分為540部，少者如《新華字典》分為189部。《現代漢語詞典》分為188部。部首多寡不同，一些字的歸部便有差異。

2. 熟悉部首的變體

所謂部首的變體，是指同一部首因處於漢字的不同部位而發生形體的變化。以《康熙字典》的部首為例：今、仁、以都屬人部，沓、永、汗都屬水部，灸、然都屬火部，猷、猝都屬犬部，怨、忪、恭都屬心部，腐、肋、育都屬肉部。

3. 識別其本身就是部首的字

對於這類字不可誤拆。例如“采”不在爪部或木部，“音”不在立部或日部，“香”不在禾部或日部，“麻”不在广部或木部，“鼓”不在士部或支部，“鼻”不在自部或田部，它們都是獨立的部首字。

4. 數清部首以外的笔畫後查字

例如“顙”屬頁部，左邊的“桑”為十畫，在頁部的十畫字內就可以查到“顙”。“癯”屬疒部，裏面的“瞿”為十八畫，在疒部的十八畫內就可以查到“癯”。

5. 查閱難檢字

對於有些不容易看出部首的難檢字，可查“難檢字表”“筆畫檢字表”或“筆畫索引”。

部首编排法的優點：一是主要以偏旁歸屬部首，便於讀者從分析漢字結構的角度來查找與學習漢字；二是即使不明字音也可查檢。缺點：一是有的部首不易確定；二是各種字典、詞典的部首分類不統一。

二、筆畫編排法

筆畫编排法是按照漢字筆畫多少、起筆筆形的順序來编排字頭或詞條的方法。即以該字或詞條首字的筆畫数為序，筆畫數少的在前，多的在後。同筆畫数的字則以起筆筆形為序编排，如：一（横）、丨（豎）、丿（撇）、丶（點）、乙（折）。若詞條的首字相同，則按次字筆畫、筆形排列，依此類推。如《十三經索引》《中國人名大詞典》《中國古今地名大辭典》《中國醫學大辭典》《中藥大辭典》等即按筆畫编排法排列。其他字典、詞典都有按筆畫编排的索引，如《漢語大字典》《漢語大詞典》《辭海》《辭源》等。

筆畫編排法的優點是克服讀音不准、部首難分的困難，因而比較容易掌握。其缺點有三：一是筆畫需一筆筆地數，查找費時；二是漢字的手寫體與印刷體的寫法不一，筆畫時有出入；三是有些字的起筆與筆順不易確定。使用此法還要注意新舊字形的變化，如“吕”，新字形是六畫，而舊字形是“呂”，兩口之間多一撇兒，是七畫。

三、號碼編排法

新印古籍和辭書習慣采用號碼编排法。號碼法是把漢字的各個部位的筆形規定為一定的數碼，再把漢字按筆形部位數碼编排起來的一種查字方法。最常見的號碼法是“四角號碼法”。如商務印書館的《新编四角號碼字典》。有些按其他方法檢字的辭書也往往附有“四角號碼檢字”，如新《辭源》《現代漢語詞典》和重印的宋本《集韻》等。這種檢字法是把每個漢字的四角形狀分為十種形式，分別用0至9十個數碼代表。0代表“亠”，1代表“一”及其變形，2代表“丨”及其變形，3代表“丶”“乀”，4代表“十”及其變形，5代表“扌”及其變形，6代表“口”，7代表“冂”及其變形，8代表“八”及其變形，9代表“小”及其變形。數碼與筆形的關係可歸納為四句口訣：“横一垂二三點捺，叉四插五方框六，七角八八九是小，點下有横變零頭。”取角的順序是左上、右上、左下、右下，路綫略呈Z形。如“漬”，左上“、”筆為3，右上“扌”筆為5，左下“丿”筆為1，右下“八”筆為8，四個角合起來是3518。為區分同號碼的字，再取最後一角的上筆為附號，用小字附在四個號碼的後邊。“八”的上筆是“丨”，為2，故“漬”的全號是3518_2。現在采用四角號碼法編排的索引大都在前面列有檢字法說明，以方便初次使用四角號碼法的讀者。

四、音序编排法

這種方法是把所收條目按字的讀音编排。最早使用此法的是韻書，如《廣韻》《集韻》分為206個韻部，《平水韻略》分106個韻部。後來非韻書也有用平水韻106韻编排的，如《佩文韻府》《經籍纂詁》《辭通》。還有按中古36字母编排的，如《經傳釋詞》《古書虛字集釋》。但現代最常用的是按汉語拼音字母編排，如《新華字典》《現代漢語詞典》《韓非子索引》等。現代常用的音序排列法主要是按《汉語拼音方案》中所制定的26個字母的順序編排的，如《新華字典》《現代漢語詞典》等。一些按部首排列的字典、詞典也往往附有音序檢字法，如新《辭源》、新《辭海》和《漢語大詞典》等。

古代辭書的音序排列法主要有兩種：一種是按傳統36字母的順序编排的，如清代王引之的《經傳釋詞》等；一種是按《廣韻》的206韻或平水韻106韻的順序编排的，如《佩文韻府》《經籍纂詁》等。近代還有按注音字母的順序排列的，如楊樹達的《詞詮》等。新印古代或近代按音序排列的辭書，一般都附有今人所编的筆畫查字法或今音的音序查字法索引，所以不熟悉古代聲韵也可以查這類辭書。現代編纂的辭書即使采用其他編排法，一般也同時附有拼音索引。

拼音字母編排法的優點是檢索簡便快速，容易掌握，也符合國際化原則。缺點是我國方言複雜，語音尚未規範統一，有些字的音素與四聲有時不易分辨，查檢就頗感不便，尤其是只知字形而不明讀音，更是無從查檢。為了彌補這一不足，用拼音字母編排法编纂的辭書，一般都附有部首、筆畫等輔助檢索方法。

除了上述幾種編排法之外，還有義序编排法。這是一種較為古老的辭書編排方法，如《爾雅》《釋名》就采用這種编排法。後來這種编排方法也常為一些索引、類書等所使用。

以上我們介绍的幾種檢字法各有利弊，加之漢字的新舊字體不同，各書所收資料的內容不同，因此我們在使用某種辭書的時候，應該先讀一讀這部書的编寫說明和凡例，從而瞭解并掌握其编排體例和編排方法，加以選擇和利用。

第二節　常用工具書舉要

一、查字形

1. 《說文解字》

《說文解字》是我國第一部字典，作者是東漢許慎。許慎，字叔重，汝南郡召陵人（今河南郾城縣東）。全書共分十四章（加上叙共十五篇），分為 540 部，收 9353 個單字，重文 1163 個，實收單字 8190 個，連同解說共 133441 字。以通行的秦漢篆書（小篆）為主體，把不同於小篆的古文和籀文列在下面，按照六書的原則，分析文字的結構形態，先釋字的本義，次釋字形，有的注出字音。內容涉及天地山川、鳥獸雜物、王制禮儀等。它的解說體例既引用古文、古籀，也引用方言俗語等。使用時可配合清代黎永椿著的《說文通檢》、蔣和著的《說文部首表》。

《說文解字》是許慎整理研究當時許多經學家、文字學家的研究成果而編成的一部總結性的著作。它保存了大部分先秦字體和漢代以前的文字訓詁材料，反映了上古漢語詞彙的面貌，是研究古漢語不可缺少的文献資料。它總結了漢以前的文字理論，系統地提出并解釋了"六書"的理論，對漢字的規範化起到了很大的作用。该书創造了部首分類法，它的解說中保存了古代逸聞古俗，使我們能够從中瞭解到一些古代政治經濟情況。

現在通行的是南唐徐鉉整理的《說文解字》。另一較好的通行本是清代段玉裁注解的《說文解字注》。

清代研究《說文解字》的著作很多，成就較大的有：桂馥著的《說文義證》，王筠著的《說文釋例》和《說文句讀》，朱駿聲著的《說文通訓定聲》。近代丁福保把以上著作和其他專著彙而為一，稱之為《說文解字詁林》，由中華書局出版。

2. 《甲骨文合集》

郭沫若主編，胡厚宣總编輯，中國社會科學院歷史研究所《甲骨文合集》编輯組编纂，1978 年至 1983 年由中華書局陸續出齊。1999 年中國社會科學出版社又出版了胡厚宣主編的《甲骨文合集釋文》四册，作為《合集》的配套書籍。另有彭邦炯、謝濟等主编的《甲骨文合集補編》七册，總計收甲骨 13450 片，殷墟以外出土甲骨 316 片。分上编圖版，下编釋文、來源表及索引兩部分。語文出版社 1999 年出版。

《殷墟甲骨刻辭類纂》，姚孝遂主編，1989 年中華書局出版。該書匯總了《甲骨文合集》《小屯南地甲骨》《英國所藏甲骨集》《懷特氏等收藏甲骨集》等幾部甲骨著錄書而编成，體例與《殷虛卜辭綜類》基本相同，但增加了釋文和拼音檢索等項，是甲骨卜辭索引類工具書。《甲骨文字集釋》，臺灣學者李孝定編，1965 年臺北“中央”研究院歷史語言研究所影印。全書 150 萬字，按《說文解字》分別部居，分正編十四卷，卷首、補遺、存疑、待考各一卷。

《甲骨文字釋林》，于省吾、姚孝遂主编，1996 年中華書局出版。全書四册，500 万字，大致集錄了 1989 年以前 90 年來甲骨文字考釋的主要成果，并對種種說法作了一次比較系統的是非評判，是文字考釋的集大成之作。後有陳偉武作《〈甲骨文字釋林〉補遺》，對該書一些疏漏失錄的諸家考釋作了補充。

《甲骨文字典》，徐中舒主編，1988 年四川辭書出版社出版。全書分序言、凡例、目錄、檢字、本書所引甲骨著錄書目和正文幾個部分。正文分字形、解字、釋義三部分。分別收錄字形，解說字義并列舉各類有代表性的辭條以說明所釋各字在殷商時期具體語言環境中的各種詞義。這是專以甲骨文的字形及字義為檢索內容的工具書。

3. 《金文编》

容庚編著。1959 年科學出版社出版增訂本。该书共收金文 1. 8 萬餘條，是從歷代出土的三千多件殷、周青銅器的拓本或影印本臨摹下來的。其中可識的字大體依《說文解字》分部排比；《說文解字》所無而可識的字，則附列於各部之末，每字附注篆文；其有疑義或不可辨認者列為附錄。書後附采用彝器目錄、引用書目及筆畫檢字，檢索相當方便。1985 年中華書局又出版該書第四版，采用青铜器铭文 3902 件，收正文 2420 字，附錄 1352 字，共計 3772 字。這是今日可見金文的總數。容庚另有《金文續编》一書，專收秦漢金文，1935 年商務印書館出版。其共收 951 字，附錄 33 字，並收重文 6083 字，書末附采用各器銘文及楷書筆畫檢字。

《兩周金文辭大系圖錄考釋》，郭沫若编著，1957 年科學出版社出版。全書八册，是將《兩周金文辭大系》《兩周金文辭大系圖錄》及《兩周金文辭大系考釋》三書合併修補增訂而成。其中大系部分選錄了各家著錄中重要的兩周有銘青銅器，在考釋部分逐件加以考釋研究，不僅讀釋文字，而且着重闡發與古代社會歷史有關的重要材料，圖錄部分包括圖编和錄編：圖編專輯器形，263 件；錄編專輯銘文，分上下兩卷，上卷收宗周器銘 250 件，下卷收列國器銘 261 件。考釋部分也分上下兩编，與錄编兩卷相應。

《殷周金文集成》，中國社會科學院考古研究所編纂，1984 ~ 1994 年由中華書局陸續以珂羅版精印出版。該書收器總数近 1. 2 萬件，北宋以來的商周金文著錄之作、中外博物館之收藏以及歷年各地出土的商周青銅器銘文中凡重要者幾為《集成》所囊括。2006 年中華書局又出版了該書的修訂版，增收了近 20 年來國內外出版的金文集錄、博物館藏品圖錄、考古發掘報告以及有關圖籍、論著共計 50 餘種，并將原編 8 開 18 巨册整合為16開8册。又將《殷周金文集成引得》一書釋文加印於器銘之側，既易於二書的配合使用，又便於初學者識讀。

4.《戰國古文字典——戰國文字聲系》

何琳儀主编，中華書局1998年第1版、2004年再版。本書將戰國時通行于齊、楚、燕、韓、趙、魏等六國的文字（包括六國金文、貨幣文字、璽印文字、陶文、簡書和帛書等文字）熔為一爐，間采六國文字所無之秦文字，依照王念孫21部說的聲系排列，分“正编”“補遺”“合文”和“附錄”四部，是一部較齊備的戰國文字綜合字典。

二、查字音

1.《廣韻》

全稱是《大宋重修廣韻》。北宋陳彭年、邱雍等奉旨根據隋代陸法言的《切韻》、唐人孫愐的《唐韻》而增廣修編成《廣韻》。全書的编排以四聲為綱，韻目為緯。全書共五卷，分為206韻，共收26194個字。其中平聲57韻，上聲55韻，去聲60韻，入聲34韻。每字先釋義，後注音切，然後把同音字排列於後，作為一組。音有異讀的，個別注明；字有異體的，即附於本字之下。《廣韻》是我國現存的第一部完整的韻書，保存了魏晉南北朝至唐宋時期的語言和訓詁資料，反映中古漢語的語音系統和詞義狀貌，可查字的音、義，上溯古音，下推今音，旁及各地方音，是研究漢語音韻學和古文字學的重要參考資料。《廣韻》歷來版本較多，周祖謨根據不同版本校勘而成《廣韻校本》，是目前最為完善的版本，商務印書館和中華書局分別於1951年、1960年影印，後者附有索引，檢索方便，该书於1988年和2004年又兩次再版。此外，19世紀30年代沈兼士主编的《廣韻聲系》，將《廣韻》收字按諧聲聲符重新編排，十分清楚地展示了《廣韻》的諧聲系統，也是一部對漢語文字、音韻、訓詁研究都很有用的工具書。该书1985年中華書局再版。

2.《集韻》

宋代丁度、宋祁等編。全書十卷，平聲四卷，上、去、入聲各二卷。韻部與《廣韻》數目相同，仍分為206韻。但韻母名稱和编排次序略有變動，對獨用同用的規定也作了調整，反切很多不同於《廣韻》，反映了宋代的語音情況。《集韻》收字53525個，其中很多是異體字，對研究古文獻非常有用；《集韻》對字的形音義都很注重，內容常為後世字書、辭書所引用，是研究文字訓詁和宋代語音的重要資料。然而書中也存在不少錯誤，因而出现多部校本，其中流傳至今、影響最大的是清代方成珪的《集韻考正》十卷，集乾隆、嘉慶、道光學者研究《集韻》之大成。1936年陳准著《集韻考正校記》，又對《考正》加以辨正，是研讀《集韻考正》必不可少的參考書。今有上海古籍出版社1985年影印述古堂影宋抄本《集韻》，後附單字索引，檢字方便。

3.《古今字音對照手册》

丁聲樹編錄，李榮參訂，科學出版社1958年初版，中華書局1981年修訂新版。全書收單字6000個左右，字頭排列以普通話讀音為序。每條同音字後均注出中古音的反切和應歸屬的音類。普通話讀音相同而中古音不同的，分條排列。比如在“pò”這個普通話讀音後有：破——普過切/果合一去過滂；粕——匹各切/宕開一入鐸滂；迫——博陌切/梗開二入陌幫等，就是說：在去聲 pò 這個讀音裏，“破”字的《廣韻》音標是“普過切”，中古音系裏屬“果攝”“合口”“一等”“去聲”“過韻”“滂母”。“粕、迫”二字，普通話裏雖然和“破”同音，但在中古音裏并不完全相同。不過此書沒有標出擬音。

4.《上古音手册》

唐作藩編著，江蘇人民出版社 1982 年出版。上古音，指東漢以前的漢語語音。全書收漢字 8000 個，按中文拼音字母順序编排。沒有上古音的擬音。比如查“鮑”字的上古音，按今天的讀法翻到 bào 這個音下就可以看到：bào 抱鮑——幽·並·上；報——幽·幫·去；暴瀑——藥·並·入；豹爆——藥·幫·入等。就是說：“鮑”字上古音屬“幽部”“並母”“上聲”。同時可知，“抱、鮑”不但今天同音，上古也同部、同母、同聲，而“報、暴、豹、爆”這些字雖然今天同音，上古音却各有讀法。

還有《漢字古音手册》，郭錫良編，北京大學出版社 1986 年出版。全書收常用漢字八千多個，每字列出其上古和中古的音韵地位，并加注擬音。《漢字古今音表》，李珍華、周長楫編撰，中華書局 1993 年出版。收漢字 9000 個。依次排列中古音、上古音、近代音和現代音。

5.《經典釋文》

《經典釋文》，唐陸德明撰。陸德明（556～627），名元朗，字德明，蘇州吳人。《經典釋文》全書 30 卷，專注十三經文字，收羅各家音切注釋，以單字、單詞為頭，然後引書證，并加上自己的見解，编撰周密，是研究唐以前先秦經書（包括老子、莊子）注釋的專用工具書。又因為它以釋音為主，少数義訓，所以又是一部以研究經書音訓為特徵的工具書。此書编寫體例不盡統一，也有個別錯誤。

三、查詞義

1.《爾雅》

《爾雅》是我國第一部詞典，成書於汉代，作者尚無定論。《爾雅》編撰的主要目的是解釋其他儒學經典著作。書名稱之為“爾雅”，是把它當作解釋經文最正統、最標準也是最正確的書（爾，近也；雅，正也），是十三經之一。《爾雅》把字按性質、意義加以分類编纂，既釋單字也釋詞。全書共分 19 篇，也就是 19 類。凡是周秦諸子傳記的名物訓詁無不采集，是一部“釋古今之異名，通方（言）俗（語）之殊語”的詞典。《爾雅》保存了周秦時代的語言材料，對瞭解古代歷史、器物、天文、地理等方面的知識也有重要作用。歷代對《爾雅》進行研究的專著主要有：《爾雅注疏》，晉郭璞注，北宋邢昺疏；《爾雅新義》，宋陸佃撰；《爾雅正義》，清邵晉涵撰；《爾雅義疏》，清郝懿行撰。

2.《方言》

《方言》全名《輶軒使者絕代語釋別國方言》，漢揚雄撰。揚雄（前 53～18），一作“楊雄”，字子雲，西漢蜀郡成都（今四川成都郫縣）人。《方言》共 13 卷，1.2 萬字，是我國第一部方言詞典。《方言》的內容包括長江流域和黄河流域的方言，也包括了部分少數民族的語言。《方言》的編輯體例仿《爾雅》按類編次，先列舉詞條，然後分別說明通行情況。保存了兩漢時期豐富的口語詞彙，對後世的影響很大。後代學者為《方言》作注疏的著作有多種，其中影響較大的有《方言注》《方言疏證》和《方言箋疏》等。

3.《釋名》

《釋名》，漢劉熙撰，全書8卷27篇，即27類，是我國第一部用聲訓方法推求名源的語源學專書，也是一部百科性的詞典。其特點是采取音訓給字詞下定義，再進一步指出詞的來源。此書對瞭解漢代語音、方言和詞義都有用處。此書在明代曾改名為《逸雅》。

4.《廣雅》

《廣雅》也稱為《博雅》，三國魏張揖撰。張揖，字稚讓，清河（今河北臨清縣）人。此書取材廣泛，保存了漢以前字詞的古義，是一部有價值的古訓詁詞典，補充了《爾雅》所沒有的內容。《廣雅》原書分為上中下三卷，總計18150字。《廣雅》是在《爾雅》後出現的雅書中最有價值的一部訓詁詞典。清人王念孫在《廣雅疏證序》中評論《廣雅》說："蓋周秦兩漢古義之存者，可據以證其得失；其散逸不傳者，可藉以闚其端緒。則其書之為功於訓詁也大矣。"

5.《玉篇》

《玉篇》，南朝梁陳間顧野王撰，顧野王（519～581），字希馮，吴郡人。原書成於公元543年。現通行本是宋代陳彭年、丘雍、余銳等人修訂的，名為《大廣益會玉篇》，30卷，分542部。《玉篇》原書15.8萬字，收單字16600多個，陳彭年等人增加5萬多字，收單字22500多個，比《說文解字》為詳，但不書篆書，只釋字義和用反切注音，釋義比較簡單，是研究文字和訓詁的重要參考資料。

6.《康熙字典》

《康熙字典》，清張玉書等编，1716年印行，部首檢字法，分214部，共收字47035個。釋字體例是先音後義，注音用反切，釋義都有例證，舊版在版框上附有篆字10000多個，收集資料相當豐富，是當時收字最完備的字典。字典一詞，也創始於此。

《康熙字典》由於编寫時疏漏、錯誤較多，王引之作《字典考證》，糾正了其中錯誤2500多條。《康熙字典》儘管有錯誤，但還是查找古字、古義、古音很有價值的工具書。

7.《經籍纂詁》

《經籍纂詁》，清阮元撰。阮元（1764～1849），字伯元，號雲臺，江蘇儀徵人。全書計106卷，按106韵编排，每韻一卷，收錄了唐代以前主要古籍中的文字訓詁，既釋本義，也說明引申義，此書體例嚴謹，材料豐富，並附有同體異形字，對研究古代漢語特别是字源，有很大的參考價值。它的缺點是，首先，《經籍纂詁》只是資料的集結，而缺乏對義項的歸納。其次，有些書《經籍纂詁》成書時尚未發現，所以《經籍纂詁》未及徵引，所以我們引用有關書籍時，一定要復核原書。另外，此書不注音切，也是其缺點。

8.《故訓匯纂》

商務印書館出版。該書全面匯輯了從先秦至晚清的古籍文獻中的注釋材料。全書共收字頭近2萬個，引據的訓詁资料50萬條，篇幅達1300萬字。從訓詁史角度來看，此書可說是清代著名工具書《經籍纂詁》的繼承和發展。

9.《辭通》

朱起鳳著，開明書店出版，這是一部專門解釋古代典籍中連語（聯綿字）的字典。著者用30年精力，搜羅連語近四萬，先名《新讀書通》，於1934年改名《辭通》，24卷，分上下兩册出版。內容主要是說明：一是某字為某字之音同或音近假借，如523頁“翩翻”條，下列“翩翾”“翩幡”“繽翻”“繽紛”四個連語，各引古籍出處，說明這五個連語是同一個詞的不同寫法；二是某字為某字之義同通用，如441頁“抱薪”條，下列“負薪”說明“抱”“負”二字通用，所以兩個連語意義相同；三是某字為某字之形近而誤，如1頁“河東”條，下列“可甲”，說明“可甲”應作“河東”，因形近而誤。連語條目以下一字為准，按《佩文詩韻》次序排列，如卷一開頭的條目為“丁東”“河東”“和同”“馮同”“僉同”等。不熟悉《佩文詩韻》韻部的人，可以利用書後按四角號碼编排的《辭通索引》。這部書材料豐富，對於理解古籍中有些詞語很有幫助。但個别地方有時出於個人推想，難免牽强附會，使用時要注意。

四、查虛詞

1.《助字辨略》

《助字辨略》，清劉淇撰。劉淇，字武仲，河南確山人。《助字辨略》是一本收錄和研究虛字（即助詞，也稱虛詞）的專門性字典，共收錄虛字476個，分列800餘條，按上平、下平、上聲、去聲、入聲编為5卷，依106韻次第排列。它是總結前人關於虛字的材料而成的，是最早的一部虛字工具書。它奠定了虛字研究的基礎，對後出著述有較大影響，最大的特點是收錄了一些俗語虛字。

2.《經傳釋詞》

《經傳釋詞》，清王引之撰。王引之（1766～1834），字伯申，號曼卿，江蘇高郵人。《經傳釋詞》於嘉慶二十四年（1819）刻版發行。此書共分十卷，收虛字160個，按古聲母順序排列。每字下面先說用法，再引書證。此書體例嚴謹，徵引材料豐富，解釋虛字精當，但側重于經傳中虛字的特殊用法，取材範圍狹隘，收字不多。對《經傳釋詞》的缺漏，清孫經世著有《經傳釋詞補》，共收“庸”“一”等12個虛字；又著《經傳釋詞再補》，收“而”“如”等4個虛字；又對《經傳釋詞》原文作了若干增補訂正。另外值得提出的是，清同治年間吴昌瑩著的《經詞衍釋》十卷，編寫體例和檢字方法完全同《經傳釋詞》。它對王引之選錄的160個虛詞，逐一進行增補，或補其未詳，或補其闕漏。書後又附《經詞衍釋補遺》，對《經傳釋詞》中未收的23個虛詞，予以增補。

3.《詞詮》

楊樹達著，商務印書館出版，後改由中華書局出版。這是一部講古漢語虛字（比現代漢語“虛詞”範圍大）用法的字典，1928年編成。收虛字五百多个，按注音字母順序排列。如果不熟悉注音字母，可以查書前的《部首目錄》。解釋某字，先把它分為幾種詞性，然後講某一詞性的幾種用法。講用法，都引古籍上的多種語句為證。讀文言典籍，想知道某一虛字有何種用法，在某一語句中是何種用法，可以利用這部書。不過書中的語法術語與現在通行的不盡相同，使用時要注意。

五、查醫藥詞

1.《中醫大辭典》

2005年中國中醫藥出版社出版。本辭典是一部集學術性和臨床應用於一體的大型綜合性現代中醫辭書。收載詞目近九萬條，涉及醫史人物、中醫文獻、中醫基礎、中藥、方劑、針灸、推拿、氣功、養生、食療以及內科、婦科、兒科、外科、骨傷科、五官科等臨床各科內容。

2.《中藥大辭典》(第二版)

該書初版就印刷了36萬册，先後重印了14次，銷售總量達130餘萬册，深受海內外中醫藥學工作者的歡迎，現在該書已有多種版本，既有簡體大字本與縮印本，又有针對臺灣、香港地區的繁體字本，并先後經版權輸出，被翻譯出版成日文本和韓文本。修訂後的《中藥大辭典》第二版共計1400萬字，選收中藥六千餘味。內容上更準確，更具科學性、先進性、實用性、權威性，反映了當代中藥學的研究水平。

3.《中國醫學大辭典》

謝觀等編纂，1926年商務印書館出版。全書收中醫、中藥名詞術語七萬餘條，资料豐富，有一定參考價值。

4.《中國藥學大辭典》

陳存仁等编纂，1935年出版。對常用藥品的詮釋較詳細，首先說明命名的意義，次述處方名稱，并列古籍中的別名和外文名稱，指出產地、形態、種植、性質、效能、成分、主治、用量及歷代記述考證等。

六、現代綜合

1.《中華大字典》

中華書局编輯出版。這是《康熙字典》之後，一部收字最多的字典，計單字48000多個，比《康熙字典》多1000個左右。編寫於1915年，字頭按部首排列，214部，分子、丑、寅、卯等十二集，同於《康熙字典》（1978年重印本下角有通貫全書的頁碼，翻檢比較方便），不收由單字組成的詞語。注音则兼用反切（主要根據《集韻》）和直音，并注明屬於某一韵部（也依《集韻》）。釋義用文言，在字頭後分條排列。如“一”部第一個字“一”，意義分為32條，比《康熙字典》眉目清楚。每條釋義都引古書中的語句為證，有助於確切深入地瞭解文言的字義。難於判斷屬於某一部首的字，可以查書前的《中華大字典檢字》。讀古代典籍，遇見特别罕見的字，可以利用這部書。使用该书會感到不方便的主要是注音，且不說反切難切準，就是切準了也未必與現代讀音相合。如“一”，現在讀陰平，書中還是注“質韵”（入聲）。不過無論如何，这部書特點明顯，優點很多，它不只可以取代《康熙字典》，而且比《康熙字典》更易用。

2.《漢語大字典》

徐中舒主編，全八卷，由四川辭書出版社、湖北辭書出版社出版。全書約2000萬字，共收楷書單字56000多個，凡古今文獻、圖書資料中出現的漢字，幾乎都可以從中查出，是當今世界上規模最大、釋義最全的一部漢語字典。

3. 《中華字海》

是目前收字最多的字典，收字 85000 多個。東漢的《說文解字》收字 9353 個，加上重文（即異體）共 10516 個。清朝的《康熙字典》收字 47035 個。此書則是它們的數倍。

4. 《辭源》

《辭源》的编纂開始於 1908 年（清光緒三十四年），1915 年以甲乙丙丁戊五種版式出版。1931 年出版《辭源》續编，1939 年出版《辭源》合訂本。1949 年出版《辭源》簡編。《辭源》以舊有的字書、韻書、類書為基礎，吸收了現代辭書的特點，以語詞為主，兼收百科；以常見為主，强調實用；結合書證，重在溯源。這是我國現代第一部較大規模的語文辭書。1958 年修訂，根據與《辭海》《現代漢語詞典》分工的原則，將《辭源》修訂為閱讀古籍用的工具書和古典文史研究工作者的參考書。修訂稿第一册於 1964 年由商務印書館出版，全書共分四册陸續出版，至 1979 年 9 月出齊。《辭源》單字用部首排列，書末附四角號碼索引。

5. 《辭海》

《辭海》刊印於 1936 年，按部首排列，以字帶詞，而詞又是以字數、筆畫為序的。该书使用方法與《辭源》基本相同。這種兼有字典和百科性質的綜合性辭書的编寫體例，具有它自己的特色。《辭海》全書選收單字 14872 個，選收詞目 91706 條，包括成語、典故、人物、著作、歷史事件、古今地名、團體組織以及各學科的名詞術語等。新《辭海》按部首查字法查字，對舊《辭海》的部首作了調整，書前列有《部首調整情况表》供查閱，書後還附有《漢語拼音索引》供查閱。附錄中還有：中國工農紅軍長征圖、中國歷史紀年表、中國少数民族分布簡表、世界貨幣名稱一覽表、計量單位表、基本常數表、天文资料表、國際原子量表（1975 年）、元素周期表、外國人名譯名對照表、外國地名譯名對照表、國際音標表、漢語拼音方案等。

6. 《漢語大詞典》

《漢語大詞典》是一部大型多卷本漢語語詞詞典，羅竹風主編，中國漢語大詞典编輯委員會、漢語大詞典编纂處编纂，漢語大詞典出版社出版。全書正文十二卷，共收單字 2.27 萬個，複詞 37.5 萬條，約 5000 萬字，并配有插圖 2000 餘幅，另有《附錄·索引》1 卷。1986 年 11 月第一卷出版，至 1993 年 11 月全書出齊。1998 年 9 月 4 日，《漢語大詞典》光盤問世。最新的《漢語大詞典》的光盘版是 2.0 版本，其集現代電腦軟件技術之大成，將十二卷《漢語大詞典》印刷本中的絕大部分字、詞及其釋義和關聯等信息，濃縮于一張光盤上。光盤版在印刷版本的基礎上，擴充了大量電子信息，大大豐富了原書的信息量。漢語大詞典 2.0 版共收入漢字 20902 個，複詞 343307 條，成語 23649 條，釋義 515524 項，新增例證 877130 條。在查閱手段上很好地解決了傳統方式查找字或詞時煩瑣且效率低的弊病，可以說光盤版集各種結構化的電子信息和查詢方法於一體。

7. 《同源字典》

王力著，商務印書館 1982 年出版，1999 年第 5 版。這本書雖是講同源詞，但其排列字頭以上古音為準，所收字先按上古韵部排，同韵部的字再按上古聲母排，所以也可以兼起檢索古音的作用。本書收字三千多個，数量雖不多，但都注出上古音的擬音，對瞭解上古音假設的音讀很方便。

七、查詩文典故

典故是指詩文中引用的古代故事或有來歷出處的詞語。查考典故，過去最常用到兩部書。一部是《佩文韻府》，它既是一部韵書，也是一部專收詩文典故，按韻編排的大型類書。另一部是《駢字類编》，清張廷玉等编，它也是一部查考典故辭藻的工具書，该书只收雙音詞語，故名“駢字”，按類編排，故稱“類编”。所收詞依首字列於字頭之下，字頭不注音義，所引原文、原句都注明出處。全書 240 卷，收領頭字 1604 個，分 13 門。中國書店 1984 年據同文書局石印本影印，較為易得。不過近年來出版了很多專門的典故詞典，更是為閱讀詩文、查找此類問題提供了極大便利。

1.《駢字類編》

清康熙時官修，張廷玉等编。計 240 卷，全書按類编排，包括天地、時令、山水、居處等 12 門，補遺人事 1 門。本書專收兩字組成的片語和雙音詞，按詞的頭一個字歸類，後注出處、篇名、詩句，是一部查閱典故的書籍。

2.《古書典故詞典》

杭州大學中文系編，江西教育出版社 1984 年出版，1988 年出版修訂本。本書收錄先秦至清末古書中常見的典故五千四百餘條，對每一典故進行釋義并注明出處。

3.《典詮叢書》

范甯主编，湖北辭書出版社出版。包括《全唐詩典故辭典》（范之麟、吴庚舜編寫，1989 年初版、2001 年修訂版）《全宋詞典故辭典》（范之麟編，1996 年初版、2001 年修訂版）和《全元曲典故辭典》（吕薇芬編，1985 年初版）三部書。該叢書將中國流傳和應用最為廣泛的文學寶庫唐詩、宋詞、元曲所引典故儘量全部條陳出來，加以闡釋。

4.《中國典故大辭典》

趙應鐸編，漢語大詞典出版社 2005 年出版。全書共收《漢語大詞典》中已收和未收的典故 6400 多個，各種變化形式 32000 多條。

5.《詩詞曲語辭匯釋》

張相著，中華書局 1953 年初版，以後多次再版，并改為横排本。本書匯集唐、宋、金、元間流行於詩、詞、曲中的特殊語詞，引證原文，排比材料，然後加以解釋，見解多獨到精辟。所收單字和詞組約有六百多條，有的單字下詞語眾多，這樣總數有兩千條左右，内容相當豐富。此外，今人王鍈有《詩詞曲語辭例釋》一書，補張書之不足，也是考釋唐宋金元明之際詩詞曲特殊詞彙的一部專著。1980 年中華書局初版，1986 年複出增訂本。

6.《金元戲曲方言考》

徐嘉瑞著，商務印書館 1948 年初版，1956 年修訂重版。本書收集了《元曲選》《古今雜劇三十種》和元人散曲以及明人劇作中比較費解的方言詞語，約計 600 條，另有補遺 155 條。本书采用“以曲釋曲”的方法加以解釋。所收詞語均按每條詞頭的筆畫排列，書前有目錄可查。每條語詞下面先列簡明注釋，然後摘引戲曲原文，作為例证。

7.《戲曲詞語匯釋》

陸澹安編著，上海古籍出版社1981年11月出版，是解釋金元戲曲詞語的专著。此書所收詞語，以見於金元院本雜劇和諸宮調為主，明清傳奇的詞語則未收錄。諸宮調有《劉知遠諸宮調》、董解元《西厢記》；院本雜劇包括臧晉叔《元曲選》《元雜劇三十種》和《孤本元明雜劇》等書。全書詞語的排列以第一字筆畫多寡為序，每一詞語均舉出例證，注明出處，一詞語有多種意義的則分别解釋。有些詞語往往與元明小說中所用的相同，在解釋中則引為旁證。戲曲詞語中有些行話、市井土語和少數民族語言與普通詞語不同，也都一一分别注明。该书缺點，一是有些不常用的字沒有注出讀音，二是沒有列出资料引用目錄。戲曲中有些常見的成語，作者另輯為“戲曲成語彙纂”一卷附於書後，可為研究成語者參考。

8.《小說語詞匯釋》

陸澹安著，上海古籍出版社1979年出版。此書收古典白話小說中常見的各種詞語八千餘條，包括俗語、方言、成語、江湖黑話、各行業專門用語等，每條都加以解釋並引出例證。材料主要采自清末以前流傳較廣的六十多種著名的小說。另有通俗淺顯、不必注釋的詞目兩千條，輯成《小說成語彙纂》，附在書後。

9.《敦煌變文字義通釋》（增訂本）

蔣禮鴻著，中華書局1959年初版，1962年增訂修改後重印。本書收集敦煌變文中的難解詞四百來條，逐一進行考證和解釋，分釋稱謂、釋容體、釋名物、釋事為、釋情貌和釋虛字六篇。書後附《變文字義待質錄》，羅列了七十多個待解的難詞。末附四角號碼索引以方便讀者查閱詞目。

10.《詩詞曲語辭例釋》

王鍈著，中華書局1986年出版。

11.《廣釋詞》

徐仁甫著，四川人民出版社1981年出版。

12.《唐宋筆記語辭匯釋》

王鍈著，中華書局1990年出版，2001年修訂本出版。

13.《初學記》

唐徐堅等撰。徐堅，字元固，湖州人。此書成於唐開元年間，是唐玄宗為他的兒子初學作文而命徐堅等編纂的。全書共30卷，共分23部，313個子目。其體例先為“叙事”，次為“事對”，最後是“詩文”，與一般類書略有不同。其中“叙事”匯集各種資料說明子目標題，提供有關的知識；“事對”列出對偶式的典故，下注出處，供作詩為文時采擇；“詩文”精選關於本題的詩文佳作，供作楷模和借鑒。此書取捨較為嚴謹，它也保存了唐以前的不少古詩文。《四庫全書總目》評價此書“博不及藝文類聚，而精則勝之”。

14.《太平御覽》

宋李昉等著。全書1000卷，分55部，4558門，約500萬字。此書初名《太平總類》，因為是寫給宋太宗閱讀的，因此改名為《太平御覽》。它共引錄古籍2579種，其中許多古籍已經失傳，尤其珍貴的是引書中保留了漢代人物傳記100種和地方誌200種。

此書最大的特點是常常整篇整段地引錄原書，有很大的學術價值。另外本書的分類很細，是一部很好的查找歷史事實、成語典故、詩詞出處等等的工具書。

15.《玉海》

宋王應麟編。全書計200卷，分天文、律曆、地理、帝系、聖文、藝文、詔令、禮儀、車服、器用、郊祀、音樂、學校、選舉、官制、兵制、朝貢、宮室、食貨、兵捷、祥瑞21門，細分為240類。最大特點是收錄很多宋代掌故，為後來史籍所未詳，有很高的史料價值。所收詞章多是堂皇富麗，吉祥善事，這一點不同於其他的類書。卷末還附有《辭學指南》四卷，并有輯者所作《詩考》及《詩地理考》等13種。

16.《文苑英華》

宋李昉、宋白、徐鉉等编，收南朝梁至五代作家2200人的作品2萬篇，按文體分賦、詩、歌行、雜文，還收錄了詔誥、書判、表疏、碑誌等，其中唐人作品占九成。1966年中華書局出版。此書與《太平御覽》《册府元龜》《太平廣記》共稱宋代四大類書。

17.《永樂大典》

明解縉、姚廣孝、鄭錫等編。全書共22877卷，分裝11095册，目錄60卷，約37000萬字。這樣一部皇皇巨著，前後只花了五年時間。此書沿用《韻府群玉》的編寫體例，以《洪武正韻》韵目為綱，全書共收集了經史子集、文藝戲曲、釋道農醫、科學技術各方面著作七八千種，按單字分屬各韵，單字下注明音韵、訓釋，並備錄篆隸楷草各種字體，再詳列各書。所列書籍都是整部、整篇或整段地錄入。其中有醫書20多種，今人蕭源等據此编有《永樂大典醫藥集》，由人民衛生出版社1986年出版，1994年再版。原書曾經收藏于南京文淵閣東閣，永樂十九年（1421）遷北京，嘉靖三十六年（1557）四月險遭火焚，明朝滅亡時正本被焚毁，副本傳至清初尚為重視保存，道光以後就無人過問，一任鼠咬人偷了。乾隆年間，為了修纂《四庫全書》，曾利用《永樂大典》輯佚古籍，當時已經發現丟失了一千餘冊。光緒元年（1875）清理《永樂大典》時，發現僅存五千餘册。而到光緒二十年（1894），《永樂大典》更只剩下區區八百册了。1900年八國聯軍侵入北京，《永樂大典》存放處敬一亭被兵火所焚，這部出類拔萃的皇皇巨著就慘遭厄運。焚後餘存散落各地，國內外均有收藏，但已是百不餘一。現在所收最全的《永樂大典》，是1986年中華書局的影印本，共797卷。

18.《古今圖書集成》

清陳夢雷原编，蔣廷錫校訂，雍正四年（1726）完志。全書共800册，1萬卷，目錄40卷，約16000萬字。全書分6彙編，32典，每典又分部，共計6109部。每部又分匯考、總論、列傳、藝文、選句、紀事、雜錄、外编等目，是清代官修的最大類書。收錄極為豐富，编次也比較清晰，是一部傲視古今中外的巨型類書，內容涵蓋我國一萬五千多卷經史子集的典籍，內容浩瀚無比，可同《永樂大典》相媲美。

19.《淵鑒類函》

清初張英等編，成於康熙四十九年（1710）。張英（1637－1708）字敦複，號樂圃，安徽桐城人。該書以明俞安期《唐類函》所錄（僅至唐初）為基礎，博采初唐至明嘉靖年間的古籍，又補其缺略，蕩成巨編。全書共計450卷，總目4卷，共分45部，部下分類，類下先叙總類、釋名、沿革，次叙典故，再錄對偶、摘句，最後錄詩文。此書匯集了前代有代表性的類書，資料詳備，编排得體，所用資料均詳注出處，使用方便。

20.《佩文韵府》

清張玉書、陳廷敬等人奉敕编撰。康熙書齋名“佩文齋”，故以“佩文”命名。以元代陰時夫的《韻府群玉》和明代凌稚隆的《五車韻瑞》為底本，并匯抄類書中有關材料增補而成，分正集106卷，拾遺106卷。收單字19000多個，引錄詩文典故不下五十萬條。每個字解釋順序是先注音，後釋義，再列舉典故詞語。按平水韵目106部，分平、上、去、入四聲。每個韵部中排列若干同韵字，每字下列以此字收尾的詞。先列二字詞彙，然後依次是三字、四字詞彙。字数相同的詞彙，則以經、史、子、集為序，并照顧到朝代先後。每字字頭下，用反切注音，之後注明最原始簡括的訓釋和出處。之後的“韵藻”抄錄《韻府群玉》和《五車韻瑞》原有材料，同時增收一些經史子集的材料；“對語”彙集相對應的偶語及偶句；“摘句”則摘錄有关的五七言詩句。但因所引書證卷帙過於浩繁，编制欠精，所據资料又多輾轉抄襲，訛誤不少。且引書不注篇名，使用不便。所收語詞全按倒序排列，也不便查找。1937年商務印書館有《萬有文庫》本，書後附有四角號碼索引和筆畫索引，並將張廷玉所補《韻府拾遺》106卷，查閱較为方便，可供不熟悉古韵的人使用。1983年上海古籍書店據《萬有文庫》本影印再版。

八、查專書語詞

我國古代，由於物質條件的限制以及知識分子治學時强調遇到疑難“要於腹中檢得”，因此，在漫長的古代社會裏，沒有產生查考專書中字、詞和句子出處的引得、通檢、索引。

以“通檢”為書名，始于清代黎永椿的《說文通檢》。該書把《說文解字》的字頭篆書改成楷書，按筆畫編排，下注原書卷部，提供了查考原書之便。明代傅山的《兩漢書姓名韻》，清代汪輝祖的《史姓韻编》，分別摘取正史列傳中的人名，分姓匯錄，依韵編次，注明出處，以及清代陶治元的《皇清經解编目》、蔡啟盛的《皇清經解檢目》等，可以說都已具有專書索引的性質，但是，專書索引的編纂體例的進一步改善及其大量出版，則是20世紀30年代的事。中華人民共和國成立以前编印的專書索引，較早的有蔡耀堂的《老解老》。這是《老子》一書的逐字索引，1922年印刷，沒有公開發行，今已難得。此後，則有顧頡剛的《尚書通檢》等的逐字索引，商務印書館的《十通索引》等的詞條索引，葉紹鈞的《十三經索引》等的句子索引，以及王重民的《清代文集篇目分類索引》、開明書店的《二十五史人名索引》，等等，都具有較高的使用價值。

中華人民共和國成立以來新編的專書索引主要有：《方言校箋及通檢》，吳曉鈴編通檢，科學出版社1956年出版；《全上古三代秦汉三國六朝文篇名目錄及作者索引》，中華書局1965年编輯、出版；《史記人名索引》，鍾華编，中華書局1977年出版；《後漢書人名索引》，李裕民編，中華書局1979年出版；《三國志人名錄》，王祖彝编，商務印書館1956年出版；《晉書人名索引》，張忱石编，中華書局1977年出版；《隋書人名索引》，鄧經元編，中華書局1979年出版。

這裏，應該提一下哈佛燕京學社引得编纂處。哈佛燕京學社是過去哈佛大學和燕京大學聯合組織的名稱。原來專門研究“漢學”，不久又擴大到東方學和亞洲學。該社成立的引得編纂處附設在燕京大學內。從1931年至1942年以及1947年至1950年冬，該處共编印了64種索引，絕大部分都是针對古籍編的引得。其中有23種附被索引專書的標校原文，稱為特刊；餘者不附原文，稱為正刊。我們今天所見到的諸如《藝文志二十種綜合引得》（1933年印行）、《食貨志十五種綜合引得》（1938年印行）等群書索引，以及《毛詩引得》《周易引得》《周禮引得》《儀禮引得》《禮記引得》《春秋經傳引得》《孝經引得》《孟子引得》《爾雅引得》《莊子引得》《荀子引得》《墨子引得》《吕氏春秋通檢》等專書索引，都是該處的成果。近年又有許逸民的《初學記索引》（中華書局1980年印行）、王秀梅與王泓冰合編的《太平廣記索引》（中華書局，1982年印行）等。臺灣地區有昌彼得等編的《宋人傳記資料索引》六卷本（臺北鼎文書局1974年至1976年陸續印行）、王德毅等編的《元人傳記资料索引》五卷本（臺北新文豐出版公司1979年至1982年陸續出版）。

以下介紹幾種重要索引書。

1.《十三經索引》

葉紹鈞（聖陶）編，1934年開明書店出版，1957年、1959年中華書局曾用原紙型重印。1983年中華書局又重排出版增訂本。十三經為儒家經典著作，它們的內容經常被人們所引用。但是十三經卷帙浩繁，查檢語句出處困難很大，這部《十三經索引》就是專為解决查檢困難而編纂的。原書為了節省篇幅，語句出處都用的是篇目簡稱，在書前還附有“篇目簡稱表”，使用方便。

1934年開明書店初版時，曾附有《十三經經文》一册，1957年中華書局出版重印本時，删去了經文，并改正了舊本中的一些錯誤。1983年，中華書局又根據該局影印出版的阮元所刻《十三經注疏》本，對《十三經索引》進行補訂，補入遺漏，改正斷句錯誤及文字訛脱，重新排印出版。每條之下加注《十三經注疏》本的頁數和欄次。書前附有筆畫檢字和四角號碼檢字，便於檢索。

2. 新编《十三經索引》

著名學者錢鍾書題簽，樂貴明、田奕编著，2004年由中國社會科學出版社出版。這部《十三經索引》最大特點是充分運用現代電腦技術，完全擺脱以往《十三經索引》的浩繁，實現了古籍經典索引的全面突破：第一，逐字索引；第二，附帶原文；第三，分經索引；第四，查檢方便。新编《十三經索引》是以正體字排印，用王雲五先生的四角號碼编制，還設筆畫檢字總表，使用非常方便。新編《十三經索引》實現逐字、分經索引，是《十三經》研究和閱讀的重大突破。

3.《十三經新索引》

李波、李曉光、富金壁主編，2004年中國廣播電視出版社出版。该書以中華書局1979年11月影印阮刻《十三經注疏》為底本编纂而成，對《十三經注疏》的經書正文進行索引。索引的字形、斷句以該本為準，對個别訛誤的字形和斷句進行了修改。本書的單字索引，可以利用部首笔畫檢字表、拼音檢字表和四角號碼檢字表進行檢索。人名、地名、職官、引書、其他專有名詞及校勘記索引等內容，則依部首笔畫排列順序另設專類檢索表，以便查檢。索引的全部內容，包括索引條目和引出的文句，均以《辭源》部首笔畫的順序排列一一引出文句。第一個字的部首筆畫數少的在前，多的居後；引出的文句第一個字相同的，則依第二個字的部首筆畫的多寡排列，下依此類推。其他索引項（人名、地名、職官、引書、其他專有名詞、校勘記索引等）也照此處理。该書采用分經索引的方式，即列出一個索引條目（包括單字、人名、地名、職官、引書、其他專有名詞、校勘記索引）後，標出該索引條目在《十三經》中出現的次数，然後按《十三經》從《周易》到《孟子》的順序，分别標出該索引條目在每一經中出現的次數，接下引出含有該條目的所有文句。

4.《史記索引》

李波、李曉光主编，中國廣播電視出版社 1989 年出版。《史記索引》是關於《史記》的最新、最全面的一部索引工具書。就這部索引的功能而言，足以涵蓋在它出現之前的各種《史記》索引類書籍。所以，這部書問世不久，就引起學術界的重視。其特點，一是全面。此書的檢索種類分為七種，即“單字索引”“人名索引”“地名索引”“援引著作索引”“專有名詞索引”“補遺索引”“衍文索引”，後三種是此書編者的創造。和 1947 年哈佛燕京學社的《史記及注釋綜合引得》相比較，此書的分類更加细緻，使用時更加便利。二是《史記索引》所用底本，通行易得。《史記索引》所采用的底本是 1985 年版中華書局標點本《史記》，這一版本是目前通行的版本，為國內外學界公認為通用的版本。三是準確性强。《史記索引》在編制時，引入了電腦技術，從而避免了傳統手工操作容易致誤的缺點，實現了真正意義上的無差錯的、準確的索引，是讀者極大的福音。《史記索引》的最大價值也就在於此。随後李波教授編著的《漢書索引》《後漢書索引》《三國志索引》相繼出版。此外还有黄福鑾《漢書索引》，哈佛燕京學社引得編纂處所编《漢書及補注綜合引得》、魏連科《漢書人名索引》。1986 年臺北大通書局出版的《四史索引》等。

5.《論衡索引》

程湘清等编，1994 年中華書局出版。《論衡》是東漢思想家王充花費數十年精力寫成的一部哲學著作，流傳至今的有 38 卷，84 篇（原有《招致篇》，已亡佚），21 萬餘字。該書是研究中國古代哲學、文學、語言學等方面的一部重要古籍。

6.《論語索引》

作者幺峻洲，齊魯書社 2005 年 11 月出版。本書是為方便讀者閱讀和查閱《論語》而编寫的一本工具書，有筆畫索引和拼音索引兩種方法。讀者只要記住一章的一個字，就可以按照筆畫索引或者拼音索引找到該字，并由該字找到該字所在的篇章。本書用的是通行的簡化漢字，讀舊本《論語》的人如不瞭解異體字和繁簡字，利用本《索引》時可能會遇到一些困難。

7.《孟子索引》

北京大學圖書館索引編纂研究部編，北京大學出版社 1992 年 10 月出版。《孟子索引》是中國古典要籍索引叢書之一，以楊伯峻點校的《孟子譯注》（中華書局 1960 年版）白文為底本編纂而成。《孟子索引》采用人工標引與電腦編排相結合的方法編排而成。

另外還有：《老子逐字索引》香港中文大學中國文化研究所編，1996 年商務印書館

（香港）有限公司出版。《十三經大辭典》吴楓主编，1997 年中國社會科學出版社出版。《三禮辭典》錢玄、錢興奇編，1998 年江蘇古籍出版社出版。《經學辭典》黄開國主編，1993 年四川人民出版社出版。《春秋左傳詞典》作者楊伯峻，1985 年中華書局出版。《戰國策詞典》王延棟，2001 年南開大學出版社出版。《史記辭典》倉修良主編，1991 年山東教育出版社出版。《史記辭典》李曉光、李波編，1989 年中國廣播電視出版社出版。《三國志辭典》張舜徽主編，1992 年山東教育出版社出版。《北朝五史辭典》簡修煒主編，2000 年山東教育出版社出版。《老莊詞典》董治安主編，1993 年山東教育出版社出版。

另外，中法漢學研究所（後改稱巴黎大學北平漢學研究所）於 1943 年至 1952 年間陸續编制的《論衡通檢》《吕氏春秋通檢》《風俗通義通檢》《文心雕龍新書附通檢》等 14 種通檢也有較大影響。單字索引還有：何志華編寫的《春秋左傳逐字索引》（1995），《公羊傳逐字索引》（1995），《風俗通義逐字索引》（1996），《列子逐字索引》（1996），《六韜逐字索引》《鬻子逐字索引》（1997），《論衡逐字索引》（1996），《毛詩逐字索引》（1995），《漢官六種逐字索引》（1993），《焦氏易林逐字索引》《京氏易傳逐字索引》（1995），《穀梁傳逐字索引》（1995），《白虎通逐字索引》（1995），《申培詩說逐字索引》《世本四種逐字索引》《古三墳逐字索引》（1997），《孟子逐字索引》（1995），《潛夫論逐字索引》（1995），《老子逐字索引：道藏王弼注本，河上公注本，河上公注》（1996），《山海經逐字索引》《穆天子傳逐字索引》《燕丹子逐字索引》（1994）。

中醫藥類的索引主要有顧植山的《中醫經典索引》，1988 年安徽科學技術出版社出版。該書是《素問》《靈樞》《難經》《傷寒論》《金匱要略》五部中醫經典的綜合索引。分“文句”與“語詞”兩大部分。五部典籍的底本，都選用人民衛生出版社出版的通行本。文句截取以句讀為基礎，但對上下句聯繫緊密、意義不可分割的則不加截斷。方劑與方後語不便分割成文句，則集中编排在文句索引之後，方後語中的重要句、詞，摘編於語詞部分。語詞索引包括名詞術語和短句，語詞部分後附錄《藥名索引》《方名索引》《穴名索引》。全書條目按筆畫筆順编排，正文前有《筆畫筆順檢字表》，後附《四角號碼檢字表》《中文拼音檢字表》《繁體字、異體字、通假字、簡化字對照表》《五種醫經篇目表》。

第五章　古代文化常識

中醫藥學植根於中国古代文化這塊沃土之上。正因爲如此，閱讀古醫籍的困難，不僅在於古代的語言與現代有距離，不容易掌握，而且還在於瞭解古人生活的環境及其時代背景存在一定難度。中國古代文化源遠流長，豐富多彩，限於篇幅，難以全面系統地叙述，這裏僅就天文、曆法、記時、避諱等方面的知識進行介紹。

第一節　天　文

我國天文學起源很早，星象記事，發展尤先。這一方面是由於神秘的星空對古人有莫大的吸引力，更重要的原因在於，我國是世界上最先進入農業社會的國家之一。早在遠古，先民就把星象和自己的勞動與生活緊密聯繫起來，觀測非常精勤，造就促進了古代天文知識的發展。《吕氏春秋·貴因》說："審天者查列星而知四時，推曆者視月行而定晦朔。"上古時期沒有完善的曆法和計時工具，人們只有根據對天象（日月星辰的運行變化）、物象（動植物隨季節而起的變化）和氣象（氣候的變化）進行觀察，來決定農時，指導生產。這就是觀象授時。難怪上古時，農夫村婦，兵士兒童，"人人皆知天文"（顧炎武語，見《日知錄》卷三十）。古代天文知識的豐富和普及使得我們有必要對古代書中的天文基本概念有一個初步的瞭解。下面就七曜、二十八宿、三垣、十二次、分野等分别加以叙述。

一、七曜

七曜，又稱七政，指日月和金木水火土五星。《黄帝内經》稱"日、月、五星"，即指七曜而言。

日、月和人的關係最為密切。日起日落，是為一天；月圓月缺，是為一月；日遠日近，冷熱寒暑，周而復始，是為一年。時間的量度，與日月的運行息息相關。至於五星，則是古人實際觀測到的五個行星，又合稱為五緯。金星，古人叫做明星，又名太白，因為它光色很白，亮度特强。金星黎明時見於東方，黄昏時見於西方，所以又叫啟明星或長庚星，如《詩經·小雅·大東》云："東有啟明，西有長庚。"木星古名歲星，徑稱為歲。古人認為歲星十二年繞天一周（現測定為 11.86 年），每年行經一個特定的星空區域，所以據以紀年，每運行一次為一年，古人稱之為"一歲"。水星一名辰星，火星古名熒惑，土星古名鎮星或填星。值得注意的是，先秦古籍中談到天象時所說的水并不是指水星，而是指恒星中的定星（營室，即室宿）；所說的火也并不是指火星，而是指恒星中的大火（即心宿）。

二、二十八宿

古人為了觀察日、月、五星在天空中的運行，在黃道帶與赤道帶的兩側繞天一周，選取了二十八個星官作為觀測時的標誌，稱為二十八宿，又稱二十八舍或二十八星。

所謂黃道，是古人想象的太陽周年運動的軌道。據現代天文學解釋，就是地球上的人看太阳於一年內在恒星之間所走的視路徑，也就是地球的公轉軌道平面和天球（人們假想的天體之球）相交的大圓。星官這個概念不是指一顆一顆的星星，而是表示鄰近若干顆恒星的組合。古人覺得恒星間的位置恒久不變，可以利用它們做標誌來說明日月五星運行的位置。經過長期的觀測，先後選擇了二十八個星官作為“坐標”，平均分為四組，由西向東排列，即：

東方蒼龍七宿　　角亢氐房心尾箕
北方玄武七宿　　斗牛女虛危室壁
西方白虎七宿　　奎婁胃昴畢觜參
南方朱雀七宿　　井鬼柳星張翼軫

所謂東方蒼龍、北方玄武（龜蛇）、西方白虎、南方朱雀，這是古人把每一方的七宿聯繫起來，想象成的四種動物形象，叫做四象。這和古代外國把某些星座想象成為某些動物的形象（如大熊、獅子、天蝎等），頗為類似。

有關二十八宿的記載，最早見於戰國初期（公元前 5 世紀），它形成的年代當更早。《尚書·堯典》有“日中星鳥，以殷仲春”的記載，從天象來推算，“日中星鳥”即“星”宿（南方朱雀七宿之一）在春分這天黃昏時出現於南方中天。其發生時間應當在公元前的二十三、二十四世紀，即堯舜時代，因而可以估計二十八宿大約萌芽於這個時期。

二十八宿在我國古代天文曆法中占有十分重要的位置，它們不僅是觀測日月五星位置的坐標，其中有些星宿還是測定歲時季節的觀測物件。随着天文知識的發展，出現了星空分區的觀念。古人以二十八宿為主體，把黃道赤道附近的一周天按照由西向東的方向分為二十八個不等分。從這個意義上說，二十八宿就意味着二十八個不等分的星空區域了。需要注意的是這裏所說的赤道不是指地球赤道，而是天球赤道，即地球赤道在天球上的投影。

三、三垣

古代對星空的分區，除了二十八宿以外，還有所謂三垣。二者結合在一起，就成為我國古代劃分天區的標準。古代著名的天文學著作《步天歌》將全天分為三垣、二十八宿共三十一個天區，每區以一垣或一宿為主體，并包含其他多少不等的星官。

三垣，即紫微垣、太微垣、天市垣。紫微垣是北極星周圍約 36° 的星區，也即我國黃河流域夜間恒星常見不沒的北方天區部分。太微垣在紫微垣西南的天區，天市垣則在紫微垣的東南。

說到三垣，不能不提一下北斗。北斗由天樞、天璇、天璣、天權、玉衡、開陽、搖光七星組成，在北天排列成斗（或勺）形。天樞、天璇、天璣、天權組成為斗身，古曰魁；玉衡、開陽、搖光組成為斗柄，古曰杓。

古人很重視北斗，因為可以利用它來辨方向、定季節。把天璇、天樞連成直綫向勺口方向延長約五倍的距離，就可以找到北極星，而北極星是北方的標誌。北斗星在不同的季節和夜晚不同的時間，出現於天空不同的方位，看起來它在圍繞着北極星轉動似的，所以古人常根據初昏時斗柄所指的方向來决定季節。《鶡冠子・環流》曰："斗柄指東，天下為春；斗柄指南，天下為夏；斗柄指西，天下為秋；斗柄指北，天下為冬。"《黃帝內經》中也有關於北斗星圍繞北極星回轉不息以及根據北斗斗柄確定時節的記載。

四、十二次

古人為了量度日、月、五星的位置和運行，把黃道附近一周天按照由西向東的方向分為十二個部分，叫做十二次，又稱十二宮。每次都有二十八宿中的某些星官作為標誌。十二次最初主要用於記載木星位置，漢以後才定型。據《漢書・律曆志》記載，十二次名稱依次是：星紀、玄枵、娵訾、降婁、大梁、實沈、鶉首、鶉火、鶉尾、壽星、大火、析木。它們是按赤道經度等分的，這就和二十八宿廣狹不一，有所不同了。

我國古代創立的十二次主要有兩種用途：一是用來指示一年四季太陽所在的位置，以說明節氣的變換，例如太陽在星紀次的起點為大雪節氣，在中點為冬至中氣，等等。二是用來說明歲星每年運行所到的位置，并據以紀年，例如《春秋》《國語》上所說的"歲在鶉火""歲在星紀"等。此外，在星占術中十二次也被用作分野的一種天空區劃系統。

五、分野

《史記・天官書》說："天則有列宿，地則有州城。"古人認為，天上的星宿和地上的州郡邦國是對應相配的，該星宿發生的天象預示着各對應地方的吉凶，這就是所謂分野的觀念。分野大約起源於春秋戰國，最早見於《左傳》《國語》等書，其所反映的分野大體以十二次為准。戰國以後也有以二十八宿來劃分分野的，或以星宿和列國相配，或以星宿和各州相配。後又因十二次與二十八宿互相聯繫，從而兩種分野也在西漢之後逐漸協調互通。現以《晉書・天文志》中"十二次度數"及"州郡躔次"兩節所載，把十二次、二十八宿及分野的對應關係列表如下。

十二次	壽星	大火	析木	星紀	玄枵	娵訾	降婁	大梁	實沈	鶉首	鶉火	鶉尾
二十八宿	角亢氐	房心	尾箕	門牛女	虛危	室壁	奎婁胃	昴畢	觜參	井鬼	柳星張	翼軫
分野	鄭	宋	燕	吳越	齊	衛	魯	趙	魏	秦	周	楚
	兗州	豫州	幽州	揚州	青州	並州	徐州	冀州	益州	雍州	三河	荊州

第二節　曆　法

把年、月、日等記時單位，依照一定的法則組合起來，供計算較長時間的系統，叫做曆法。我國曆法淵源甚遠。《尚書·堯典》就有“乃命羲和，欽若昊天，曆象日月星辰，敬授民時”等記載。中醫古籍和曆法的關係非常密切。以記時單位的名稱為例，宋代《重修政和經史證類備急本草》晦明軒本的牌記題作“泰和甲子下己酉冬至南日”，明代陸彥功《傷寒論類證便覽》題作“弘治己未歲菊月之望”。這兩個時間在當時并不難懂，但今人看來卻不啻天書。這是因為，我們現在記年、月、日的方法，已和古代大相徑庭。這就需要懂得一些古代曆法的常識。現在就朔望月、太陽年、陰曆、陽曆、陰陽曆、四時十二月、二十四節氣、三正以及記時方法、節日等分述如下。

一、朔望月、太陽年

古人經常觀察到的天象是太陽的出沒和月亮的盈虧，所以以晝夜交替的周期為一“日”，這也就是地球自轉一周的時間；以月相變化的周期為一“月”，這也就是月亮環繞地球一周的時間。古人把每月初一稱為“朔”，把每月十五稱為“望”，所以現代就稱之為朔望月。至於“年”的概念，最初大約是由於莊稼成熟的物候而形成的，《說文解字·禾部》說：“年，穀孰（熟）也。”而禾穀由播種到成熟和地球的寒暑變化有密切聯繫，所以，禾穀成熟的周期也就意味着寒來暑往的周期，這也就是地球繞太陽運行一周的時間，現代就稱之為太陽年，或者叫回歸年。

年、月、日等記時單位的出現，是古人觀測自然現象的結果，當然沒有問題。問題在於，地球繞太陽一周和月亮繞地球一周的時間都不是“日”的整數倍，也就是說年、月、日三種單位不能互相公約。要想以年統月、以月統日，遞相傳演下去，就必須調配年、月、日三者之間的關係，并使之符合實際的天象與自然季節。這就導致了曆法的產生。

二、陰曆、陽曆、陰陽曆

各國歷代曆法的注重點不同，大體可分為三類：月、日依據天象的稱為陰曆；年、日依據天象的稱為陽曆；年、月、日都依據天象的稱為陰陽曆。具體地說，以朔望月為單位的曆法是陰曆，全稱“太陰曆”，如中世紀伊斯蘭國家使用的回曆；以太陽年為單位的曆法是陽曆，全稱“太陽曆”，如現今國際通用的公曆。我國古代的曆法，既不是陽曆，也不是純陰曆，而是同時兼顧到朔望月和太陽年的陰陽合曆，稱“陰陽曆”。我國在辛亥革命前，除太平天國頒行的天曆外，其餘的曆法都屬於陰陽曆。

陰陽曆的特徵是：既重視月相盈虧的變化，又照顧寒暑節氣，年、月的長度都依據天象而定。曆月的平均值大致等於朔望月，約二十九天半（現代測得是29天12小時44分2.8秒）；曆年的平均值大致等於太陽年，約三百六十五又四分之一天（現代測得是365天5小時48分46秒）。具體方法是，大月三十天，小月二十九天，每月以月相為起訖；平均十二個月，全年354天或355天，比一個太陽年平均約少十又八分之七天，積三年就要差一個月以上的時間，所以三年就要閏一個月，使曆年的平均長度大約等於一個太陽年，并和自然季節大致調和配合。這就是《尚書・堯典》“朞三百有六旬六日，以閏月定四時成歲”的意思。值得注意的是，《堯典》裏說“歲”，不說“年”，這是用“歲”表示一個太陽年的時間，使之和“年”有分工，“年”表示從今年正月初一到明年正月初一之間的這一段時間，平年十二個月，閏年十三個月，閏年時全年384天或385天。

從現有文獻看，殷周時代已經置閏。起初是三年一閏，三年一閏還不够，又改為五年閏兩次，五年閏兩次又多了些，最後規定為十九年閏七次，这就相當精密了。古人很重視置閏，當閏而不閏叫做“失閏”，被認為是有關部門的嚴重失職。至於如何適當安插閏月，到介绍二十四節氣時再談。

三、四時十二月

一年分為春、夏、秋、冬四時。四時就是四季。但是在商代和西周前期，一年只分為春秋二時，所以後世常以春秋作為四時的代稱。後來曆法日趨詳密，由春秋二時再分出冬夏二時，所以有些古書所列的四時順序不是“春夏秋冬”，而是“春秋冬夏”。例如《禮記・孔子閒居》：“天有四時，春秋冬夏。”《素問・八正神明論》：“四時者，所以分春秋冬夏之氣所在，以時調之也。”西周中期之後，四時之稱就規範为春夏秋冬了。

古代四季取名，除春、夏、秋、冬外，還有不少異名、别名，現列表如下。

季名	異名									
春	陽春	青陽	豔陽	陽節	淑節	韶節	青春	蒼靈	三春	九春
夏	朱明	朱夏	炎序	炎節	炎夏	清夏	朱律	長嬴	三夏	九夏
秋	素商	高商	金天	白藏	素節	商節	蕭長	淒辰	三秋	九秋
冬	元冬	元英	元序	清冬	嚴節	寒辰	歲餘	安寧	三冬	九冬

在中醫古籍裏除春夏秋冬四時外，還有一個“長夏”的名稱。這是因為四時與五行相配缺少一位，故加上一個“長夏”以配土。王冰《素問・六節藏象論》注曰：“四時之中，加之長夏，故謂得五行時之勝也。”就是這個意思。何謂長夏？王冰又曰：“所謂長夏者，六月也，土生於火，長在夏中，既長而王，故云長夏也。”

四、二十四節氣

我國遠古時代是通過觀象授時來指導農業生產的。曆法建立以後，古人并未放弃對於天象物候的觀察，而是繼續以天象物候來檢驗曆法，不斷充實曆法的內容，讓曆法更好地配合天象和自然季節。二十四節氣就是在這樣的基礎上產生的。古人把黄道附近的一周天二十四等分，根據太陽在黄道上的二十四個不同的視位置，實際上就是地球在圍繞太陽公轉的軌道上的二十四個不同的位置，將全年劃分為二十四個段落，包括立春、惊蛰等十二個節氣，雨水、春分等十二個中氣，統稱“二十四節氣”，以此來反映四季、氣温、降雨、物候等方面的變化。二十四節氣是我國古代曆法特有的重要组成部分，對農業生產的發展貢獻很大。現將其名稱、順序及日期列表如下：

季節							
春季	節氣名	立春（正月節）	雨水（正月中）	驚蟄（二月節）	春分（二月中）	清明（三月節）	谷雨（三月中）
	節氣日期	2月4日或5日	2月19日或20日	3月5日或6日	3月20日或21日	4月4日或5日	4月20日或21日
夏季	節氣名	立夏（四月節）	小滿（四月中）	芒種（五月節）	夏至（五月中）	小暑（六月節）	大暑（六月中）
	節氣日期	5月5日或6日	5月21日或22日	6月5日或6日	6月21日或22日	7月7日或8日	7月23日或24日
秋季	節氣名	立秋（七月節）	處暑（七月中）	白露（八月節）	秋分（八月中）	寒露（九月節）	霜降（九月中）
	節氣日期	8月7日或8日	8月23日或24日	9月7日或8日	9月23日或24日	10月8日或9日	10月23日或24日
冬季	節氣名	立冬（十月節）	小雪（十月中）	大雪（十一月節）	冬至（十一月中）	小寒（十二月節）	大寒（十二月中）
	節氣日期	11月7日或8日	11月22日或23日	12月7日或8日	11月21日或22日	1月5日或6日	1月20日或21日

注：①節氣名下括號内系夏曆。
②節氣日期系比較常見的陽曆日期。

上述二十四節氣中的“驚蟄”，古代本叫“啟蟄”，漢代避景帝劉啟諱，改名“驚蟄”。需要注意的是，因為節氣跟太陽走，固定在太陽年的一定日期上，和朔望月沒有關係，所以節氣在陽曆上每年有固定日期，和陰曆月份的搭配卻不是絕對年年一致的。這裏所列的是一般情況。

二十四節氣名稱都有一定的含義。立春、立夏、立秋、立冬四個節氣，分别表示春夏秋冬的開始。夏至、冬至兩個節氣，分别表示炎夏與寒冬已經到來。春分、秋分兩個節氣，“分”有“半”的意思，即把春季和秋季各分為兩半。同時也包含着“晝夜平分”的意思，因為春分和秋分這兩天晝夜幾乎等長。雨水，指開始降雨，即此時天空的降水形成已由雪變為雨了。驚蟄，指氣温上升，漸有春雷，蟄伏在地下的小動物開始出土活動。清明，含有天氣清澈明朗的意思，指此時氣候温暖，草木萌茂，改變了冬季寒冷枯黄的景象。谷雨，即“谷得雨而生”之意，言此時雨量增多，是作物播種、出苗的重要時機。小滿，“物至於此小得盈滿”，指麥類等夏熟作物籽粒逐漸飽滿。芒種，“謂有芒之種穀可稼種矣”，此時長江中下游地區將進入多雨的黄梅時節，在現代農業生產上，多忙於夏收夏種。小暑，暑，熱也，此時正值初伏前後，農業生產上多忙於夏秋作物的田間管理。大暑，時值中伏，為一年最熱時期。處暑，“處”有“止”的意思，意為炎熱的夏暑至此結束，氣温逐漸下降。白露，謂天氣漸涼，草木上的水汽開始凝聚成白色的露珠。寒露，指氣温進一步降低，“露氣寒冷，將凝結也”，此時正進入秋收秋種。霜降，謂此時秋氣肅殺，天氣漸冷，露結為霜。小雪，言此時雨下而為寒氣所迫，凝而為雪，“小者，未盛之辭”。大雪，至此雪盛，黃河流域一帶漸有積雪。小寒，此時正值“三九”之前，我國大部分地區進入嚴寒時期。大寒，此時寒氣逆極，為一年的最冷時期。

古人最初把二十四節氣細分為節氣和中氣兩種，每月節氣在前，中氣在後。例如立春是正月節，雨水是正月中，驚蟄是二月節，春分是二月中，節氣和中氣相間，其餘由此順推。由於一個節氣加一個中氣差不多是三十天半，大於一個朔望月，所以每月的節氣和中氣總要比上月推遲一兩天。這樣推至某月只有節氣而沒有中氣的時候，就把這個月份定為閏月，這就是古人所說“閏月無中氣”的意思。所以二十四節氣和置閏是有密切關係的。陽曆則每個月都有節氣和中氣，上半年時，每月 6 日和 20 日左右是交節日期，到了下半年，每月 8 日和 23 日左右是交節日期。

二十四節氣是逐步完備起來的。二十四節氣的劃分，起源於我國黃河流域。首先出现的，當然是二分和二至，因為遠在春秋時代，古人使用圭表（測日影器）測量日影的長度，就能相當準確地規定這四氣，只是名稱和現在不同。《尚書・堯典》中所謂“日中星鳥，以殷仲春”“日永星火，以正仲夏”“宵中星虛，以殷仲秋”“日短星昴，以正仲冬”，日中、日永、宵中、日短就分別表示春分、夏至、秋分、冬至四大節氣。戰國末年，《吕氏春秋》中出現了立春、日夜分（即春分）、立夏、日長至（即夏至）、立秋、日夜分（即秋分）、立冬、日短至（即冬至）八個節氣。到了西漢初年，《淮南子》中就出現了和後世完全相同的二十四節氣的名稱了，而且順序也毫無二致。

二十四節氣是我國古代農事活動的主要依據。反映在醫學上，《內經》在論述“天人相應”理論時，曾有不少關於二十四節氣的記述。在中醫古籍中，節氣也可以表明時間，如明代徐春甫《古今醫統》自序題作“嘉靖丙辰仲冬至日”即是一例。

五、三正

一年的歲首，也就是一年的開始在哪個月，在今天是個極簡單的問題，但在上古時，卻是經過了一段時期的混亂之後才規定下來的。

春秋時代開始以十二地支紀月，叫做“月建”。“建”指“斗建”，即北斗斗柄所指的時辰，由子至亥，每月遷移一辰，故稱月建。人們通常把冬至所在的月份配子，稱為建子之月，由此順推，依次為建丑之月、建寅之月……直到建亥之月，如此周而復始。那麼，哪一個月是歲首呢？春秋戰國時代有三種不同的規定，形成所謂夏曆、殷曆、周曆。三者主要的區别在於歲首的不同，也就是正月的月建不同，所以叫做“三正（zhēng）”。正，即一年的第一個月。夏曆以建寅之月（即冬至後二月，相當於現今夏曆正月）為正，殷曆以建丑之月（即冬至後一月，相當於現今夏曆十二月）为正，周曆以建子之月（即包括冬至的月份，相當於現今夏曆十一月）為正。由於三正歲首的月建不同，四季也就隨之而異。現以月建為綱，把三正之間月份和季節的對應關係列如下表。

月建		子	丑	寅	卯	辰	巳	午	未	申	酉	戌	亥
夏曆	月份	十一月	十二月	正月	二月	三月	四月	五月	六月	七月	八月	九月	十月
	季節	冬		春			夏			秋			冬
殷曆	月份	十二月	正月	二月	三月	四月	五月	六月	七月	八月	九月	十月	十一月
	季節	冬		春			夏			秋			冬
周曆	月份	正月	二月	三月	四月	五月	六月	七月	八月	九月	十月	十一月	十二月
	季節	冬		春			夏			秋			冬

為什麼同一時期卻會出現三種不同的歲首規定呢？這是因為，春秋戰國時，曆法正處於草創時期，各地區的曆日制度還不能取得一致。同時，也因為當時諸侯爭霸，列强出於政治鬥爭的需要，有意要在用曆上變换一些手法，以示與周王朝分庭抗禮，那麼，最方便的一種手法就是變换歲首了。為了表示自己治曆有據，諸侯托古改制，在自己使用的曆日制度前冠以夏曆、殷曆、周曆等等名目，三正就是這麼來的。秦始皇統一中國後，改以建亥之月（相當於現今夏曆十月）為歲首。但是夏正比較適合農事季節，所以民間并不稱十月為正月，不改正月（秦人稱端月）為四月，春夏秋冬和月份的搭配，完全和夏正相同。漢初沿襲秦制。漢武帝太初元年（前 104 年）改用太初曆（我國歷史上第一部比較完整的曆法），以建寅之月為歲首。此後大約二千年間，除王莽和魏明帝時一度改用殷正，唐武后和肅宗時一度改用周正外，其餘都是用的夏正。所以辛亥革命後，對於舊用的曆法稱為“夏曆”，俗稱“陰曆”“舊曆”，又因為與農業生產有比較密切的關係，也稱为“農曆”。

由於春秋戰國時期不同地區使用不同的曆日制度，先秦古籍所據以紀時的曆日制度也就不能統一，因此我們閱讀先秦古籍時有必要瞭解三正的差異。舉例來說，《春秋》和《孟子》多用周曆，《楚辭》和《吕氏春秋》用夏曆，《詩經》中有些詩篇是夏曆和周曆并用，《黄帝内經》則是三正兼用，甚至有用秦正的。能够辨識各種典籍所用的曆日制度，諸如《春秋·莊公七年》“秋，大水，無麥、苗”（秋，應指周曆秋季，相當於夏曆五、六月）之類的問題，就不難索解了。

第三節　記　時

閱讀古醫籍，有必要瞭解古人記錄時間的方法。下面就古代的紀日法（包括一天之内的紀時法）、紀月法和紀年法分别加以叙述。

一、紀日法

日是最早出現的計時單位。古人用干支紀日。干支就是干枝，古人以天為干，以地為枝。十個天干是：甲乙丙丁戊己庚辛壬癸，十二地支是：子丑寅卯辰巳午未申酉戌亥。十干和十二支依次組合為六十單位，組合的方法是以天干的單數配地支的單数，天干的雙數配地支的雙數，從甲子始，至癸亥終，成為六十甲子。現排列如下：

甲子　乙丑　丙寅　丁卯　戊辰　己巳　庚午　辛未　壬申　癸酉
甲戌　乙亥　丙子　丁丑　戊寅　己卯　庚辰　辛巳　壬午　癸未
甲申　乙酉　丙戌　丁亥　戊子　己丑　庚寅　辛卯　壬辰　癸巳
甲午　乙未　丙申　丁酉　戊戌　己亥　庚子　辛丑　壬寅　癸卯
甲辰　乙巳　丙午　丁未　戊申　己酉　庚戌　辛亥　壬子　癸丑
甲寅　乙卯　丙辰　丁巳　戊午　己未　庚申　辛酉　壬戌　癸亥

每個單位代表一天。假設某日為甲子日，那麼甲子以後的日子依次順推為乙丑、丙寅、丁卯等，甲子以前的日子依次逆推為癸亥、壬戌、辛酉等。六十甲子周而復始，往復不斷。

干支紀日法，大約產生於殷商時代，在甲骨文中就有干支紀日的記載。從春秋戰國開始，干支紀日便成為歷代史官紀日的傳統方法。據文獻資料，春秋時魯隱公三年二月己巳日（公元前720年2月10日）起的干支紀日，一直到清代宣統三年（1911年）止，計二千六百多年，從未間斷。這是世界上迄今所知的應用時間最長的紀日法。古人亦有單用天干紀日的，早在夏代可能已產生這種方法，即用甲、乙、丙、丁等十個字來紀日。夏代後期的幾個帝王使用“孔甲”“履癸”等名號，可以為證。後來干支紀日通行，天干紀日便逐漸不用了。值得一提的是，《黃帝內經》中多數只用天干紀日，如《素問·藏氣法時論》：“肝病者，愈在丙丁，丙丁不愈，加於庚辛，庚辛不死，持於壬癸，起於甲乙。”句中四組天干都是指日而言。至於單用地支紀日則屬於後起，且大多限於特定的日子，如“三月上巳”（古代的一個節日）之類。

從一個月來說，有些日子在古代有特定的名稱，即根據每月月相（月球明亮部分的各種不同形象）來紀日。現列表介紹如下。

日序	初一	初三	初七初八	十四	十五	十六	廿二、廿三	月終
月相定名紀日	朔	朏	上弦	幾望	望	既望	下弦	晦

每月的第一天叫做“朔”，最後一天叫做“晦”。在先秦古籍裏，朔晦兩天，一般既稱干支又稱朔晦，如《左傳·僖公五年》：“冬十二月丙子朔，晉滅虢。”《左傳·襄公十八年》：“十月……丙寅晦，齊師夜遁。”其他日子一般只記干支，但是可以根據當月朔日的干支推知它是這個月的第幾天。初三叫做“朏”（音 fěi）。月半稱“望”，小月十五，大月十六。《釋名·釋天》：“望，月滿之名也。月大十六日，小十五日，日在東，

月在西，遥相望也。”望日前幾天，可泛稱“幾望”。望日後、下弦前，稱“既望”。每月初七、初八，稱為“上弦”；每月二十二、二十三，稱為“下弦”，又統稱為“弦”。掌握了這些知識，我們再去讀“望不補而晦不瀉，弦不奪而朔不濟”（金竇漢卿《標幽賦》）等文句時，就不會感到難懂了。

二、紀時法

這裏談的是一天之内的紀時法。古人主要根據天色把一晝夜分為若干時段，然後各加以名稱。一般地説，日出時叫做旦、早、朝、晨，日入時叫做夕、晚、暮、昏。所以古書上常常見到朝夕并舉，旦暮并舉，晨昏并舉，早晚并舉。太陽正中時叫做日中，將近日中時叫做隅中，太陽西斜叫做日昃，太陽落山稱為日入。日入以後是黄昏，接着是人定、夜半，繼之以雞鳴、昧旦、日出，這時天就亮了。此外，古人一日兩餐，朝食在日出之後、隅中之前，這段時間就叫做食時；夕食在日昃之後、日入之前，這段時間就叫做晡時。這樣劃分時段的方法，通用於周代。隨着曆法的詳密，古人對於一晝夜有了等分的時辰概念。漢太初以後，開始用十二地支作為十二時辰的名稱，每個時辰恰好等於現代的兩個小時（小時，即小時辰之意）。近代又把每個時辰細分為初、正，這就等於把一晝夜分為二十四等分了。古人還有專門的夜間計時法，即把一夜等分為五段，以天干中的甲、乙、丙、丁、戊命名，或以五鼓、五更來區分。現綜合列表對照如下。

<table>
<tr><td rowspan="2">時辰</td><td colspan="2">子</td><td colspan="2">丑</td><td colspan="2">寅</td><td colspan="2">卯</td><td colspan="2">辰</td><td colspan="2">巳</td><td colspan="2">午</td><td colspan="2">未</td><td colspan="2">申</td><td colspan="2">酉</td><td colspan="2">戌</td><td colspan="2">亥</td></tr>
<tr><td>子初</td><td>子正</td><td>丑初</td><td>丑正</td><td>寅初</td><td>寅正</td><td>卯初</td><td>卯正</td><td>辰初</td><td>辰正</td><td>巳初</td><td>巳正</td><td>午初</td><td>午正</td><td>未初</td><td>未正</td><td>申初</td><td>申正</td><td>酉初</td><td>酉正</td><td>戌初</td><td>戌正</td><td>亥初</td><td>亥正</td></tr>
<tr><td>鐘點</td><td>23</td><td>24</td><td>1</td><td>2</td><td>3</td><td>4</td><td>5</td><td>6</td><td>7</td><td>8</td><td>9</td><td>10</td><td>11</td><td>12</td><td>13</td><td>14</td><td>15</td><td>16</td><td>17</td><td>18</td><td>19</td><td>20</td><td>21</td><td>22</td></tr>
<tr><td>天干</td><td colspan="2">丙夜</td><td colspan="2">丁夜</td><td colspan="2">戊夜</td><td colspan="2"></td><td colspan="2"></td><td colspan="2"></td><td colspan="2"></td><td colspan="2"></td><td colspan="2"></td><td colspan="2"></td><td colspan="2">甲夜</td><td colspan="2">乙夜</td></tr>
<tr><td>鼓時</td><td colspan="2">三鼓</td><td colspan="2">四鼓</td><td colspan="2">五鼓</td><td colspan="2"></td><td colspan="2"></td><td colspan="2"></td><td colspan="2"></td><td colspan="2"></td><td colspan="2"></td><td colspan="2"></td><td colspan="2">一鼓</td><td colspan="2">二鼓</td></tr>
<tr><td>更時</td><td colspan="2">三更</td><td colspan="2">四更</td><td colspan="2">五更</td><td colspan="2"></td><td colspan="2"></td><td colspan="2"></td><td colspan="2"></td><td colspan="2"></td><td colspan="2"></td><td colspan="2"></td><td colspan="2">一更</td><td colspan="2">二更</td></tr>
<tr><td>异名</td><td colspan="2">夜半
子夜
午夜</td><td colspan="2">鷄鳴</td><td colspan="2">昧旦
昧爽</td><td colspan="2">日出
平旦
平明</td><td colspan="2">食時
朝食
蚤食</td><td colspan="2">隅中
日隅</td><td colspan="2">日中
正午</td><td colspan="2">日昃
日昳
日西</td><td colspan="2">晡時
日晡
夕食</td><td colspan="2">日入</td><td colspan="2">黄昏
初夏</td><td colspan="2">人定</td></tr>
</table>

需要指出的是，一些時段往往有不同的稱謂，而同一時段所指時辰也可能各不相同。例如表中所列“平旦”（或“平明”），各書所指略有分歧。一般認為“平旦”即“日出”，如林億等“新校正”云：“日出與平旦時等。”而王充《論衡・讕時篇》則説：“平旦寅，日出卯。”這樣“平旦”與“昧旦”時等。此外，《黄帝内經》中還有一些介於各時段之間的特定稱謂，如：大晨，指天大明之時；早食，指朝食之前的一段時間；晏時，指朝食之後的一段時間；早晡，指將近晡時的一段時間；下晡、晏晡，均為晡時之後，但下晡在前，晏晡在後；合陰，指夜半之後的一段時間；合夜，指鷄鳴之前的一

段時間。《黃帝內經》以外，後世醫書一般都按十二地支紀時。還有一點要注意的是，“小時”（表中寫“鐘點”）的概念是到20世紀初才慢慢通行起來的，因此古代醫書裏所說“隔二時服”，今天就應該間隔兩個時辰即四個小時才符合原意。

三、紀月法

古代紀月的方法有很多種，大體如下。

1. 序數紀月

古人也有用序数紀月，如一月、二月、三月等，作為歲首的月份叫做正（zhēng）月。

2. 月名紀月

在先秦時代每個月還有特定的名稱，如一月為陬、二月為如等，《爾雅·釋天》對此有詳盡的記載。這樣的說法，在先秦典籍中屢屢可見，如《詩經》以“餘”指四月，《國語》以“玄”指九月等。後世醫家也常仿之。如清汪昂《醫方集解·序》“康熙壬戌歲陽月”，“陽月”即指十月；清吴瑭《温病條辨》汪廷珍叙題作“嘉慶十有七年壯月既望”，“壯月”即指八月。

3. 四季紀月

古人把四季的每一季節都分成孟、仲、季三個階段，然後再依次分別代稱月份，如孟春即正月，仲春是二月，季春為三月等。這種紀月法，常見於序跋。如明吴昆《醫方考·自序》“皇明萬曆十二年歲次甲申孟冬月”的“孟冬月”即為十月。

4. 月建紀月

又稱地支紀月，即用十二地支和十二個月份相配紀月。這種紀月法早在春秋時代就開始了。漢董仲舒《雨雹對》：“陽德用事，則和氣皆陽，建巳之月是也，故謂之正陽之月。”清張志聰《侶山堂類辯·自序》題作“康熙歲次庚戌正陽月”，正陽月即指建巳之月，亦即夏曆四月。

5. 律呂紀月

律呂是六律、六呂的合稱，即十二律。律本來是古代用竹管製成的校正樂律的器具，以管的長短（各管的管徑相等）來確定音的不同高度。從低音管算起，成奇数的六個管叫做“律”，成偶數的六個管叫做“呂”。後來就用律呂作為音律的統稱。所以，十二律就是十二個標準音，從低到高依次排列，共有十二個名稱，後來被借用為十二個月的代稱。如明張介賓《類經·序》“歲次甲子黃鍾之吉”的“黃鍾”即指陰曆十一月。

6. 花木名紀月

每個月差不多都有代表性的花木，古人常用以紀月。如清厲荃《事物異名錄·歲時》：“九月為菊月。”其他有以楊月稱正月、杏月稱二月、桃月稱三月等。

7. 時令紀月

古人根據時令天氣的特點來指稱各月。如東晉謝靈運《游赤石進帆海》詩：“首夏猶清和，芳草亦未歇。”唐白居易《初夏閑吟兼呈韋賓客》詩：“孟夏清和月，東都閒散官。”“清和”謂天氣清明而和暖，後來就成為四月的别稱。

8. 特殊名稱紀月

古人有時用一些特殊的名稱來紀月。如“大壯”為六十四卦之一，主陽剛盛長之象，後來就作為十二月的異名。“臘”本來是祭名，古代在十二月間行之，秦時以十二月為臘月，後世就因襲了下來。如宋楊士瀛《仁齋直指方·自序》題作“景定甲子良月朔”，良月即指陰曆十月。《左傳·莊公十六年》：“使以十月入，曰：‘良月也，就盈數焉。’”古人以盈數為吉，數至十則小吉，故以十月為良月。

在中醫古籍中，較少用序數紀月，而多用别稱異名。現將古代紀月的别稱異名列表於下。有了這個表，查對月份就方便了。

1	數序紀月	正月	二月	三月	四月	五月	六月	七月	八月	九月	十月	十一月	十二月
2	月名紀月	陬月	如月	寎月	餘月	皋月	且月	相月	壯月	玄月	陽月	辜月	塗月
3	四季紀月	孟春	仲春	季春	孟夏	仲夏	季夏	孟秋	仲秋	季秋	孟冬	仲冬	季冬
4	月建紀月	寅月	卯月	辰月	巳月	午月	未月	申月	酉月	戌月	亥月	子月	丑月
5	律呂紀月	太簇	夾鍾	姑洗	仲呂	蕤賓	林鐘	夷則	南呂	無射	應鍾	黃鍾	大呂
6	花木紀月	楊月	杏月	桃月	槐月	榴月	荷月	蘭月	桂月	菊月		葭月	
					槐序	蒲月		桐月	桂秋	菊序			
								瓜月					
7	時令紀月	春王	酣春	暮春	清和	端月	暮夏	首秋	中秋	暮秋	小春	冬月	暮冬
		首春	仲陽	晚春	麥秋		暑月	肇秋	正秋	涼秋	上冬		末冬
		歲首	麗月	杪春	初夏		伏月	初秋	獲月	杪秋	開冬		寒冬
		端月					溽暑	霜月		霜序	初冬		嚴冬
		首陽					精陽	涼秋					杪冬
		元陽											歲杪
		孟陽											冰月
		正陽											
8	特名紀月	初月	令月	夬月	乾月	姤月		否月	仲商	剥月	坤月	復月	臘月
		嘉月	大壯	蠶月				巧月			良月	暢月	臘月
		泰月										龍潛	嘉平
		孟陬											臨月

四、紀年法

我國古代的紀年比較複雜，现擇其要，依次介绍年號紀年、歲星紀年、干支紀年、生肖紀年。

1. 年號紀年

我國古代最初是按照君王即位的年次紀年，如周宣王元年（前 872 年）、秦穆公三十年（前 630 年）等。這種紀年法以元、二、三的序數遞記，直到舊君出位（死亡或退位）、新君即位為止。漢武帝劉徹開始用年號紀年，即位那年稱建元元年（前 140 年），順次為建元二年、建元三年等，也是以元、二、三的序數遞記。更換年號就重新紀元，如劉徹在位四十八年，共計改元十一次。從此以後，不但各代所謂正統的皇帝使用年號，而且農民起義的政權、少數民族建立的政權、列國鼎立或偏安、權貴割據或僭偽都建有年號。據統計，歷史上使用過的年號有八百多個。年次、年號紀年法是過去史家所用的傳統紀年法，延續了兩千八百餘年。古醫書有不少是用這種方法來紀年的，如宋劉昉《幼幼新書》李庚序題作"紹興二十年九月幾望"。紹興是南宋高宗趙構的年號，紹興二十年即公元1150年。這種方法的好處在於紀年明確，可以直接表明具體的年份。

2. 干支紀年

干支紀年是我國古代最基本的紀年方式之一，最早的記載見於《淮南子·天文訓》，但西漢時這種方法還不通行。自東漢光武帝建武三十年（54）開始，干支正式用於紀年，章帝元和二年（85）以朝廷命令的形式在全國範圍內實行，六十甲子周而復始，至今沒有中斷。由此可以向上逆推，知道上古某年是什麼干支。一般歷史年表所記東漢以前的逐年干支，便是這樣逆推出來的。

干支紀年在中醫古籍中有廣泛的應用。如清柯琴《傷寒論注》自序題作"時己酉初夏也"，據柯琴的生活年代，可查得"己酉"當為公元1729年。當然，更常見的是皇帝年號加上當年干支的合記方法，如明代陳實功《外科正宗》自序題作"時萬曆丁巳之秋七月既望"，清張志聰《侶山堂類辯》自序題作"康熙歲次庚戌正陽月"等。還有再加上年次的，如唐王冰《黃帝內經素問注·序》題作"時大唐寶應元年歲次壬寅"，元危亦林《世醫得效方》自序題作"至元三年歲丁丑七月既望"即是。兩法並用紀年的好處是雙管齊下，不易錯亂。

3. 星歲紀年

戰國時代，天文占星家根據天象紀年，有所謂星歲紀年法。星指歲星，歲指太歲。先說歲星紀年法。歲星即"木星"，它在黃道帶由西向東，每年行經一個星次，約十二年運行一周天。假如某年歲星運行到星紀範圍，這一年就記為"歲在星紀"，第二年歲星運行到玄枵範圍，就記為"歲在玄枵"，其餘由此類推，十二年周而復始。按地支排列，歲星十二星次名稱依次為：亥枵、星紀、析木、大火、壽星、鶉尾、鶉火、鶉首、實沈、大梁、降婁、娵訾。宋夏竦《銅人腧穴針灸圖經·序》題作"時天聖四年歲次析木秋八月丙申"，其中"析木"就是用歲星紀年的例子。

再說太歲紀年法。古人有所謂十二辰的概念，就是把黃道附近一周天的十二等分由東向西配以子丑寅卯等十二支。而歲星由西向東運行，和人們所熟悉的十二辰的方向和順序正好相反，所以歲星紀年法在實際生活中應用起來并不方便。為此，古代天文占星家便設想出一個假歲星，起名太歲，又叫歲陰、太陰，讓它和真歲星"背道而馳"，這樣就和十二辰的方向順序相一致，并用它來紀年。其方法是：某年歲星在星紀，太歲便在析木（寅），這一年就是"太歲在寅"；第二年歲星運行到玄枵，太歲便到大火（卯），這一年就是"太歲在卯"，其餘由此類推。此外《爾雅·釋天》還記載用攝提格、單閼等十二個太歲年名作為"太歲在寅""太歲在卯"等十二個年份的名稱。現將太歲年名和太歲所在、歲星所在以及十二支的對應關係列如下表。

太歲年名		攝提格	單閼	執徐	大荒落	敦牂	協洽	涒灘	作噩	閹茂	大淵獻	困敦	赤奮若
太歲所在十二辰		寅	卯	辰	巳	午	未	申	酉	戌	亥	子	丑
		析木	大火	壽星	鶉尾	鶉火	鶉首	實沈	大梁	降婁	娵訾	玄枵	星紀
歲星所在十二次		丑	子	亥	戌	酉	申	未	午	巳	辰	卯	寅
		星紀	玄枵	娵訾	降婁	大梁	實沈	鶉首	鶉火	鶉尾	壽星	大火	析木

這種紀年法的使用，在春秋戰國時比較流行。如《吕氏春秋·序意》："維秦八年，歲在涒灘。"涒灘指"太歲在申"之年。秦汉以後使用較少，但在中醫古籍中也有仿古用太歲紀年的，如金張從正《儒門事親》"頤齋引曰"題作"歲在單閼陽月晦日"即是一例。

在西漢年間，曆學家又取了閼逢、旃蒙等十個名稱，叫做歲陽，與十個天干相應，現據《爾雅·釋天》列表如下。

歲陽	閼逢	旃蒙	柔兆	强圉	著雍	屠維	上章	重光	玄黓	昭陽
十干	甲	乙	丙	丁	戊	己	庚	辛	壬	癸

歲阳名稱各書所載不同。《史記·曆書）所見十個歲陽的名稱和順序是：焉逢、端蒙、遊兆、彊梧、徒維、祝犂、商横、昭陽、横艾、尚章。與《爾雅》出入較大。

這樣太歲年名和地支對應，歲陽和天干對應，如同天干地支相配成六十甲子一樣，歲陽與太歲也相配成六十個年名，以閼逢攝提格為第一年（相當於甲寅年），旃蒙單閼為第二年（相當於乙卯年），其餘由此類推，六十年周而復始。這些年名創制之初是為了反映歲星逐年所在的方位，但後來發現歲星并不是每年完整地運行一個星次，用以紀年并不能反映實際的天象，所以就廢弃不用。後世有人使用這些古年名紀年，那是對照當年干支推算出來的，實際上只是與干支相對應的别稱而已。故甲子歲可寫作閼逢困敦之歲，乙丑歲也可稱為旃蒙赤奮若之歲，如此等等。司馬光《資治通鑒》卷一七六《陳紀）十下注曰："起閼逢執徐，盡著雍涒灘，凡五年。"就等於是說從甲辰到戊申共五年。類似例子在中醫古籍中也時有所見，所以應該瞭解這種情況。

4. 生肖紀年

古代曆學家制定曆法，需要仰觀天象，以探索天體運行情況；俯察地象，以瞭解草木鳥獸蟲魚的生長情況及氣候的變化。所以古人根據十二種動物的屬性，附會以五行學說，再配上十二地支，形成所謂十二生肖，也叫十二屬相，十二年為一紀，延續不斷，沿用至今。凡當年干支中的地支與某一動物的地支相合，即稱該年為某生肖年。如子與鼠合，則甲子、丙子等均稱鼠年，凡鼠年生的皆肖鼠；丑與牛合，故乙丑、丁丑等稱牛年，凡牛年生的皆肖牛，其餘由此類推。十二生肖之說起於東漢，漢以前未見記載。從現在的觀點來看，這種相屬關係當然沒有科學的根據，但它可以用來推算一個人的年齡、出生的年份。歷史上也使用過生肖紀年法，如元代就有"泰定鼠兒年"（泰定是元泰定帝的年號，鼠兒年即甲子，為公元1324年）的記載，所以瞭解一下還是有用的。現將生肖、地支及其五行屬性列表如下。

生肖	鼠	牛	虎	兔	龍	蛇	馬	羊	猴	雞	狗	豬
地支	子	丑	寅	卯	辰	巳	午	未	申	酉	戌	亥
五行	水	土	木	木	水	火	火	土	金	金	土	水

五、節日

由於風俗習慣的關係，我國古代的節日很多，有許多一直流傳到今天。下面把一些主要節日按夏曆順序加以介紹。

春節　這是我國人民最重視的一個傳統節日。春節在不同的歷史時期有着不同的含義。在殷商時代，春節叫做“元旦”，指正月初一。在漢代，人們把二十四節氣中的立春這一天定為春節。南北朝時，人們則把整個春季都稱為春節，意為春天的節序。今天把夏曆正月初一定為春節，是從辛亥革命後實行的。圍繞春節，千百年來形成了許多風俗習慣，主要有掃塵、守歲、放爆竹、貼春聯、拜年五種，此外還盛行舞獅子、耍龍燈、逛花市、踩高蹺、賞冰燈等喜慶活動。

人日　正月初七日。據漢東方朔《占書》載，正月一日為鷄，二日為狗，三日為猪，四日為羊，五日為牛，六日為馬，七日為人，八日為穀。古人常以此紀日。

上元　正月十五日。這天晚上叫元宵，也叫元夜。唐代以來有觀燈的風俗，所以又叫燈節。元宵節實際上是春節喜慶活動的又一個高潮。在這一天裏，人們要張燈結彩，進行猜謎活動，還要吃湯圓、包餃子。

中和　唐德宗貞元五年以二月一日為中和節。這一天民間以青囊盛百穀瓜果種互相贈送，稱為獻生子，同時釀宜春酒、祭神，祈求豐年。

花朝（zhāo）　舊俗以二月十五日為百花生日，所以稱此日為花朝節。一說為十二日（别名撲蝶會），又說為初二日（别名挑菜節）。

春社　一般在立春後第五個戊日，即春分前後。古代在春季、秋季有兩次祭祀土神的日子，叫做社日。這一天，先是祭神，然後飲酒慶祝。

上巳　古時以三月上旬巳日為上巳，舊俗以此日臨水洗濯，消除不祥，叫做禊日。魏晉以後固定為三月三日。後來變成了水邊飲宴、郊外踏青的節日。

寒食　清明節前兩天（一說清明前一天）。相傳起於晉文公与介子推的故事，因介子推抱木焚死，於是定此日禁火寒食。

清明　這是二十四節氣中被演變為正式節日的唯一一個。由於舊時往往把寒食延續到清明，所以兩者很難分辨。清明這一天有踏青掃墓的習俗。

浴佛節　相傳四月初八日為釋迦牟尼生日，佛寺在次日舉行誦經，并設香湯浴佛，共作龍華會，後來就演變成為民間的節日了。

浣花日　四月十九日。蜀人傾城宴游於成都西浣花溪旁，浣花日由此得名。

女兒節　五月初一日。明清時京城女子習俗之一。五月一日至五日，家家妍飾小閨女，簪以榴花，曰女兒節。

端午　五月初五日。本名端五，也稱端陽、重午、午日。關於端午節的傳說很多，最流行的是為了紀念愛國詩人屈原。這一天，民間舉行龍舟競賽活動，還要吃粽子，喝雄黄酒，懸艾草驅邪。從唐代起。端午節被正式規定為大節日。

天貺（kuàng）節　宋代節日。宋真宗大中祥符四年（1011）正月詔以六月六日天書再降日為天貺日。貺，賜予。

伏日　夏至後第三個庚日為初伏（頭伏），第四個庚日為中伏（二伏），立秋後第一個庚日為末伏（三伏），總稱為三伏或伏天。據説伏是隱伏避盛暑的意思。一般所謂伏日，多指初伏。這一天要舉行祭祀，所以也稱為一個節日。

七夕　七月初七日。相傳這天晚上是牛郎織女在天河相會之夜。家家婦女結彩縷，穿七孔針，陳設酒脯瓜果於庭中，向織女乞求智巧。所以，七夕又稱為少女節或乞巧節。

中元　七月十五日。舊時道觀於此日作齋醮，僧寺作盂蘭盆會，民俗也有祭祀亡故親友等活動。

盂蘭盆會　每逢七月十五日，佛教徒為追薦祖先所舉行的儀式。盂蘭盆是梵文的音譯，意為救倒懸。起於《盂蘭盆經》目連救母之說。我國梁代開始仿行。後世除設齋供僧外，還加拜懺、放焰口等，相沿成習。

天醫日　八月初一日。《協紀辨方書・義例・成》："天醫者，天之巫醫，其日宜請藥避病，尋巫禱祀。"

中秋　八月十五日。人們覺得這時的月亮最亮最圓，所以是賞月的佳節。吃月餅的習俗在傳說中與元代張士誠起義有關，其實它只是以月餅之圓象徵闔家團圓歡慶之意罷了。

秋社　八月十五日。一般在立秋後第五個戊日，即秋分前後。同春社一樣，也是古代祭祀土神的日子。

重陽　九月初九日。古人以為九是陽數，日月都逢九，所以稱為重陽，又叫重九。在這一天，古人"必糕酒登高眺遠，為時宴之遊賞，以暢秋志，酒必采茱萸甘菊以泛之，既醉而遠"（《齊人月令》）。重陽節裹放風箏，也是一項傳統活動。

下元　十月十五日。京城於是日張燈結彩如上元之夕。

冬至　常被人當作節日來過。冬至前一日稱為小至。古人把冬至看成是節氣的起點，從冬至起，日子一天天長起來，叫做"冬至一陽生"。

臘日　舊時臘祭的日子。古人在這一天獵禽獸，用以歲終祭先祖。漢代以冬至後第三個戌日為臘日，後來改為十二月初八日。南朝梁宗懔《荊楚歲時記》："十二月八日為臘日。"

臘八　這個節日最早與佛教有關。相傳十二月初八日是釋迦牟尼的成道日，佛寺常在這一日誦經，舉行法會，并效法佛成道前牧女獻乳糜的傳說故事，設五味粥供佛，名曰臘八粥，又名七寶粥。宋吳自牧《夢粱錄・十二月》："此月八日，寺院謂之臘八。"後來演變為一種民間習俗，吃臘八粥有慶豐收之意。

祀竈日　這是祭祀竈神的日子。舊時風俗多在十二月二十三日或二十四日舉行。

又，舊俗以十二月二十四日為小年。

小除夕　十二月二十九日。

除夕　十二月三十日。除是除舊布新的意思。一年的最後一天叫歲除，所以那天晚上叫除夕，俗稱大年夜。舊俗，除夕終夜不睡，以待天明，謂之守歲。

上述這些節日，不是一個時代的，而是許多時代積累下來的。為了方便記憶，列如下表。

月	正月			二月			三月			四月		五月		六月		七月			八月			九月	十月	十一月	十二月				
日	初一	初七	十五	初一	十五		初三			初八	十九	初一	初五	初六		初七	十五		初一	十五		初九	十五		初八		二十四	二十九	三十
節名	春節、元旦	人日	上元、元宵	中和	花朝、百花生日	春社	上巳	寒食	清明	浴佛節	浣花節	女兒節	端午	天貺節	伏日	七夕、乞巧	中元	盂蘭盆會	天醫節	中秋、團圓節	秋社	重陽、重九、菊節	下元	冬至	臘日	臘八	祀竈日、小年	小除夕	除夕、大年夜

按：正月初一的別稱還有正旦、元旦、端日、天臘、天中等。

表上所列的節日都是漢族地區的習俗。我國是個多民族的大家庭，少數民族的傳統節日也很多，如蒙古族每年七、八月舉行的那達慕大會，信奉伊斯蘭教的民族的開齋節（伊斯蘭教曆十月一日）、古爾邦節（伊斯蘭教曆十二月十日），藏族的望果節、雪頓節，彝族的火把節，傣族的潑水節等，反映了各民族人民的生活習慣、文化特點和宗教信仰，具有濃厚的民族特色和地方色彩，也值得瞭解和研究。

中醫古籍中常用節日名稱作為某日的代稱。如宋嚴用和《嚴氏濟生方》自序題作“寶祐癸丑上巳”，明李時珍《本草綱目》王士貞序題作“萬曆歲庚寅春上元日”，清代唐宗海《血證論》自序題作“光緒十年甲申重九後一日”等等，都是用節日名稱紀日的例子。

第四節　避諱方法

在中國古代，凡遇到跟君主或尊長的名字相同的字面或字音，要采用某種方法加以回避，這就叫做避諱。據文獻資料記載，最早在殷商時期就開始出現避諱現象。司馬貞《史記·殷本紀·索隱》引《古史考》：“譙周以為死稱廟主曰甲也。”又引同書曰：“譙周云：夏殷之禮，生稱王，死稱廟主，皆以帝名配之。天亦帝也，殷人尊湯，故曰天乙。”到了西周時期，避諱的習俗已法制化。《左傳·桓公六年》曰：“周人以諱事神，名終將諱之。”孔穎達疏：“自殷以往，未有諱法。諱始行於周。”《周禮·春官·小史》：“則詔王之忌諱。”東漢鄭玄注曰：“先王死日為忌，名為諱。”“昭王之忌諱”這句話的意思是說：“曉諭臣民知道忌日，不能作樂；知道名諱，不能稱說。”避諱流行於秦漢，盛行於隋唐，而兩宋時期最為嚴格。直至民國廢除帝制，這一舊習才基本上廢止。避諱是我國特有的一種文化現象。歷代醫書受此影響，頗多用諱。因而熟悉避諱方法，不僅方便閱讀古醫籍，亦有助於判定古籍版本和醫學人物的年代。

一、避諱的方法

避諱的方法通常有三種，即改字、空字和缺筆。

1. 改字

凡遇到需要避諱的字，就改用與之意義相同或相近的字，叫做改字法。這是一種最常見的避諱方法。《顏氏家訓·風操》曰：“凡避諱者，皆須得其同訓以代換之。”所指就是這種方法。所避之字稱為諱字，改用的字成為避諱字。

改字之例，秦漢典籍常見。司馬遷撰《史記》，為了避秦莊襄王子楚之名諱，遂改“楚”為“荆”。漢高祖劉邦，班固撰《漢書》為避其諱，遂改“邦”為“國”。

至隋唐，改字之風日盛。如唐高祖名淵，故楊上善《太素》改“太淵”（針灸穴位名）為“太泉”。唐高宗名治，故劉禹錫《鑒藥》改“治身”為“理身”。不但字須改，甚至連偏旁也要避諱。唐太宗名世民，“世”改為“代”，從“世”之字改為“曳”，故《太素》注文“飧泄”改作“飧洩”。

到了宋代，避諱的範圍更加擴大。不僅當代君主要避諱，而且中華民族始祖軒轅氏也在避諱之列。後又連及孔子、老子，其名字也要避諱。到了政和八年（1118），宋徽宗更把與皇帝相關的稱號都當作避諱字來禁用：先是禁用“君、皇、聖”三字為名字，而後又擴充到“不許以龍、天、君、玉、帝、上、聖、皇等字為名字”（見清錢大昕《十駕齋養新錄》卷七）。

避諱風氣的變本加厲，又累及音同或音近的字。秦漢之前，避諱制度較為粗疏，禮制明文規定不諱嫌名，所謂不諱嫌名，是指可以不回避與君主或尊長的名字音同或相近的字。而六朝以後，避諱制度逐漸嚴格，連嫌名也須兼諱。如東晉簡文帝名昱，故改“育陽縣”為“雲陽縣”。唐高祖祖父名虎，唐修《晉書》稱沈約先人沈滸為沈仲高。又據《老學庵筆記》載，宋代田登作州官，自諱其名，州中皆謂“燈”為“火”，上元節放燈，州吏貼出榜文云：“本州依例放火三日。”民諺“只許州官放火，不許百姓點燈”，即本乎此。這些都是避嫌名的實例。

2. 空字

凡遇到需要避諱的字，則空其字而不寫，或用虛缺号“□”“某”“諱”來代替。

如《史記·孝文本紀》“子某最長，純厚慈仁，請建以為太子”，其中“某”指“啓”，諱以景帝劉啓之名。許慎著《說文解字》時把禾部的“秀”字、艸部的“莊”字、火部的“炟”字都空其字而不列，只注上“上諱”二字，這是為了避漢光武帝劉秀、明帝劉莊、章帝劉炟的名諱。今本《說文解字》中這幾個字是後人補上的。《新修本草》的參修者有李世勣，但其書扉署名則作李勣，這是避太宗李世民名諱而删去“世”字。同書卷十七《葡萄》：“陶景言用藤汁為酒，謬矣。”這是避唐高宗太子李弘名諱而删去“弘”字。沈約修《宋書》，把劉裕寫作劉諱，或寫作劉□，這是為了避宋武帝之名。今本《宋書》已回改。《醫說·太素之妙》：“予伯祖諱，字子充，系歙人也。”句中“諱”指“擴”，避宋寧宗趙擴之名。

3. 缺筆

凡遇到需要避諱的字，就在原字基礎上缺筆，多為最後的一二筆，這是唐代產生的一種方式。

如為避孔子諱，將“丘”字寫作“𠀉”。

為避唐太宗諱，將“世”寫作“卋”或“𠀍”。

為避宋太祖諱，將“胤”寫作“胤”或“亂”。

為避清聖祖康熙皇帝玄燁諱，將“玄”字寫作“玄”。

上述幾種方法，在同一朝代也可以同時使用。例如清代醫籍中，有把“玄參”“玄明粉”等改稱“元參”“元明粉”的，也有把“玄”字寫成缺筆的，似乎并不强求一律。

二、避諱的範圍

古代避諱的範圍，歷來并無統一的規定，但一直都沿用《公羊傳·閔公元年》中的一句話：“為尊者諱，為親者諱，為賢者諱。”《公羊傳》中的這句話，原本是指《春秋》一書對尊者、親者、賢者的過失避而不談，但其旨意與後來的避諱習俗一致，所以後世就遵用這句話來概括避諱的範圍。尊者，主要指帝王（包括帝王的父、祖）及高官的名。這最為常見。親者，主要指直系親屬的長輩，特別是父、祖的名。賢者，主要指師長的名，其中最重要的人物就是孔丘。由於君主與尊長在取名時具有一定的任意性，不可能特意考慮選用易於回避的字，因此避諱牽涉的範圍也極為廣泛。由於避諱，不僅對於其時事物的名稱要有所改變，甚至對於歷史上事物的名稱也要有所改變。因此，歷代因避諱而改變他人姓名、地名、官名、物名、書名等情況屢見不鮮。

（一）避君諱

各個朝代在位的君主必須避諱；已故的君主七世之內也須避諱，叫做“廟諱”。

1. 因避諱而改姓

據《通志·氏族略》記載：莊氏因避漢明帝諱（名莊），改為嚴氏；慶氏因避漢安帝父諱（清河孝王，名慶），改為賀氏；師氏因避晉景帝諱（名師），改為帥氏；姬氏因避唐玄宗諱（名隆基，姬屬嫌名），改為周氏。更有歷經數代，屢遭改易的，如北宋大臣文彥博本姓敬，其曾祖父因避後晉高祖石敬瑭名諱，更姓為文，至後漢仍改姓敬。入宋以後，其祖父又因避太祖祖父趙敬名諱，再更姓文。在古代醫家中，也有改姓氏的例子，如《隋書·經籍志》記載南北朝殷仲堪著《殷荆州要方》，宋本《外臺秘要》卻寫作商仲堪，這是宋人避太宗趙炅之父趙弘殷之諱而改“殷”為“商”。

2. 因避諱而改名

其方法有三種：一是改名，例如《南齊書·蕭景賢傳》：“本名道先，建元元年乃改避上諱。”按“上”指南齊高帝蕭道成。二是稱字，例如《新唐書·劉知幾傳》：“劉子玄名知幾，以玄宗諱嫌，故以字行。”按唐玄宗名隆基，“幾”與“基”音同，是為嫌名，故避。三是去掉名中一個字，例如《新五代史·前蜀世家》：“黔南節度使王肇。”

按王肇本名建肇，因避蜀主王建諱，只稱肇。除了改名又有改字的，如南朝齊梁時醫學家陶弘景，字貞白，在宋本《外臺秘要》中變成“陶正白”，這是為了避宋仁宗趙禎之諱的緣故。

3. 因避諱而改地名

如漢文帝名恒，所以改“恒山”（古山名，在今河北曲陽西北與山西接壤處）為“常山”；三國吳大帝孫權的太子名和，故改禾興縣為嘉興（今屬浙江）；晉愍帝名鄴，故改建業為建康（今江蘇南京）；唐代宗名豫，故改豫州為蔡州（今河南汝南）；唐德宗名适（音擴），故改括州為處州（今浙江麗水地區），改括蒼縣為麗水（今浙江麗水）；宋太宗名光義，故改義興縣為宜興（今屬江蘇）。

4. 因避諱而改官名

《晉書・職官志》：“太宰、太傅、太保，周之三公官也。晉初以景帝諱故，又采《周官》官名，置太宰，以代太師之任。”按晉景帝即司馬師。再如隋文帝父名忠，故改官名中書為內史，改侍中為納言、侍內。又《舊唐書・高宗紀》：“貞觀二十三年六月，改民部尚書為户部尚書；七月，改治書侍御史為御史中丞、諸州治中為司馬、治禮郎為奉禮郎。”

按：貞觀二十三年太宗李世民卒，高宗李治繼位。

5. 因避諱而改物名

據《史記・封禪書》記載，吕后名雉，因改呼雉為野鷄；《隋書・劉臻傳》稱，有劉臻者性好啖蜆，以音同父諱，因呼為扁螺；唐代宗名豫，所以唐人將中藥“薯蕷”改稱為“薯藥”；宋英宗名曙，宋人改“薯”為“山藥”；宋王楙《野客叢書》云：“楊行密據揚州，揚人呼蜜為蜂糖。”

6. 因避諱而改書名

如晉簡文帝鄭太后名阿春，《晉書》引《春秋》，改稱《陽秋》。隋煬帝名廣，曹憲注《廣雅》，改稱《博雅》。醫書改名者，其例亦多。如《唐書・藝文志》著錄有“王超《仙人水鏡圖訣》一卷”，《崇文總目輯釋》卷三作《仙人水鑒圖訣》，此系宋人避太祖趙匡胤祖敬嫌名而改。又如宋代寇宗奭的《本草衍義》原名係《本草廣義》，以南宋時避寧宗趙擴名諱，始改今名。另如清代刻本中，舊題華佗的《玄門脈訣內照圖》改名為《元門脈訣內照圖》，明代戴原禮的《金匱鉤玄》改名為《金匱鉤元》，李中梓的《本草通玄》改名為《本草通元》，本朝汪昂的《勿藥玄詮》改名為《勿藥元詮》等，都是避康熙帝玄燁名諱。

7. 因避諱而改干支名

如唐高祖之父名昞，所以唐代兼諱“丙”，凡遇“丙”字多改為“景”。唐修《晉書》《梁書》《陳書》《北齊書》《北周書》《隋書》《南史》《北史》等八史，書中“丙”皆作“景”，今本多已回改。楊上善撰注《黄帝內經太素》，凡注文中“甲乙丙丁”皆作“甲乙景丁”。

8. 因避諱而改方藥名

南宋寇宗奭《本草衍義・序》：“諱避而易名者，原之以存其名。如山藥避本朝諱及唐避代宗諱。”李時珍《本草綱目・薯蕷》引“宗奭曰”進一步指出：“薯蕷因唐代宗名預，避諱改為薯蘗，又因宋英宗諱曙，改為山藥。”截瘧良藥恒山，因歷史上漢文帝、唐穆宗、宋真宗三個皇帝皆名“恒”，而屢次改名常山。健胃藥羅勒，因犯十六國時後趙高祖石勒之名諱，遂改名為蘭香草。又如宋本《傷寒論》有“真武湯”一方，而《千金要方》《千金翼方》均作“玄武湯”，這顯然是宋人為避宋始祖趙玄朗之諱，改“玄”為“真”之故。他如《普濟本事方》改“蘇合香丸”為“蘇合香圓”等，是避宋欽宗趙桓諱，屬改劑型名。

9. 因避諱而改常語

如晉人避景帝司馬師諱，改稱“京師”為“京都”；南朝時避梁武帝父順之諱，改稱“天應民順”為“天應民從”；唐人避太宗李世民諱，改稱“厭世”為“厭代”，“世官”為“代官”，“除名為民”為“除名馬百姓”。

（二）避家諱

除了避君諱之外，名人還要避家諱。如司馬遷的父親名談，故《史記》中趙談避諱改稱為趙同。南朝宋范曄的父親名泰，其作《後漢書》改稱郭泰為郭太，鄭泰為鄭太。又如蘇軾的祖父名序，其弟蘇洵文章改“序”作“引”，蘇軾為人作序則改用“叙”字，有時又寫作“題首”。

六朝之時甚重禮學，甚至有聞諱而哭的習俗。朋友之間晤談，若觸犯對方家諱，聞之者即依禮而哭。《世說新語·任誕》載：東晉桓玄初任洗馬時，有客祝賀，客嫌酒冷，乃頻呼溫酒來，而玄父名温，玄因客犯其家諱，當席而哭，客掃興而去。

三、避諱學的應用

避諱所用改字、空字、缺筆等方法，造成了古籍文字上的混亂，給後人閱讀留下了極大的禍害。尤其是人姓、人名、官名、地名、書名、年號之類，因避諱而改字，一改字便亂了歷史事實。如唐代醫藥學家許胤宗，在宋代因避太祖趙匡胤名諱，被改為許嗣宗，至明代又被改稱許允宗，到了清代，因避雍正皇帝胤禛諱，則被寫成許引宗、許裔宗。一個人名如此多變，引起閱讀時的諸多麻煩。

避諱制度也從文化上暴露了封建專制主義的罪惡。在封建時代，不避諱是要判刑的：“諸上書若奏事，誤犯宗廟諱者，杖八十；口誤及餘文書誤犯者，笞五十。即為名字觸犯者，徒三年。”（見《唐律疏議》卷十《職制篇》）金代醫學家張元素二十七歲時參加經義進士考試，就是因為試卷中用字“犯廟諱”而落第的。明清時期，因犯君諱而引起文字之禍，甚至無辜遭戮的，也不少見。

但是，避諱也是可以從反面來加以利用的。由於避諱給我們提供了鮮明的時代標誌，因而歷代研究避諱情況而形成的避諱學又可以輔助我們判斷史料的時代，確定古籍的真偽，辨別作品作者的年代，揭示文字的訛誤，確實具有一定的功用。

如《黃帝內經太素》一書，撰注人為楊上善，但正史沒有記載其生平。宋代林億和明代李濂、徐春甫等都認為楊上善為隋人。但據該書中只避唐諱而不避隋諱的情況來看，可判定《太素》為唐書，楊為唐人或由隋人唐之人。書中對隋文帝堅、隋煬帝廣的名諱，無論經文、注文，一律不避，而對於唐高祖、唐太宗、唐高宗三個皇帝的名諱，則咸悉避之，連高祖父親的名諱也避，與其他唐書并無二致。例如“淵”作“泉”、“丙”作“景”、“世”作“代”、“民”作“人”、“治”作“理”或“療”等，皆為唐諱；甚至在《太素·四時脈診》“脫血而脈不實不堅難療也”這樣一條包含隋唐兩諱的注文，不避隋諱“堅”，而避唐諱“治”，可謂佐證確鑿。

自宋代以來，研究避諱學的著作很多，其中尤以清人錢大昕《十駕齋養新錄》及《廿二史考異》、近人陳垣《史諱舉例》創獲最多。《史諱舉例》列舉了八十多條例，分析說明歷代避諱的種類、所用的方法，并涉及諸多有關避諱的情況，是一部關於避諱學的集大成著作，在閱讀古籍時可資參閱。

附録一　繁簡字對照表

7 畫

【一】
〔車〕车
〔夾〕夹
【丨】
〔貝〕贝
〔見〕见
【乛】
〔妝〕妆
〔壯〕壮

8 畫

【一】
〔長〕长
〔亞〕亚
〔來〕来
〔軋〕轧
〔東〕东
〔兩〕两
〔協〕协
〔戔〕戋
【丨】
〔門〕门
〔狀〕状
〔岡〕冈
【丿】
〔兒〕儿
〔侖〕仑
【乛】
〔糾〕纠

9 畫

【一】
〔剋〕克
〔軌〕轨
〔厙〕厍
〔頁〕页
〔郟〕郏
〔剄〕刭
〔勁〕劲
【丨】
〔貞〕贞
〔則〕则
〔閂〕闩
【乛】
〔韋〕韦
【丨】
〔迴〕回
【丿】
〔俠〕侠
〔係、繫〕系
〔帥〕帅
〔後〕后
〔釓〕钆
〔釔〕钇
〔皀〕皂
〔負〕负
〔風〕风
【丶】
〔計〕计
〔訂〕订
〔訃〕讣
〔軍〕军
〔為〕为
【乛】
〔陣〕阵
〔陜〕陕
〔陘〕陉
〔飛〕飞
〔紆〕纡
〔紅〕红
〔紂〕纣
〔紇〕纥
〔紈〕纨
〔級〕级
〔約〕约
〔紀〕纪
〔紉〕纫

10 畫

【一】
〔馬〕马
〔貢〕贡
〔華〕华
〔莢〕荚
〔莖〕茎
〔莧〕苋
〔莊〕庄
〔條〕条
〔軒〕轩
〔連〕连
〔軔〕轫
〔挾〕挟
〔剗〕刬
【丨】
〔鬥〕斗
〔時〕时
〔畢〕毕
〔財〕财
〔覎〕觃
〔閃〕闪
〔員〕员
〔唄〕呗
〔豈〕岂
〔峽〕峡
〔崍〕崃
〔峴〕岘
〔剛〕刚
〔剮〕剐
【丿】
〔郵〕邮
〔氣〕气
〔倀〕伥
〔倆〕俩
〔們〕们
〔個〕个
〔倫〕伦
〔隻、衹、祇〕只
〔師〕师
〔徑〕径
〔針〕针
〔釘〕钉
〔釙〕钋

〔釗〕钊
〔釘〕钉
〔殺〕杀
〔倉〕仓
〔島〕岛
〔烏〕乌
〔狹〕狭
〔狽〕狈
〔芻〕刍
【丶】
〔訐〕讦
〔訌〕讧
〔討〕讨
〔訕〕讪
〔訖〕讫
〔訓〕训
〔這〕这
〔訊〕讯
〔記〕记
〔畝〕亩
〔庫〕库
〔凍〕冻
〔浹〕浃
〔涇〕泾
【乛】
〔書〕书
〔陸〕陆
〔陳〕陈
〔陰〕阴
〔脅〕胁
〔務〕务
〔孫〕孙
〔紜〕纭
〔純〕纯
〔紕〕纰
〔紗〕纱
〔納〕纳
〔紝〕纴
〔紛〕纷
〔紙〕纸
〔紋〕纹
〔紡〕纺
〔紐〕纽
〔紖〕纼
〔紓〕纾

11 畫

【一】
〔責〕责
〔現〕现
〔甌〕瓯
〔規〕规
〔埡〕垭
〔堝〕埚
〔執〕执
〔殼〕壳
〔堊〕垩
〔萊〕莱
〔萵〕莴
〔乾、幹〕干
〔梘〕枧
〔麥〕麦
〔軛〕轭
〔斬〕斩
〔軟〕软
〔專〕专
〔區〕区
〔堅〕坚
〔帶〕带
〔厠〕厕
〔硃〕朱
〔掗〕挜
〔捫〕扪
〔掆〕㧏
〔頂〕顶
〔頃〕顷
〔捨〕舍
〔掄〕抡
〔捲〕卷
〔掃〕扫
【丨】
〔鹵、滷〕卤
〔處〕处
〔敗〕败
〔販〕贩
〔貶〕贬
〔啞〕哑
〔閉〕闭
〔問〕问
〔啢〕唡
〔婁〕娄
〔國〕国
〔喎〕㖞
〔帳〕帐
〔崬〕岽
〔崗〕岗
〔圇〕囵
〔過〕过
【丿】
〔氫〕氢
〔動〕动
〔偵〕侦
〔側〕侧
〔偉〕伟
〔進〕进
〔貨〕货
〔徠〕徕
〔術〕术
〔從〕从
〔鈦〕钛
〔釺〕钎
〔釧〕钏
〔釤〕钐
〔釣〕钓
〔釩〕钒
〔鈙〕钕
〔釵〕钗
〔覓〕觅
〔飥〕饦
〔貪〕贪
〔貧〕贫
〔梟〕枭
〔鳥〕鸟
〔脛〕胫
〔魚〕鱼
【丶】
〔詎〕讵
〔訝〕讶
〔訥〕讷
〔許〕许
〔訛〕讹
〔訢〕䜣
〔訩〕讻
〔訟〕讼
〔設〕设
〔訪〕访
〔訣〕诀
〔産〕产
〔牽〕牵
〔悵〕怅
〔烴〕烃
〔淶〕涞
〔淺〕浅
〔渦〕涡
〔淪〕沦
〔鄆〕郓
〔啓〕启
〔視〕视
【乛】
〔晝〕昼
〔將〕将
〔張〕张
〔階〕阶

〔陽〕阳
〔隊〕队
〔婭〕娅
〔媧〕娲
〔婦〕妇
〔習〕习
〔參〕参
〔貫〕贯
〔鄉〕乡
〔紺〕绀
〔紲〕绁
〔紱〕绂
〔組〕组
〔紳〕绅
〔紬〕䌷
〔細〕细
〔終〕终
〔絆〕绊
〔紼〕绋
〔絀〕绌
〔紹〕绍
〔給〕给

12 畫

【一】

〔貳〕贰
〔馭〕驭
〔頇〕顸
〔堯〕尧
〔項〕项
〔賁〕贲
〔場〕场
〔塊〕块
〔塢〕坞
〔報〕报
〔達〕达
〔壺〕壶
〔壼〕壸
〔惡、噁〕恶
〔葉〕叶
〔貰〕贳
〔萬〕万
〔葷〕荤
〔葦〕苇
〔葒〕荭
〔葤〕荮
〔喪〕丧
〔棖〕枨
〔棟〕栋
〔棧〕栈
〔棡〕㭎
〔極〕极
〔軲〕轱
〔軻〕轲
〔軸〕轴
〔軼〕轶
〔軤〕轷
〔軫〕轸
〔軺〕轺
〔腎〕肾
〔棗〕枣
〔硨〕砗
〔硤〕硖
〔硯〕砚
〔殘〕残
〔雲〕云
〔揀〕拣
〔揚〕扬
〔揮〕挥

【丨】

〔覘〕觇
〔睏〕困
〔䝼〕䞍
〔貼〕贴
〔貺〕贶
〔貽〕贻
〔貯〕贮
〔閏〕闰
〔開〕开
〔閑〕闲
〔間〕间
〔閔〕闵
〔悶〕闷
〔貴〕贵
〔鄖〕郧
〔勛〕勋
〔違〕违
〔韌〕韧
〔單〕单
〔喲〕哟
〔剴〕剀
〔凱〕凯
〔歲〕岁
〔幀〕帧
〔買〕买
〔嵐〕岚
〔幃〕帏
〔圍〕围

【丿】

〔無〕无
〔氫〕氢
〔喬〕乔
〔筆〕笔
〔備〕备
〔貸〕贷
〔順〕顺
〔傖〕伧
〔㑳〕㑇
〔傢〕家
〔衆〕众
〔復、複〕复
〔須〕须
〔鈃〕钘
〔鈣〕钙
〔鈈〕钚
〔鈦〕钛
〔釾〕铘
〔鈍〕钝
〔鈔〕钞
〔鈉〕钠
〔鈐〕钤
〔欽〕钦
〔鈞〕钧
〔鈎〕钩
〔鈁〕钫
〔鈧〕钪
〔鈥〕钬
〔鈄〕钭
〔鈕〕钮
〔鈀〕钯
〔爺〕爷
〔傘〕伞
〔創〕创
〔飩〕饨
〔飪〕饪
〔飫〕饫
〔飭〕饬
〔飯〕饭
〔飲〕饮
〔脹〕胀
〔腖〕胨
〔腡〕脶
〔勝〕胜
〔鄔〕邬
〔猶〕犹
〔貿〕贸
〔鄒〕邹

【丶】

〔詁〕诂
〔訶〕诃
〔評〕评
〔詛〕诅
〔詗〕诇

〔詐〕诈
〔訴〕诉
〔診〕诊
〔詆〕诋
〔詞〕词
〔詘〕诎
〔詔〕诏
〔詒〕诒
〔痙〕痉
〔愜〕惬
〔惻〕恻
〔惲〕恽
〔惱〕恼
〔燒〕烧
〔勞〕劳
〔馮〕冯
〔準〕准
〔湞〕浈
〔湯〕汤
〔測〕测
〔淵〕渊
〔渢〕沨
〔溈〕沩
〔渾〕浑
〔運〕运
〔補〕补
〔禍〕祸
【乛】
〔尋〕寻
〔畫〕画
〔費〕费
〔隕〕陨
〔媽〕妈
〔嬀〕妫
〔賀〕贺
〔發、髮〕发
〔綁〕绑
〔絨〕绒
〔結〕结
〔絝〕绔
〔經〕绖
〔絎〕绗
〔給〕给
〔絶〕绝
〔絢〕绚
〔絳〕绛
〔絡〕络
〔絞〕绞
〔統〕统
〔絲〕丝
〔幾〕几

13 畫

【一】
〔馱〕驮
〔馴〕驯
〔馳〕驰
〔瑋〕玮
〔琿〕珲
〔頑〕顽
〔塒〕埘
〔載〕载
〔塤〕埙
〔遠〕远
〔塏〕垲
〔勢〕势
〔聖〕圣
〔蓋〕盖
〔蓮〕莲
〔蒔〕莳
〔蓽〕荜
〔夢〕梦
〔蒼〕苍
〔蔭〕荫
〔蓀〕荪
〔蒓〕莼
〔楨〕桢
〔楊〕杨
〔嗇〕啬
〔楓〕枫
〔軾〕轼
〔輊〕轾
〔輅〕辂
〔較〕较
〔賈〕贾
〔竪〕竖
〔匯、彙〕汇
〔電〕电
〔損〕损
〔搶〕抢
〔搗〕捣
〔頓〕顿
〔盞〕盏
【丨】
〔虜〕虏
〔業〕业
〔當、噹〕当
〔睞〕睐
〔嗎〕吗
〔賊〕贼
〔賄〕贿
〔賂〕赂
〔賅〕赅
〔嗊〕唝
〔暘〕旸
〔閘〕闸
〔鬧〕闹
〔黽〕黾
〔暈〕晕
〔號〕号
〔嘩〕哗
〔園〕园
〔蛺〕蛱
〔蜆〕蚬
〔農〕农
〔嗩〕唢
〔嗶〕哔
〔裝〕装
〔嗆〕呛
〔嗚〕呜
〔圓〕圆
〔骯〕肮
【丿】
〔筧〕笕
〔節〕节
〔債〕债
〔與〕与
〔僅〕仅
〔傳〕传
〔傴〕伛
〔傾〕倾
〔僂〕偻
〔賃〕赁
〔傷〕伤
〔傭〕佣
〔頎〕颀
〔遞〕递
〔鈺〕钰
〔鉦〕钲
〔鉗〕钳
〔鈷〕钴
〔鉢〕钵
〔鉚〕铆
〔鉅〕钜
〔鈸〕钹
〔鉞〕钺
〔鉬〕钼
〔鉏〕锄
〔鉀〕钾
〔鈾〕铀
〔鈿〕钿
〔鉑〕铂
〔鈴〕铃

〔鉛〕铅
〔鉚〕铆
〔鉢〕钵
〔鉉〕铉
〔鉈〕铊
〔鉍〕铋
〔鈮〕铌
〔鈹〕铍
〔僉〕佥
〔會〕会
〔愛〕爱
〔亂〕乱
〔飾〕饰
〔飽〕饱
〔飼〕饲
〔飿〕饳
〔飴〕饴
〔頒〕颁
〔頌〕颂
〔梟〕枭
〔腸〕肠
〔腫〕肿
〔腦〕脑
〔魛〕鱽
〔獁〕犸
〔獅〕狮
〔鳩〕鸠
〔猻〕狲
【丶】
〔詎〕讵
〔誄〕诔
〔試〕试
〔詿〕诖
〔詩〕诗
〔詰〕诘
〔誇〕夸
〔詼〕诙
〔誠〕诚
〔誅〕诛
〔話〕话
〔誕〕诞
〔詬〕诟
〔詮〕诠
〔詭〕诡
〔詢〕询
〔詣〕诣
〔該〕该
〔詳〕详
〔詫〕诧
〔詡〕诩
〔裏〕里
〔頏〕颃
〔慪〕怄
〔愷〕恺
〔愾〕忾
〔愴〕怆
〔慯〕㤽
〔羥〕羟
〔義〕义
〔蓺〕艺
〔煉〕炼
〔煩〕烦
〔煬〕炀
〔煒〕炜
〔塋〕茔
〔煢〕茕
〔資〕资
〔溝〕沟
〔漣〕涟
〔滅〕灭
〔溳〕涢
〔滌〕涤
〔漸〕浉
〔塗〕涂
〔滄〕沧
〔窩〕窝
〔寧〕宁
〔禎〕祯
〔褘〕袆
【乛】
〔肅〕肃
〔際〕际
〔預〕预
〔遜〕逊
〔綆〕绠
〔經〕经
〔綃〕绡
〔絹〕绢
〔綉〕绣
〔綏〕绥
〔綈〕绨

14 畫

【一】
〔駁〕驳
〔瑪〕玛
〔璉〕琏
〔瑣〕顼
〔瑣〕琐
〔瑲〕玱
〔壽〕寿
〔趙〕赵
〔趕〕赶
〔墊〕垫
〔臺、檯、颱〕台
〔穀〕谷
〔勩〕勚
〔蔞〕蒌
〔蔣〕蒋
〔蓯〕苁
〔蔦〕茑
〔蔔〕卜
〔薌〕芗
〔構〕构
〔樺〕桦
〔榿〕桤
〔覡〕觋
〔槍〕枪
〔様〕样
〔輒〕辄
〔輔〕辅
〔輕〕轻
〔塹〕堑
〔匱〕匮
〔監〕监
〔緊〕紧
〔厲〕厉
〔厭〕厌
〔碩〕硕
〔碭〕砀
〔碸〕砜
〔奩〕奁
〔爾〕尔
〔奪〕夺
〔殞〕殒
〔摶〕抟
〔摳〕抠
〔摟〕搂
〔摑〕掴
〔撾〕挝
〔摺〕折
〔摻〕掺
〔摜〕掼
〔鳶〕鸢
〔甈〕㼝
【丨】
〔對〕对
〔幣〕币
〔彆〕别
〔嘗〕尝
〔嘖〕啧
〔曄〕晔
〔夥〕伙

〔賑〕赈
〔賒〕赊
〔嘜〕唛
〔暢〕畅
〔閨〕闺
〔聞〕闻
〔閩〕闽
〔間〕间
〔閥〕阀
〔閤〕合
〔閣〕阁
〔閘〕闸
〔閡〕阂
〔嘆〕叹
〔嘔〕呕
〔蝸〕蜗
〔團、糰〕团
〔皷〕皷
〔嘍〕喽
〔鄲〕郸
〔獎〕奖
〔鳴〕鸣
〔嘯〕啸
〔幘〕帻
〔嶄〕崭
〔嶇〕岖
〔嶁〕嵝
〔幗〕帼
〔圖〕图
【丿】
〔製〕制
〔種〕种
〔稱〕称
〔箋〕笺
〔僥〕侥
〔僨〕偾
〔僕〕仆
〔僑〕侨
〔僞〕伪
〔銜〕衔
〔銂〕铏
〔銠〕铑
〔鉺〕铒
〔銬〕铐
〔銼〕锉
〔銪〕铕
〔銅〕铜
〔鋁〕铝
〔錦〕锦
〔銦〕铟
〔銛〕铦
〔鋌〕铤
〔銫〕铯
〔銨〕铵
〔銖〕铢
〔銑〕铣
〔銓〕铨
〔鉿〕铪
〔銚〕铫
〔銘〕铭
〔鉻〕铬
〔鉸〕铰
〔鉉〕铱
〔銃〕铳
〔銀〕银
〔鉫〕铷
〔戧〕戗
〔餌〕饵
〔蝕〕蚀
〔餉〕饷
〔餄〕饸
〔餎〕饹
〔餃〕饺
〔餏〕侬
〔領〕领
〔鳳〕凤
〔獄〕狱
【丶】
〔誡〕诫
〔誣〕诬
〔語〕语
〔誚〕诮
〔誤〕误
〔誥〕诰
〔誘〕诱
〔誨〕诲
〔誑〕诳
〔說〕说
〔認〕认
〔誦〕诵
〔廣〕广
〔麽〕么
〔廎〕庼
〔瘧〕疟
〔瘍〕疡
〔瘋〕疯
〔塵〕尘
〔颯〕飒
〔適〕适
〔齊〕齐
〔慚〕惭
〔慳〕悭
〔慟〕恸
〔慘〕惨
〔慣〕惯
〔鄰〕邻
〔鄭〕郑
〔燁〕烨
〔熗〕炝
〔榮〕荣
〔滎〕荥
〔熒〕荧
〔滎〕荥
〔漬〕渍
〔漢〕汉
〔滿〕满
〔漸〕渐
〔漚〕沤
〔滯〕滞
〔漊〕溇
〔漁〕渔
〔滸〕浒
〔滻〕浐
〔滬〕沪
〔漲〕涨
〔滲〕渗
〔寬〕宽
〔賓〕宾
〔寢〕寝
〔窪〕洼
〔實〕实
〔皸〕皲
【乛】
〔劃〕划
〔盡、儘〕尽
〔屢〕屡
〔墮〕堕
〔隨〕随
〔墜〕坠
〔嫗〕妪
〔嫻〕娴
〔頗〕颇
〔態〕态
〔鄧〕邓
〔緒〕绪
〔綾〕绫
〔綺〕绮
〔綫〕线
〔綫〕线
〔緋〕绯
〔綽〕绰
〔緄〕绲

〔綱〕纲
〔網〕网
〔維〕维
〔綿〕绵
〔綸〕纶
〔綬〕绶
〔綳〕绷
〔綢〕绸
〔綹〕绺
〔綣〕绻
〔綜〕综
〔綻〕绽
〔綰〕绾
〔綠〕绿
〔綴〕缀
〔緇〕缁

15 畫

【一】

〔靚〕靓
〔璡〕琎
〔輦〕辇
〔墳〕坟
〔駔〕驵
〔駛〕驶
〔駟〕驷
〔駙〕驸
〔駒〕驹
〔駐〕驻
〔駝〕驼
〔駘〕骀
〔頡〕颉
〔賣〕卖
〔熱〕热
〔鞏〕巩
〔摯〕挚
〔慤〕悫
〔蕘〕荛
〔蕆〕蒇
〔蕓〕芸
〔邁〕迈
〔蕢〕蒉
〔蕒〕荬
〔蕪〕芜
〔蕎〕荞
〔蕕〕莸
〔蕩〕荡
〔蕁〕荨
〔樁〕桩
〔樞〕枢
〔標〕标
〔樓〕楼
〔樅〕枞
〔賚〕赉
〔麩〕麸
〔賫〕赍
〔橢〕椭
〔輛〕辆
〔輥〕辊
〔輞〕辋
〔槧〕椠
〔暫〕暂
〔輪〕轮
〔擊〕击
〔輟〕辍
〔輜〕辎
〔甌〕瓯
〔歐〕欧
〔毆〕殴
〔賢〕贤
〔臤〕贤
〔遷〕迁
〔鳾〕䴓
〔碼〕码
〔憂〕忧
〔磑〕硙
〔遼〕辽
〔確〕确
〔殤〕殇
〔撓〕挠
〔撻〕挞
〔撲〕扑
〔撣〕掸
〔撫〕抚
〔撟〕挢
〔撳〕揿
〔撈〕捞
〔撏〕挦
〔撥〕拨
〔鴉〕鸦
〔輩〕辈

【丨】

〔劌〕刿
〔齒〕齿
〔劇〕剧
〔膚〕肤
〔慮〕虑
〔鄴〕邺
〔輝〕辉
〔賞〕赏
〔賦〕赋
〔賭〕赌
〔賬〕账
〔賤〕贱
〔賜〕赐
〔賙〕赒
〔賠〕赔
〔賧〕赕
〔嘵〕哓
〔噴〕喷
〔噠〕哒
〔闠〕阓
〔閩〕闽
〔閱〕阅
〔閬〕阆
〔踐〕践
〔遺〕遗
〔蝦〕虾
〔數〕数
〔嘸〕呒
〔槳〕桨
〔嘮〕唠
〔嗞〕吆
〔嘰〕叽
〔嶢〕峣
〔罸〕罚
〔罷〕罢
〔嶠〕峤
〔嬌〕娇
〔嶔〕嵚
〔幟〕帜
〔嶗〕崂

【丿】

〔頲〕颋
〔篋〕箧
〔範〕范
〔價〕价
〔儂〕侬
〔儉〕俭
〔儈〕侩
〔億〕亿
〔儀〕仪
〔皚〕皑
〔質〕质
〔衛〕卫
〔徵〕征
〔衝〕冲
〔慫〕怂
〔徹〕彻
〔盤〕盘
〔鋪〕铺
〔鋏〕铗
〔鋏〕铗

〔鉽〕铽
〔銷〕销
〔鋰〕锂
〔鋥〕锃
〔鋇〕钡
〔鋤〕锄
〔鋯〕锆
〔銹〕锈
〔鋨〕锇
〔銼〕锉
〔鋒〕锋
〔鋅〕锌
〔銳〕锐
〔銻〕锑
〔鋃〕锒
〔鋟〕锓
〔鋦〕锔
〔錒〕锕
〔頜〕颌
〔劍〕剑
〔劊〕刽
〔鄶〕郐
〔餑〕饽
〔餓〕饿
〔餘〕余
〔餒〕馁
〔膞〕肤
〔膕〕腘
〔膠〕胶
〔鴇〕鸨
〔魷〕鱿
〔魯〕鲁
〔魴〕鲂
〔颳〕刮
〔劉〕刘
〔皺〕皱
〔潁〕颍
【丶】
〔請〕请
〔諸〕诸
〔諏〕诹
〔諾〕诺
〔諑〕诼
〔誹〕诽
〔課〕课
〔諉〕诿
〔諛〕谀
〔誰〕谁
〔論〕论
〔諗〕谂
〔調〕调
〔諂〕谄
〔諍〕诤
〔諒〕谅
〔諄〕谆
〔誶〕谇
〔談〕谈
〔誼〕谊
〔廟〕庙
〔廠〕厂
〔廡〕庑
〔瘞〕瘗
〔瘡〕疮
〔賡〕赓
〔慶〕庆
〔廢〕废
〔敵〕敌
〔頦〕颏
〔憤〕愤
〔憫〕悯
〔憒〕愦
〔憚〕惮
〔憮〕怃
〔憐〕怜
〔養〕养
〔導〕导
〔瑩〕莹
〔潔〕洁
〔澆〕浇
〔澾〕汰
〔潤〕润
〔澗〕涧
〔潰〕溃
〔潿〕涠
〔潷〕滗
〔澇〕涝
〔潯〕浔
〔潑〕泼
〔寫〕写
〔窮〕穷
〔審〕审
〔褳〕裢
〔褲〕裤
〔鴆〕鸩
【乛】
〔層〕层
〔遲〕迟
〔彈〕弹
〔選〕选
〔槳〕浆
〔險〕险
〔嬈〕娆
〔嬋〕婵
〔嫵〕妩
〔嫿〕婳
〔駑〕驽
〔駕〕驾
〔毿〕毵
〔翬〕翚
〔樂〕乐
〔緙〕缂
〔緗〕缃
〔練〕练
〔緘〕缄
〔緬〕缅
〔緹〕缇
〔緲〕缈
〔緝〕缉
〔縕〕缊
〔緦〕缌
〔緯〕纬
〔緞〕缎
〔緱〕缑
〔縋〕缒
〔緩〕缓
〔締〕缔
〔編〕编
〔緡〕缗
〔緣〕缘

16 畫

【一】
〔璣〕玑
〔隸〕隶
〔墻〕墙
〔駱〕骆
〔駭〕骇
〔駢〕骈
〔擓〕㧟
〔據〕据
〔擄〕掳
〔擋〕挡
〔擇〕择
〔赬〕赪
〔撿〕捡
〔擔〕担
〔壇、罎〕坛
〔擁〕拥
〔薔〕蔷
〔薑〕姜
〔薈〕荟
〔薊〕蓟
〔薦〕荐

〔蕭〕萧
〔頤〕颐
〔鴣〕鸪
〔薩〕萨
〔蕷〕蓣
〔檮〕梼
〔樹〕树
〔樸〕朴
〔橋〕桥
〔機〕机
〔輳〕辏
〔輻〕辐
〔輯〕辑
〔輸〕输
〔賴〕赖
〔覽〕览
〔頭〕头
〔醞〕酝
〔醜〕丑
〔勵〕励
〔磧〕碛
〔磚〕砖
〔磣〕碜
〔歷、曆〕历
〔奮〕奋
〔頰〕颊
〔殫〕殚
〔頸〕颈
【丨】
〔頻〕频
〔盧〕卢
〔縣〕县
〔瞞〕瞒
〔瞘〕眍
〔曉〕晓
〔瞜〕䁖
〔賵〕赗
〔曇〕昙
〔噸〕吨
〔鴞〕鸮
〔噦〕哕
〔踴〕踊
〔鴨〕鸭
〔螞〕蚂
〔螄〕蛳
〔罵〕骂
〔噥〕哝
〔戰〕战
〔噲〕哙
〔噯〕嗳
〔鴦〕鸯
〔還〕还
〔嶧〕峄
〔嶼〕屿
【丿】
〔積〕积
〔頹〕颓
〔穇〕䅟
〔篤〕笃
〔築〕筑
〔篳〕筚
〔篩〕筛
〔舉〕举
〔興〕兴
〔嶨〕峃
〔學〕学
〔儔〕俦
〔憊〕惫
〔儕〕侪
〔儐〕傧
〔鴕〕鸵
〔艙〕舱
〔錶〕表
〔鍺〕锗
〔錯〕错
〔鍩〕锘
〔錨〕锚
〔錛〕锛
〔錸〕铼
〔錢〕钱
〔鍀〕锝
〔錁〕锞
〔鍚〕钖
〔錫〕锡
〔錕〕锟
〔錮〕锢
〔鋼〕钢
〔鍋〕锅
〔錘〕锤
〔錐〕锥
〔錦〕锦
〔鍁〕锨
〔錚〕铮
〔錇〕锫
〔錠〕锭
〔鍵〕键
〔鍆〕钔
〔録〕录
〔錳〕锰
〔鋸〕锯
〔錙〕锱
〔覦〕觎
〔墾〕垦
〔餞〕饯
〔餜〕馃
〔餛〕馄
〔餅〕饼
〔餡〕馅
〔館〕馆
〔頷〕颔
〔鴒〕鸰
〔膩〕腻
〔鴟〕鸱
〔鮁〕鲅
〔鮃〕鲆
〔穌〕稣
〔鮣〕䲟
〔鮓〕鲊
〔鮒〕鲋
〔鮑〕鲍
〔鮍〕鲏
〔鮐〕鲐
〔鴝〕鸲
〔獲、穫〕获
〔穎〕颖
〔獨〕独
〔獫〕猃
〔獪〕狯
〔鴛〕鸳
【、】
〔謀〕谋
〔諶〕谌
〔諜〕谍
〔謊〕谎
〔諤〕谔
〔諫〕谏
〔諧〕谐
〔謔〕谑
〔謁〕谒
〔謂〕谓
〔諱〕讳
〔諭〕谕
〔諼〕谖
〔諷〕讽
〔諳〕谙
〔諺〕谚
〔諦〕谛
〔謎〕谜
〔諮〕谘
〔諢〕诨
〔諞〕谝
〔諝〕谞

〔憑〕凭
〔鄺〕邝
〔瘻〕瘘
〔瘮〕瘆
〔辦〕办
〔親〕亲
〔龍〕龙
〔劑〕剂
〔懌〕怿
〔憶〕忆
〔熾〕炽
〔螢〕萤
〔營〕营
〔縈〕萦
〔燜〕焖
〔燈〕灯
〔澠〕渑
〔燙〕烫
〔濃〕浓
〔澤〕泽
〔濁〕浊
〔澮〕浍
〔澱〕淀
〔澦〕滪
〔憲〕宪
〔窺〕窥
〔窶〕窭
〔窵〕窎
〔褸〕褛
〔禪〕禅
【丨】
〔閾〕阈
〔閹〕阉
〔閶〕阊
〔閿〕阌
〔閽〕阍
〔閻〕阎
〔閼〕阏
【一】
〔隱〕隐
〔嬙〕嫱
〔嬡〕嫒
〔縉〕缙
〔縝〕缜
〔縛〕缚
〔縟〕缛
〔緻〕致
〔縧〕绦
〔縐〕绉
〔縫〕缝
〔縗〕缞
〔縞〕缟
〔縭〕缡
〔縊〕缢
〔縑〕缣

17 畫

【一】
〔耬〕耧
〔騁〕骋
〔騣〕骔
〔駿〕骏
〔環〕环
〔璦〕瑷
〔贅〕赘
〔覯〕觏
〔黿〕鼋
〔幫〕帮
〔趨〕趋
〔壙〕圹
〔蟄〕蛰
〔縶〕絷
〔轂〕毂
〔聲〕声
〔藉〕借
〔聰〕聪
〔聯〕联
〔艱〕艰
〔藍〕蓝
〔虧〕亏
〔舊〕旧
〔薺〕荠
〔韓〕韩
〔藎〕荩
〔檉〕柽
〔檣〕樯
〔櫃〕柜
〔檔〕档
〔櫛〕栉
〔檢〕检
〔檜〕桧
〔麯〕曲
〔轅〕辕
〔轄〕辖
〔輾〕辗
〔臨〕临
〔磽〕硗
〔壓〕压
〔礄〕硚
〔磯〕矶
〔鴯〕鸸
〔璽〕玺
〔邇〕迩
〔尷〕尴
〔鴷〕䴕
〔殮〕殓
〔擱〕搁
〔擬〕拟
〔擴〕扩
〔擠〕挤
〔擲〕掷
〔擯〕摈
〔擰〕拧
【丨】
〔齔〕龀
〔戲〕戏
〔虨〕彪
〔瞭〕了
〔顆〕颗
〔購〕购
〔賻〕赙
〔嬰〕婴
〔賺〕赚
〔嚇〕吓
〔闌〕阑
〔闃〕阒
〔闆〕板
〔闈〕闱
〔鬧〕闹
〔闊〕阔
〔闋〕阕
〔曖〕暧
〔蹕〕跸
〔蹌〕跄
〔蟎〕螨
〔螻〕蝼
〔蟈〕蝈
〔雖〕虽
〔嚀〕咛
〔覬〕觊
〔嶺〕岭
〔嶸〕嵘
〔點〕点
〔黏〕粘
【丿】
〔矯〕矫
〔鴰〕鸹
〔簣〕篑
〔簍〕篓
〔輿〕舆
〔歟〕欤
〔鵂〕鸺
〔優〕优

〔償〕偿
〔儲〕储
〔龜〕龟
〔魎〕魉
〔鴿〕鸧
〔禦〕御
〔聳〕耸
〔鵃〕鸼
〔鍥〕锲
〔鍇〕锴
〔鍘〕铡
〔鍚〕钖
〔鍶〕锶
〔鍔〕锷
〔鍤〕锸
〔鍬〕锹
〔鍛〕锻
〔鎪〕锼
〔鍰〕锾
〔鍄〕锿
〔鍍〕镀
〔鎂〕镁
〔鎡〕镃
〔鍆〕锔
〔斂〕敛
〔鴿〕鸽
〔懇〕恳
〔餷〕馇
〔餳〕饧
〔餶〕馉
〔餿〕馊
〔膿〕脓
〔臉〕脸
〔膾〕脍
〔膽〕胆
〔謄〕誊
〔鮭〕鲑
〔鮚〕鲒
〔鮪〕鲔
〔鮦〕鲖
〔鮫〕鲛
〔鮮〕鲜
〔颶〕飓
〔獷〕犷
〔獰〕狞
【丶】
〔講〕讲
〔謨〕谟
〔謖〕谡
〔謝〕谢
〔謠〕谣
〔謅〕诌
〔謗〕谤
〔謚〕谥
〔謙〕谦
〔謐〕谧
〔褻〕亵
〔鳶〕鸢
〔醬〕酱
〔鶩〕鹜
〔氈〕毡
〔應〕应
〔鴻〕鸡
〔癘〕疠
〔療〕疗
〔癇〕痫
〔癉〕瘅
〔癆〕痨
〔齋〕斋
〔懨〕恹
〔羞〕羞
〔糞〕粪
〔糝〕糁
〔燦〕灿
〔燭〕烛
〔燴〕烩
〔鴻〕鸿
〔濤〕涛
〔濫〕滥
〔濕〕湿
〔濟〕济
〔濱〕滨
〔濘〕泞
〔濾〕滤
〔澀〕涩
〔濰〕潍
〔賽〕赛
〔襇〕裥
〔襀〕襀
〔襖〕袄
〔禮〕礼
【一】
〔屨〕屦
〔彌、瀰〕弥
〔嬪〕嫔
〔嚮〕向
〔績〕绩
〔縹〕缥
〔縵〕缦
〔縷〕缕
〔縲〕缧
〔總〕总
〔縱〕纵
〔縴、纖〕纤
〔縮〕缩
〔繆〕缪
〔繅〕缫
18 畫
【一】
〔耮〕耢
〔騏〕骐
〔騎〕骑
〔騍〕骒
〔騅〕骓
〔瓊〕琼
〔鬆〕松
〔翹〕翘
〔鼕〕冬
〔贄〕贽
〔燾〕焘
〔聶〕聂
〔聵〕聩
〔職〕职
〔覲〕觐
〔鞦〕秋
〔藪〕薮
〔蠆〕虿
〔繭〕茧
〔藭〕䓖
〔賾〕赜
〔藴〕蕴
〔藥〕药
〔櫃〕柜
〔檻〕槛
〔櫚〕榈
〔檳〕槟
〔檸〕柠
〔鵓〕鹁
〔轉〕转
〔轆〕辘
〔醫〕医
〔礎〕础
〔殯〕殡
〔霧〕雾
〔擓〕㧟
〔擷〕撷
〔攤〕摊
〔擾〕扰
〔攄〕摅
〔擻〕擞
〔擺、襬〕摆
〔擻〕㧐

〔豐〕丰
【丨】
〔閱〕阅
〔覷〕觑
〔懟〕怼
〔叢〕丛
〔矇、濛、懞〕蒙
〔題〕题
〔韙〕韪
〔瞼〕睑
〔顒〕颙
〔闖〕闯
〔闔〕阖
〔闐〕阗
〔闐〕阗
〔闓〕闿
〔闓〕闿
〔闕〕阙
〔曠〕旷
〔蹣〕蹒
〔噝〕咝
〔壘〕垒
〔蟯〕蛲
〔蟲〕虫
〔蟬〕蝉
〔蟣〕虮
〔鵑〕鹃
〔韞〕韫
〔嚕〕噜
〔顓〕颛
【丿】
〔鵠〕鹄
〔穡〕穑
〔穢〕秽
〔簡〕简
〔簣〕篑
〔簞〕箪
〔鵝〕鹅
〔雙〕双
〔軀〕躯
〔邊〕边
〔歸〕归
〔鏵〕铧
〔鎮〕镇
〔鏈〕链
〔鎘〕镉
〔鎖〕锁
〔鎧〕铠
〔鎸〕镌
〔鎳〕镍
〔鎿〕镎
〔鎩〕铩
〔鎢〕钨
〔鎦〕镏
〔鎬〕镐
〔鎊〕镑
〔鎰〕镒
〔鎵〕镓
〔鎘〕镉
〔鴿〕鸽
〔饃〕馍
〔餺〕馎
〔餼〕饩
〔餾〕馏
〔饈〕馐
〔臟〕赃
〔臍〕脐
〔臏〕膑
〔鯁〕鲠
〔鯉〕鲤
〔鯀〕鲧
〔鯇〕鲩
〔鯽〕鲫
〔颶〕飓
〔颼〕飕
〔觴〕觞
〔獵〕猎
〔雛〕雏
【丶】
〔謹〕谨
〔謳〕讴
〔謾〕谩
〔謫〕谪
〔謬〕谬
〔雜〕杂
〔離〕离
〔癤〕疖
〔顏〕颜
〔糧〕粮
〔燼〕烬
〔鵜〕鹈
〔瀆〕渎
〔澀〕涩
〔濾〕泸
〔濾〕滤
〔鯊〕鲨
〔濺〕溅
〔瀏〕浏
〔瀉〕泻
〔瀋〕沈
〔濼〕泺
〔竄〕窜
〔竅〕窍
〔額〕额
〔襠〕裆
〔襝〕裣
〔禱〕祷
〔禰〕祢
【乛】
〔隴〕陇
〔嬸〕婶
〔繞〕绕
〔繚〕缭
〔織〕织
〔繕〕缮
〔繒〕缯
〔斷〕断

19 畫

【一】
〔騙〕骗
〔騷〕骚
〔鵡〕鹉
〔鶄〕鹡
〔鬍〕胡
〔壢〕坜
〔壚〕垆
〔壞〕坏
〔難〕难
〔鵲〕鹊
〔蘼〕蔴
〔擰〕拧
〔蘋〕苹
〔蘆〕芦
〔藺〕蔺
〔躉〕趸
〔鶘〕鹕
〔蘄〕蕲
〔勸〕劝
〔蘇、囌〕苏
〔藹〕蔼
〔蘢〕茏
〔顛〕颠
〔櫝〕椟
〔櫓〕橹
〔櫧〕槠
〔櫟〕栎
〔櫞〕橼
〔轎〕轿
〔鏨〕錾
〔轍〕辙
〔轔〕辚
〔鶇〕鸫

〔鶇〕鸫
〔麗〕丽
〔厴〕厣
〔礪〕砺
〔礙〕碍
〔礦〕矿
〔贗〕赝
〔願〕愿
〔鶴〕鹌
〔獱〕獱
〔攏〕拢
【丨】
〔鹼〕硷
〔贈〕赠
〔闞〕阚
〔關〕关
〔嚦〕呖
〔疇〕畴
〔蹺〕跷
〔蟶〕蛏
〔蠅〕蝇
〔蟻〕蚁
〔艷〕艳
〔嚴〕严
〔韜〕韬
〔獸〕兽
〔嚨〕咙
〔羆〕罴
〔羅〕罗
【丿】
〔氌〕氇
〔犢〕犊
〔贊〕赞
〔穩〕稳
〔簽〕签
〔簾〕帘
〔簫〕箫
〔牘〕牍
〔懲〕惩
〔鐯〕锗
〔鏗〕铿
〔鏢〕镖
〔鏜〕镗
〔鏤〕镂
〔鏝〕镘
〔鏘〕锵
〔鏰〕镚
〔鏞〕镛
〔鏃〕镞
〔鏇〕旋
〔鏡〕镜
〔鏑〕镝
〔鏟〕铲
〔辭〕辞
〔饉〕馑
〔饅〕馒
〔鵬〕鹏
〔騰〕腾
〔臘〕腊
〔鯖〕鲭
〔鯪〕鲮
〔鯫〕鲰
〔鯡〕鲱
〔鯤〕鲲
〔鯧〕鲳
〔鯢〕鲵
〔鯰〕鲶
〔鯛〕鲷
〔鯨〕鲸
〔鯔〕鲻
〔獺〕獭
〔鴿〕鸽
〔颼〕飕
【丶】
〔譚〕谭
〔譖〕谮
〔譙〕谯
〔識〕识
〔譜〕谱
〔證〕证
〔譎〕谲
〔譏〕讥
〔鶉〕鹑
〔廬〕庐
〔龐〕庞
〔癟〕瘪
〔癢〕痒
〔鶊〕鹒
〔壟〕垄
〔懶〕懒
〔懷〕怀
〔鮝〕鲞
〔類〕类
〔爍〕烁
〔瀟〕潇
〔瀨〕濑
〔瀝〕沥
〔瀕〕濒
〔瀧〕泷
〔寵〕宠
〔襪〕袜
〔襤〕褴
【乛】
〔鷺〕鹭
〔纇〕颣
〔鶩〕骛
〔繮〕缰
〔繩〕绳
〔繾〕缱
〔繰〕缲
〔繹〕绎
〔繯〕缳
〔繳〕缴
〔繪〕绘

20 畫

【一】
〔驊〕骅
〔騮〕骝
〔騶〕驺
〔騸〕骟
〔鶩〕骛
〔瓏〕珑
〔聹〕聍
〔蘄〕蕲
〔驀〕蓦
〔蘭〕兰
〔蘞〕蔹
〔蘚〕藓
〔鶘〕鹕
〔櫪〕枥
〔櫨〕栌
〔櫸〕榉
〔礬〕矾
〔麵〕面
〔櫬〕榇
〔櫳〕栊
〔飄〕飘
〔礫〕砾
〔攖〕撄
〔攔〕拦
〔攙〕搀
【丨】
〔齟〕龃
〔齡〕龄
〔齣〕出
〔齙〕龅
〔齠〕龆
〔鹹〕咸
〔齹〕鹾
〔獻〕献
〔黨〕党
〔懸〕悬

〔鵙〕䴗
〔罌〕罂
〔贍〕赡
〔闥〕闼
〔闒〕阘
〔闡〕阐
〔闢〕辟
〔鶡〕鹖
〔曨〕昽
〔蠣〕蛎
〔蠐〕蛴
〔蠐〕跻
〔蠑〕蝾
〔嚶〕嘤
〔鶚〕鹗
〔髏〕髅
〔鶻〕鹘
【丿】
〔犧〕牺
〔鶖〕鹙
〔籌〕筹
〔籃〕篮
〔譽〕誉
〔覺〕觉
〔嚳〕喾
〔衊〕蔑
〔艦〕舰
〔鐃〕铙
〔鐝〕镢
〔鐐〕镣
〔鏷〕镤
〔鐦〕锎
〔鐧〕锏
〔鐓〕镦
〔鐘、鍾〕钟
〔鐥〕鳝
〔鐠〕镨
〔鐒〕铹
〔鏹〕镪
〔鐨〕镄
〔鐙〕镫
〔鏺〕钹
〔釋〕释
〔饒〕饶
〔饊〕馓
〔饋〕馈
〔饌〕馔
〔饑〕饥
〔臚〕胪
〔朧〕胧
〔鰆〕䲠
〔鰈〕鲽
〔鰂〕鲗
〔鰛〕鳁
〔鰓〕鳃
〔鰐〕鳄
〔鰍〕鳅
〔鰒〕鳆
〔鰉〕鳇
〔鰌〕䲡
〔鯿〕鳊
〔觸〕触
〔獼〕猕
【丶】
〔護〕护
〔譴〕谴
〔譯〕译
〔譫〕谵
〔議〕议
〔癥〕症
〔辮〕辫
〔龑〕䶮
〔競〕竞
〔懺〕忏
〔糲〕粝
〔鶿〕鹚
〔爐〕炉
〔瀾〕澜
〔瀲〕潋
〔寶〕宝
〔騫〕骞
〔竇〕窦
【乛】
〔鶥〕鹛
〔鶩〕鹜
〔饗〕飨
〔響〕响
〔纊〕纩
〔繽〕缤
〔繼〕继

21畫

【一】
〔耰〕耰
〔驅〕驱
〔驃〕骠
〔騾〕骡
〔驄〕骢
〔驂〕骖
〔瓔〕璎
〔鰲〕鳌
〔韃〕鞑
〔鞽〕鞒
〔歡〕欢
〔權〕权
〔櫻〕樱
〔欄〕栏
〔轟〕轰
〔覽〕览
〔酈〕郦
〔飆〕飙
〔殲〕歼
〔攝〕摄
〔攝〕慑
〔攛〕撺
【丨】
〔齜〕龇
〔齦〕龈
〔鬮〕鬮
〔贐〕赆
〔囁〕嗫
〔囈〕呓
〔囀〕啭
〔顥〕颢
〔躊〕踌
〔躑〕踯
〔躍〕跃
〔纍〕累
〔蠟〕蜡
〔囂〕嚣
〔巋〕巋
〔巋〕岿
【丿】
〔儺〕傩
〔儷〕俪
〔儼〕俨
〔鷉〕䴘
〔鐵〕铁
〔鑊〕镬
〔鐳〕镭
〔鐺〕铛
〔鐸〕铎
〔鐶〕镮
〔鐲〕镯
〔鐮〕镰
〔鏡〕镱
〔鷂〕鹞
〔鶬〕鸧
〔鷄〕鸡
〔鶬〕鸧
〔騰〕䲢
〔鰭〕鳍
〔鰱〕鲢

〔鮒〕鲥
〔鰨〕鳎
〔鰥〕鳏
〔鰷〕鲦
〔鰟〕鳑
〔鰜〕鳒
【丶】
〔瀾〕斓
〔癩〕癞
〔癧〕疬
〔癮〕瘾
〔辯〕辩
〔礱〕砻
〔懼〕惧
〔鶤〕鹍
〔爛〕烂
〔鶯〕莺
〔灄〕滠
〔灃〕沣
〔灕〕漓
〔竈〕灶
〔顧〕顾
〔鶴〕鹤
〔襯〕衬
【乛】
〔屬〕属
〔纈〕缬
〔續〕续
〔纏〕缠
22 畫
【一】
〔驍〕骁
〔驕〕骄
〔鬚〕须
〔覿〕觌
〔鷙〕鸷
〔聽〕听
〔蘿〕萝
〔驚〕惊
〔轢〕轹
〔轢〕轹
〔鷗〕鸥
〔鑒〕鉴
〔邐〕逦
〔鷖〕鹥
〔霽〕霁
〔攢〕攒
【丨】
〔齬〕龉
〔齪〕龊
〔鱉〕鳖
〔贖〕赎
〔躚〕跹
〔躓〕踬
〔蠨〕蟏
〔囉〕啰
〔邏〕逻
〔體〕体
【丿】
〔籟〕籁
〔籜〕箨
〔籙〕箓
〔籠〕笼
〔鰲〕鳌
〔儻〕傥
〔艫〕舻
〔艫〕舻
〔鑄〕铸
〔鑔〕镲
〔鑌〕镔
〔龕〕龛
〔糴〕籴
〔鰳〕鳓
〔鰹〕鲣
〔鰾〕鳔
〔鱈〕鳕
〔鰻〕鳗
〔鱅〕鳙
〔鰼〕鳛
〔玀〕猡
【丶】
〔讀〕读
〔讅〕谉
〔巒〕峦
〔顫〕颤
〔鷓〕鹧
〔癭〕瘿
〔癬〕癣
〔聾〕聋
〔龔〕龚
〔襲〕袭
〔灘〕滩
〔灑〕洒
〔竊〕窃
【乛】
〔鷚〕鹨
〔轡〕辔
〔孌〕娈
〔巒〕峦
〔彎〕弯
〔孿〕孪
23 畫
【一】
〔驛〕驿
〔驗〕验
〔瓚〕瓒
〔欏〕椤
〔轤〕轳
〔靨〕靥
〔魘〕魇
〔饜〕餍
〔鷯〕鹩
〔靆〕叇
〔顬〕颥
〔攪〕搅
【丨】
〔曬〕晒
〔鵬〕鹇
〔鷳〕鹇
〔顯〕显
〔蠱〕蛊
〔囑〕嘱
〔巔〕巅
〔髖〕髋
〔髕〕髌
【丿】
〔籤〕签
〔鷦〕鹪
〔黴〕霉
〔鑕〕锧
〔鑥〕镥
〔鑣〕镳
〔鑠〕铄
〔鑞〕镴
〔臢〕臜
〔鱖〕鳜
〔鱔〕鳝
〔鱗〕鳞
〔鱒〕鳟
〔鱘〕鲟
【丶】
〔讌〕䜩
〔癰〕痈
〔贏〕赢
〔齏〕齑
【乛】
〔鷸〕鹬
〔纓〕缨
〔纔〕才
〔欒〕栾
〔攣〕挛
〔變〕变

〔戀〕恋
〔鷥〕鸶
〔鷥〕鸶

24 畫

【一】

〔驟〕骤
〔鬢〕鬓
〔壩〕坝
〔韆〕千
〔觀〕观
〔鹽〕盐
〔釀〕酿
〔靂〕雳
〔靈〕灵
〔靄〕霭
〔攬〕揽
〔蠶〕蚕

【丨】

〔艷〕艳
〔齲〕龋
〔齷〕龌
〔臟、髒〕脏
〔鷺〕鹭
〔囑〕嘱

【丿】

〔籩〕笾
〔籬〕篱
〔簖〕簖
〔黌〕黉
〔鸄〕鸴
〔鱧〕鳢
〔鱠〕鲙
〔鱣〕鳣

【丶】

〔讕〕谰
〔讖〕谶
〔讒〕谗
〔讓〕让
〔鸇〕鹯
〔鷹〕鹰
〔癱〕瘫
〔癲〕癫
〔贛〕赣
〔灝〕灏

【乛】

〔鸊〕䴙
〔韉〕鞯

25 畫

【一】

〔欖〕榄
〔靉〕叆
〔覊〕羁

【丨】

〔顱〕颅
〔躡〕蹑
〔躥〕蹿
〔鼉〕鼍

【丿】

〔籮〕箩
〔鑭〕镧
〔鑰〕钥
〔鑲〕镶
〔饞〕馋
〔饟〕馕
〔鱨〕鲿
〔鱭〕鲚

【丶】

〔廳〕厅
〔灣〕湾

【乛】

〔糶〕粜
〔纘〕缵
〔蠻〕蛮
〔臠〕脔

26 畫

【一】

〔驥〕骥
〔驢〕驴
〔趲〕趱
〔顴〕颧
〔釃〕酾
〔釅〕酽
〔靨〕靥

【丨】

〔矚〕瞩
〔躪〕躏
〔躦〕躜

【丿】

〔釁〕衅
〔鑷〕镊
〔鑹〕镩

【丶】

〔灤〕滦

27 畫

【一】

〔驤〕骧
〔顳〕颞

【丨】

〔闞〕阚
〔鸕〕鸬
〔黷〕黩

【丿】

〔鑼〕锣
〔鑽〕钻
〔鱸〕鲈

【丶】

〔讞〕谳
〔讜〕谠
〔灧〕滟

【乛】

〔纜〕缆
〔孌〕娈

28 畫

【一】

〔鸛〕鹳
〔欞〕棂

【丨】

〔鑿〕凿
〔鸚〕鹦

【丿】

〔钂〕锐
〔钁〕镢

【丶】

〔戇〕戆

29 畫

【一】

〔驪〕骊
〔鬱〕郁

30 畫

【一】

〔鸝〕鹂

【丿】

〔鱺〕鲡

【乛】

〔鸞〕鸾

32 畫

【丿】

〔籲〕吁

附録二　常用詞

說明

收录醫古文常用詞。釋義以《漢語大詞典》爲主要參考字書；詞序按漢語拼音順序排列。

A

案 ①器具名。有足的盤盂類食器。《脈診》："《晉書》何曾日食萬錢，對案尚無下箸處。"②器具名。幾桌。《診法通論》："案頭著有《四書彙鈔》一部，甫卒業。"③指架起的長方形木板。《單方驗方》："楊梅根皮、韭菜根白、廚房案板上刮下泥，三味相等，搗匀貼兩腮上，半時其蟲從眼角而出。"④官府處理公事的文書、成例和獄訟判定的結論等。《類經》："予嘗治一薦紳，年愈四旬，因案牘積勞，致成大病。"⑤官署的部門或單位。《宋史・徽宗紀二》："（崇甯四年）令州縣仿尚書六曹分六案。"⑥界限。《國語・齊語》："參國起案，以爲三官。"⑦通"按"。用手向下壓。《史記・扁鵲倉公列傳》："案扤毒熨。"⑧通"按"。考察。《華佗傳》："案脈，胎未去也。"

諳 ①認識。《審視瑤函・内外二障論》："或暗於醫學，甚至有一字不諳者。"②熟悉。《幼幼集成・楊梅瘡證》："予素未諳外科，而能拔兹社鼠城狐之毒，恃此理也。"

闇 （一）［àn］同"暗"①不亮。《靈樞・九針十二原》："粗之闇乎，妙哉，工獨有之。"②愚昧，糊塗。《諸病源候論・惛塞候》："人有稟性陰陽不和，而心神惛塞者，亦有因病而精采闇鈍，皆由陰陽之氣不足，致神識不分明。"（二）［ān］諒闇，帝王居喪。《禮記・喪服四制》："高宗諒闇。"

噫 （一）［ài］①噯氣。《三因極一病證方論・噦逆論證》："大率胃實即噫。"《素問・陰陽別論》："二陽一陰發病，主驚駭背痛，善噫善欠，名曰風厥。"《三因極一病證方論・醋咽證治》："治宿食留飲，聚積中脘，噫臭吞酸。"②呼氣。韓愈《讀東方朔雜事》詩："噫欠為飄風，濯手大雨沱。"劉禹錫《天論下》："噓為雨露，噫為風雷。"（二）［yī］嘆詞。《論語・子張》："顏淵死，子曰：'噫，天喪予，天喪予！'"（三）［yì］通"抑"。語氣詞，表示轉折。《周易・系辭下》："噫亦要存亡吉兇，則居可知也。"（清王引之《經傳釋詞》："噫亦，即'抑亦'也。"

B

白 ①像雪一般的顏色。《素問・脈要精微論》："以長爲短，以黑爲白。"②潔淨。《養生論》："外物以累心不存，神氣以醇白獨著。"③光明；明亮。《禮記・曾子問》："凡殤與無後者，祭於宗子之家，當室之白，尊於東房，是謂陽厭。"④清楚；明白。《串雅》序："部居別白。"⑤告語；稟報；陳述。《史記・淮南衡山列傳》："厲王母弟趙兼因辟陽侯言呂后，呂后妒，弗肯白辟陽侯不強爭。"

備 ①完備；齊備。《漢書・藝文志》序："今刪其要，以備篇籍。"②儲備。《墨子・七患》："故倉無備粟，不可以待凶饑。"③準備；預備。《傷寒論・傷寒例》："此爲家有患，備慮之要。"④設備；裝備。《國語・吳語》："審備則可以戰乎？"⑤充任；充當。常用作謙詞。《上時政疏》："臣既蒙陛下採擢，使備從官，朝廷治亂安危，臣實預其榮辱。"

被 ①寢衣；被子。《素問・脈要精微論》："衣被不斂。"②表面；外層。《儀禮・士昏禮》："笄，緇被纁裏。"③覆蓋。《東京賦》："芙蓉覆水，秋蘭被涯。"④遍布；滿。《水經注・沁水》："又南五十餘里，沿流上下，步徑裁通，小竹細筍，被於山渚，蒙蘢茂密，奇爲翳薈也。"⑤及；延及。《素問・調經論》："夫十二經脈者皆絡三百六十五節，節有病必被經脈，經脈之病皆有虛實，何以合之？"⑥裝備；具備。《左傳・桓公六年》："我張吾三軍，而被吾甲兵。"⑦遭受；蒙受。《靈樞・玉版篇》："夫至使身被癰疽之病。"⑧介詞，表被動。《傷寒論》："其熱被劫不得去。"⑨同"髲（bì）"。假髮。《詩・召南・採蘩》："被之僮僮，夙夜在公。"⑩同"披"。《素問・四氣調神大論》："夜臥早起，廣步於庭，被髮緩形，以使志生。"

辟 ①天子；君主。《書・洪範》："惟辟作福，惟辟作威，惟辟玉食。"②彰明；顯明。《詩・大雅・抑》："辟爾爲德，俾臧俾嘉。"③徵召；薦舉。《華佗傳》："太尉黃琬辟，皆不就。"④聚集。《史記・扁鵲倉公列傳》："夫悍藥入中，則邪氣辟矣，而宛氣愈深。"⑤除去；消除。《素問・四時刺逆從論篇》："然必從其經氣辟除其邪，除其邪則亂氣不生。"⑥退避；躲避。《靈樞・口問》："黃帝閑居，辟左右而問於岐伯曰：余已聞九針之經論。"⑦通"襞"。襞積。衣服上的褶子。《素問・生氣通天大論》："辟積於夏，使人煎厥。"⑧通"譬"。譬喻。《丹溪翁傳》："辟如滴水之器，必上竅通而後下竅之水出焉。"

必 ①肯定；斷定。《醫宗必讀》："如病在危疑，良醫難必。"②信賴。《漢書・韓信傳》："且漢王不可必。"③堅持；堅決。《論語・子罕》："子絕四：毋意，毋必，毋固，毋我。"④必定；一定。《素問・生氣通天論》："冬傷於寒，春必溫病。"⑤惟；只。《太素・知古今》："當今之世，必齊毒藥攻其中。"⑥如果。《景嶽全書》："必其果有實邪，果有火證，則不得不爲治標。"

辨 ①辨別；區分。《不失人情論》："甚至薰蕕不辨，妄肆品評。"②明白；清楚。《呂氏春秋・順說》："宋王謂左右曰：'辨矣。客之以說服寡人也。'"③謂考問而確定。《溫病條辨》序：“自吳人葉天士氏《溫病論》《溫病續論》出，然後當名辨物。”④通“辯”。爭論；辯論；辯解。《類經》序：“此其億度無稽，固不足深辨。”⑤通“徧”。遍及；周遍。《史記・禮書》：“或言古者太平，萬民和喜，瑞應辨至。”⑥通“班”。頒布。《漢書・王莽傳上》：“臣謂古者畔逆之國，既以誅討……辨社諸侯，出門見之，著以爲戒。”⑦（bàn）備辦。《周禮・考工記序》：“或審曲面埶，以飭五材，以辨民器。”⑧（bàn）治理。《呂氏春秋・過理》：“王名稱東帝，實辨天下。”

胞 (一)［bāo］①胎兒的裹膜。又稱胞衣，胎衣。②同父母所生者為同胞。③細胞。(二)［pāo］同“脬”，指膀胱。嵇康《與山巨源絕交書》：“每常小便而忍不起，令胞中略轉乃起耳。”

賁 (一)［bēn］①賁門。《素問・繆刺論》：“無故善怒，氣上走賁上。”《靈樞・百病始生》：“留而不去，傳舍於腸胃，在腸胃之時，賁響腹脹。”②腫。《針灸甲乙經・陽受病發風》：“其道不利，故使肌肉賁脹而有瘡。”《古今醫案按・痢》：“一服粥飲稍進，二服後重稍輕，三服癰毒賁起。”③息賁癥（古病名，息賁指呼吸急促，氣逆上奔的疾患，為五積之一，屬肺之積）。《針灸大成・足太陰經穴主治・考正穴法》：“主胸中滿痛，賁膺，咳逆上氣。”《素問・陰陽別論》：“其傳為息賁者，死不治。”(二)［bì］①文飾。《說文・貝部》：“賁，飾也。”②卦名。六十四卦之一。《周易・賁》：“山下有火賁。”

愊 ①郁結。《諸病源候論・胸痹候》：“胸痹之候，胸中愊愊如滿。”②氣盛。指脈象堅實。《脈經・脈形狀指下秘訣》：“實脈，大而長微強，按之隱指，愊愊然。”③愊臆，脹滿貌。《史記・扁鵲倉公列傳》：“言未卒，因噓唏愊臆，魂精泄橫。”

瀕 (一)［bīn］①水邊。同“濱”。《墨子・尚賢下》：“是故昔者舜耕於歷山，陶於河瀕。”②臨近，靠近。《漢書・地理誌》：“瀕南山，近夏陽。”(二)［pín］瀕湖，明代著名醫藥學家。李時珍，號瀕湖。著有《瀕湖脈學》。

擘 (一)［bò］①分開。《冷廬醫話》：“見病者以手擘目，觀其飲啖，蓋目眶盡腫，不可開合也。”《傷寒論・辨太陽病脈證並治》：“桂枝湯方……大棗十二枚，擘。”②大拇指。《爾雅・釋魚》：“蝮虺（fù huǐ 毒蛇），博三寸，首大如擘。”③外科病證名。《證治準繩・瘍醫》：“虎口結毒，赤腫痛，名合谷疽。又名丫刺毒，又名擘蟹毒，又名手叉發，又名病蟹叉。此手陽明大腸經，風熱積毒之所致也。”(二)［pāi］破盡。《針灸甲乙經・經絡受病入腸胃五臟積發伏梁息賁肥氣痞氣奔豚第二》：“其著孫絡之脈而成積，往來上下，擘乎孫絡之居也。”

C

嘗 ①辨別滋味；吃一點兒試試。《素問・八正神明論》：“視之無形，嘗之無味。”②試探；試驗。《左傳・襄公十八年》：“諸侯方睦於晉，臣請嘗之。”③經曆；身受；嘗受。《左傳・僖公二十八年》：“晉侯在外十九年矣，而果得晉國，險阻艱難，備嘗之矣。”④通“常”。《神農嘗百草論》：“予嘗誦其書，每至於此。”

⑤副詞。曾經。《史記・扁鵲倉公列傳》："昔秦穆公嘗如此，七日而寤。"

策 ①驅趕騾馬役畜的鞭棒。《左傳・襄公十七年》："左師爲己短策，苟過華臣之門必騁。"②鞭。《風痹脈論》："其出門也，衣輕策肥，揚鞭周道。"③古代用以記事的竹、木片，編在一起的叫"策"。亦借指書簡，簿冊。《儀禮・聘禮》："若有故，則卒聘，束帛加書將命，百名以上書於策，不及百名書於方。"④古代君主對臣下封土、授爵、免官或發布其他教令的文件。《漢書・藝文志》序："於是建藏書之策，置寫書之官。"⑤古代考試取士，以問題令應試者對答謂策。《類經》序："獨以應策多門，操觚隻手，一言一字，偷隙毫端。"⑥計謀；謀略。《病家兩要說》："精切者已算無遺策。"

誠 ①誠實；真誠；忠誠。《禮記・學記》："今之教者，呻其佔畢，多其訊，言及於數，進而不顧其安，使人不由其誠，教人不盡其材。"②心志專一。《呂氏春秋・精通》："伯樂學相馬，所見無非馬者，誠乎馬也。"③真正；確實。《黃帝内經素問注》序："誠可謂至道之宗，奉生之始也。"④假如。《溫病條辨》敘："學者誠能究其文，通其義，化而裁之，推而行之，以治六氣可也。"

瘥 ①病愈。《傷寒論・辨陰陽易差後勞復病脈證並治》："大病瘥後，從腰以下有水氣者，牡蠣澤瀉散主之。"②病，小疫。《詩經・小雅・節南山》："天方薦瘥，喪亂弘多。"③瘥疫，疫病。《韓昌黎集・城南聯句》："慶流蠲瘥疫，威暢捐輚輣。"④死亡。《脈經・元刻脈經移文》："拯救疾病，使生民不致夭瘥。"

眵 俗稱"眼屎"。《神農本草經》："目中眵䁾。"

啜 ①嘗，飲。《傷寒論・辨太陽病脈證並治》："服已須臾，啜熱稀粥一升余，以助藥力。"②服；吃……次。《醫方集解・麻仁蘇子粥》："令作此粥，兩啜而氣泄。"③哭泣抽噎的樣子。

莝 ①鍘草。《說文・竹部》："莝，斬芻。"②腐、廢的物質。《素問病機氣宜保命集・腫脹論》："去宛陳莝者，疏滌腸胃也。"《素問・湯液醪醴論》："平治於權衡，去宛陳莝，微動四極，溫衣繆刺其處，以復其形。

蹙 ①急促。《針灸大成・足太陰井》："以竹管吹兩耳，以指掩管口，勿泄氣，必須極吹蹙，才脈絡通。"②壓迫。《古今醫案按・經水》："此乃母胎中，或繈褓時，蹙銼其經隧。"③旋轉。《諸病源候論・腹痛候》："欹腰轉身，摩氣蹙回動盡，心氣放散。"

疢 ①熱病。《說文・病部》："疢，熱病也。"②泛指病患。《詩經・小雅》："心之憂矣，疢如疾首。"《金匱要略・藏腑經絡先後病脈證》："千般疢難，不越三條。"

齔 ①兒童換牙。②七八歲的年齡。《《醫學正傳》："一至六歲曰嬰孩，七八歲曰齔。"③泛指童年。

瘳 ①病愈。《素問・痹論》："各隨其過，故病瘳也。"②減損。《國語・晉語二》："君不度而賀大國之襲，於己也何瘳?"

痤 ①癤。《莊子・列禦寇》："秦王有病召醫，破癰潰痤者得車一乘。"《素問・生氣通天論》："汗出見濕，乃生痤疿。"②癰。創面淺而大者。《山海經・中山經》："金星之山，多天嬰，其狀如龍骨，可以已痤。"③微腫。《說文・病部》："痤，小腫也。"④泛指瘡瘍。《外科大成》："痤者，瘡瘍也。"

搐 ①病證名。《素問·病機氣宜保命集》："經所謂病筋脈相引而急名曰瘛者，故俗謂之搐是也。"②除去。《儒門事親·蟲䘌之生濕熱為主訣》："予別下蟲藥，大下十數行，可以搐而空。"③嗅。《丹溪心法·中風》："右為細末，口噙水搐之。"④牽動。《靈樞·衛氣失常》："衛氣之留於腹中，搐積不行，苑蘊不得常所。"

怵 ①擾亂。《莊子·應帝王》："勞形怵心者也。"②怵惕，恐懼。《靈樞·賊風》："又毋怵惕之所誌，卒然而病者，其故何也？"

皴 ①皮膚受凍而皺裂。《素問·六元正紀大論》："陽明所至皴揭，太陽所至為寢汗痙。"②皺紋，毛糙。白居易《長慶集》："肉嫌盧橘厚，皮笑荔枝皴。"③繪畫中的一種方法。用以表現山石、峰巒和樹木的脈絡紋理。

D

殆 ①危亡；危險。《大醫精誠》："今以至精至微之事，求之於至麤至淺之思，其不殆哉！"②困乏；疲憊。《莊子·養生主》："吾生也有涯，而知也無涯。以有涯隨無涯，殆已。"③疑惑。《素問·著至教論》："以教衆庶，亦不疑殆。"④畏懼。《淮南子·說林訓》："月照天下，蝕於詹諸；騰蛇遊霧，而殆於蝍蛆。"⑤接近。《詩·小雅·節南山》："式夷式已，無小人殆。"⑥大概；幾乎。《丹溪翁傳》："若翁者，殆古所謂直諒多聞之益友。"⑦通"怠"。懈怠。《黃帝內經太素·四海和》："髓海不足，則腦轉耳鳴……懈殆安臥。"

誕 ①大；程度、情勢等不同一般。《重修政和經史證類本草》序："誕振三墳，躋民壽域。"②寬闊；長大。《詩·邶風·旄丘》："旄丘之葛兮，何誕之節兮！"③虛妄；荒誕。《漢書·藝文志·方劑略》："然而或者專以為務，則誕欺怪迂之文彌以益多。"④欺騙；欺詐。《史記·扁鵲倉公列傳》："先生得無誕之乎？何以言太子可生也！"⑤生育；出生。《筆花醫鏡》："腎水充足，自多誕育。"

動 ①脫離靜止狀態。振動；活動；移動。《不失人情論》："動靜各有欣厭。"②行動；採取行動。《韓非子·五蠹》："動作者歸之於功。"③萌生；萌動。《左傳·昭公八年》："作事不時，怨讟動於民，則有非言之物而言。"④感動；觸動。《孟子·離婁上》："至誠而不動者，未之有也；不誠，未有能動者也。"⑤往往；常常。《不失人情論》："又若薦醫，動關生死。"⑥通"種"。耕種。《管子·八觀》："彼民非穀不食，谷非地不生，地非民不動。"

洞 ①通曉；悉知。《晉書·郭璞傳》："由是遂洞五行、天文、卜筮之術。"②明察；察看。《本草綱目》序："故萍實商羊，非天明莫洞。"③透徹；深入。《類經》："鉅細通融，岐貳畢徹，一展卷而重門洞開，秋毫在目。"④敞開。《草堂記》："洞北戶，來陰風，防徂暑也。"⑤空虛。《素問·四氣調神大論》："逆夏氣則太陽不長，心氣內洞。"⑥腹瀉。《靈樞·邪氣藏府病形》："洞者，食不化，下嗌還出。"

都 ①國都；京都。《徐靈胎先生傳》："果至都三日而卒。"②美好；嫻雅。《風痹脈論》："其出門也，衣輕策美，揚鞭周道，意氣可謂都矣。"③總；總共。《黃帝內經素問注》序："或兩論並吞，而都爲一目。"④指水中高地。《素問・生氣通天論》："耳閉不可以聽，潰潰乎若壞都，汩汩乎不可止。"

篤 ①固；堅實。《詩・唐風・椒聊》："椒聊之實，蕃衍盈匊，彼其之子，碩大且篤。"②誠篤。《丹溪翁傳》："已而求見愈篤，羅乃進之。"③加厚；增厚。《禮記・中庸》："故天之生物，必因其材而篤焉。"④純一；專一。《皇甫謐傳》："或有箴其過篤，將損耗精神。"⑤甚；達到高度。常形容病勢沈重。《華佗傳》："後太祖親理，得病篤重，使佗專視。"

度 （一）[dù] ①計量長短的標準。《史記・扁鵲倉公列傳》："扁鵲雖言若是，然必審診，起度量，立規矩，稱權衡，合色脈、表裏、有餘不足、順逆之法，參其人動靜與息相應，乃可以論。"②泛指按一定計量標準劃分的單位。《素問・至真要大論》："太陰之復，濕度乃舉，體重中滿，食飲不化，陰氣上厥，胸中不便，飲發於中，咳喘有聲。"③程度；限度。《靈樞・邪氣藏府病形》："高下有度乎？"④法度；規範。《素問・生氣通天論》："因而和之，是謂聖度。"⑤泛指"過"。用於空間或時間。《諸醫論》："錢仲陽醫如李靖用兵，度越縱捨，卒與法會。"（二）[duó] ①丈量；計算。《孟子・梁惠王上》："度，然後知長短。"②推測；估計。《傷寒論・平脈法》："知其所舍，消息診看，料度腑藏。"③圖謀；謀劃。清姚錫光《東方兵事紀略》："汝昌親度之，爲固守計。"

端 ①正，不偏斜；直，不彎曲。《呂氏春秋・盡數》："飲必小咽，端直無戾。"②理正；平整；校準。《禮記・曲禮下》："振書、端書於君前，有誅。"③頂部；鋒尖；末梢。《景嶽全書・病家兩要說》："執兩端者，冀自然之天功。"④開始。《類經》序："音律象數之肇端。"⑤先兆；跡象。《史記・黥布列傳》："赫至，上變，言布謀反有端，可先未發誅也。"⑥方面；種類。《針灸大成》："此固聖人贊化育之一端也。"⑦事由；原委。《養生論》："悶若無端。"

殆 ①危險。《千金要方・大醫精誠》："今以至精至微之事，求之於至粗至淺之思，其不殆哉？②大概。《史記・扁鵲倉公列傳》："忽然不見，殆非人也。"③懈怠。通"怠"。《商君書・農戰》："農者殆則土地荒。"④差錯。《醫方集解・左金丸》："若作尋常脅痛治，則殆矣。"

澹 ①波浪起伏或水流迂回貌。《針灸甲乙經・手太陰及臂凡十八穴》："至本節後太淵溜以澹，外屈本指以下。"《溫病條辨・原病篇》："員員淡淡，狀其痛之甚而無奈也。"②不安的樣子。《素問・至真要大論》："手熱肘攣掖腫，心澹澹大動。"

癉 （一）[dàn] ①勞病。《說文解字段註・第七篇下・病部》："癉，勞病也……下民卒癉。"②只熱不寒的瘧疾。《素問・瘧論》："其但熱而不寒者……名曰癉瘧。"（二）[dān] ①熱盛。《素問・舉痛論》："癉熱焦渴則堅幹不得出。"《素問・奇病論》："此五氣之溢也，名曰脾癉。"②濕熱。《素問・脈要精微論》："癉成為消中。"《漢書・嚴助傳》："南方暑濕，近夏癉熱。"（三）[dǎn] 通"疸"，指黃疸病。

膻 （一）[dàn]（1）胸中。《臨證指南醫案・疫》："人靜則神昏，癘邪竟入膻。"（2）膻中。①指心包。《素問・靈蘭秘典論》："膻中者，臣使之官，喜樂出焉。"

②指兩乳頭連線的中點。《靈樞·海論》："膻中者，為氣之海。"③穴位名。(二)［shān］羊臊氣，羊腹內的脂膏。引申為臊氣。王冰註《素問·金匱真言論》："凡氣因金變，則為腥臊之氣也。"

E

爾 ①代詞。你們；你。《書·盤庚》："凡爾衆，其惟致告：自今至於後日，各恭爾事。"②代詞。彼；那個。《與薛壽魚書》："僕昔疾病，性命危篤，爾時雖十周、程、張、朱何益？"③代詞。如此；這樣。《傷寒論·平脈法》："雖爾，今復欲下利。"④助詞。用作詞尾，猶"然"。《養生論》："夫以蕞爾之軀，攻之者非一塗。"⑤助詞。用於句末。《華佗傳》："人體欲得勞動，但不當使極爾。"

痾 (ē，又音 kē) ①同"疴"。病，重病。《素問·刺法論》："以法刺之，預可平疴。"《普濟方·標幽賦》："秋夫針腰俞而鬼起沉疴。"②怪異之病。《漢書·五行志第十三》："時則有下體生上之痾。"③比喻仇隙。《後漢書·袁紹傳》："願捐棄百痾，追攝舊義，復為母子昆弟如初。"

F

發 ①發射。《靈樞·九針十二原》："不知機道，叩而不發。"②繁育；生長。《詩·大雅·生民》："實種實褎，實發實秀，實堅實好，實穎實栗。"③發生；產生。《大醫精誠》："先發大慈惻隱之心。"④顯現；顯露。《秦醫緩和》："天有六氣，降生五味，發爲五色。"⑤啓發；開導。《素問·六節藏象論》："請夫子發蒙解惑焉。"⑥疾病發作。《靈樞·憂恚無言》："心痛甚，旦發夕死，夕發旦死。"⑦發酵；膨脹。《本草綱目·谷四·蒸餅》："小麥面修治食品甚多，惟蒸餅其來最古，是酵糟發成單面所造。"

反 ①覆；翻轉。《詩·周南·關雎》："悠哉悠哉，輾轉反側。"②相反。與"正"相對。《傷寒論·平脈法》："若表有病者，脈當浮大，今脈反沈遲，故知愈也。"③與之相反；違背。《靈樞·邪氣藏府病形》："中肉節即皮膚痛；補瀉反則病益篤。"④"返"的古字。返回；復生。《史記·扁鵲倉公列傳》："有先生則活，無先生則棄捐填溝壑，長終而不得反。"⑤反切。漢字的一種傳統的注音方法。《黃帝內經太素·順養》："蕃，伐元反，茂也。"⑥副詞。反而。《靈樞·邪氣藏府病形》："邪氣不出，與其真相搏，亂而不去，反還內著。"

方 ①方向；方位。《丹溪翁傳》："四方以病來迎者，遂輻湊於道，翁咸往赴之。"②旁邊；一側。《史記·扁鵲倉公列傳》："扁鵲以其言飲藥三十日，視見垣一方人。"③地方；地區。《新修本草》："然而時鍾鼎峙，聞見闕於殊方；事非僉議，詮釋拘於獨學。"④方法；方略。《丹溪翁傳》："然翁講學行事之大方，已具吾友宋太史濂所爲翁墓誌，茲故不錄。"⑤古代指醫卜星相等方術。《史記·扁鵲倉公列傳》："少而喜醫方術。"⑥方劑；方藥。《史記·扁鵲倉公列傳》："虢太子死，扁鵲至虢宮門下，問中庶子喜方者曰：‘太子何病，國中治穰過於衆事?’”⑦副詞。正。《華佗傳》：“當得家書，方欲暫還耳。”⑧介詞。當；在。《素問·瘧論》：“方其盛時必毁。”

夫　(一)［fū］①成年男子的通稱。《呂氏春秋·本生》：“上爲天子而不驕，下爲匹夫而不惛。”②女子的配偶。《素問·至真要大論》：“丈夫㿗疝，婦人少腹痛。”(二)［fú］①第三人稱代詞。他；它；他們。《類經》序：“其於至道未明，而欲冀夫通神運微，仰大聖上智於千古之邈，斷乎不能矣。”②近指代詞。這；這個；這些。《類經》序：“而或者謂《素問》《針經》《明堂》三書，非黄帝書，似出於戰國。夫戰國之文能是乎?”③句首助詞，表發端。《丹溪翁傳》：“夫行，本也；辭，從而生者也。”④句末助詞，表感歎或疑問。《傷寒論》序：“痛夫！舉世昏迷，莫能覺悟，不惜其命，若是輕生，彼何榮勢之云哉?”

敷　①傳布；散布。《文選·張衡〈東京賦〉》：“火烈具舉，武士星敷。”②鋪開；擴展。《夢溪筆談·採藥》：“用花者，取花初敷時；用實者，成實時採。”③搽；塗。《吳醫彙講》：“亟命别遷一室，以螃蟹數觔生搗，徧敷其身。”④陳述；鋪敘。《丹溪翁傳》：“羅遇翁亦甚懽，即授以劉、李、張諸書，爲之敷揚三家之旨。”⑤陳；陳舊。《素問·寶命全形論》：“夫鹽之味鹹者，其氣令器津泄；弦絕者，其音嘶敗；木敷者，其葉發（廢）。病深者，其聲噦。人有此三者，是謂壞府。”

副　①居第二位的；輔助的。《本草經集注·序》：“以《神農本經》三品，合三百六十五爲主，又進名醫副品，亦三百六十五，合七百三十種。”②輔助。《素問·疏五過論》：“循經守數，按循醫事，爲萬民副。”③書籍、文獻等的復製本。《史記·太史公自序》：“藏之名上，副在京師。”④相稱；符合。《黄帝内經素問注》序：“華葉遞榮，聲實相副。”⑤敷；流布。南朝梁任昉《到大司馬記室箋》：“德顯功高，光副四海。”

負　①以背載物。《左傳·秦醫緩和》：“小臣有晨夢負公以登天。”②承受；擔負。《老子·四十二章》：“萬物負陰而抱陽，衝氣以爲和。”③依恃；憑藉。《醫經余論》：“畧觀書之大意，自負明理，不知醫道至微至奧。”④中醫術語。指稱脈象相互剋賊。《傷寒論·第二百五十六條》：“陽明少陽合病，必下利，其脈不負者，爲順也。”

㕮　造字咀：原意為嚼碎，引申為銼碎、切碎。《脾胃論·脾胃勝衰論》：“右件㕮咀，每服三錢。”《靈樞·壽夭剛柔》：“凡四種，皆㕮咀，漬酒中。”

膹　①切成塊的肉。《賈誼·新書卷四》：“羹胾（zì 切成大塊的肉）膹炙，肉具醯醢（醯 xī，醋，醢 hǎi 用肉、魚等制成的醬，因調制肉醬必用鹽醋等作料，故稱）。”②懣，煩悶。《儒門事親·暑火郁之病》：“膜膹臚脹，瘍痱嘔逆。”③積滿。通“憤”。《素問·至真要大論》：“諸氣膹郁，皆屬於肺。”

G

蓋 ①器物上部有遮蓋作用的東西。《禮記·少儀》："器則執蓋。"②遮蓋；覆蓋。《黄帝内經太素·腸度》："會厭，舌後喉嚨上，出氣入鼻口之孔，上有肉厭蓋孔，開闔氣之出入也。"③副詞。大概；大概是；恐怕。《黄帝内經素問注》序："蓋教之著矣，亦天之假也。"④連詞。承接上文，表示原因或理由。《儒門事親·汗下吐三法該盡治病詮》："或言《内經》多論針而少論藥者，蓋聖人欲明經絡。"⑤語氣詞。多用於句首。《丹溪翁傳》："蓋其遇病施治，不膠於古方，而所療則中。"

格 ①來；至。《儀禮·士冠禮》："孝友時格，永乃保之。"②推究。《外台秘要》序："洎周之王，亦有冢卿，格於醫道，掌其政令。"③擊打；格鬥。《逸周書·武稱》："追戎無恪，窮寇不格。"④法式；標準；規格。《黄帝内經素問注》序："葳謀雖屬乎生知，標格亦資於詁訓。"⑤品格；格調。《文心雕龍議對》："亦各有美，風格存焉。"⑥中醫學術語，脈象之一。謂阻格不通。《難經·經脈診候》："脈有太過，有不及，有陰陽相乘，有覆，有溢，有關，有格。"⑦指吐逆症。《醫宗金鑒·張仲景〈傷寒論·太陰全篇〉》："傷寒，本自寒下，醫復吐之，寒格更逆吐下，若食入口即吐。"

更 （一）［gēng］①改變。《史記·扁鵲倉公列傳》："悲不能自止，容貌變更。"②更替。《素問·上古天真論》："齒更髮長。"③經歷。《類經》序："反復更秋，稍得其緒。"④輪流；交替。《史記·扁鵲倉公列傳》："以八減之齊和煮之，以更熨兩脅下。"（二）［gèng］①再；又。《史記·扁鵲倉公列傳》："太子起坐，更適陰陽，但服湯二旬而復故。"②更加。《溫疫論·雜氣論》："雜氣爲病，更多於六氣。"③反而。《後漢書·範滂傳》："不悟更以爲黨。"

工 ①巧；精；高明。《華佗傳》："佗術實工，人命所縣，宜含宥之。"②問診。《病家兩要說》："然必也小大方圓全其才，仁聖工巧全其用。"③古時對從事各種技藝的勞動者的總稱。《丹溪翁傳》："仍用皮工之法，以五倍子作湯洗濯。"④醫生。《傷寒論·平脈法》："上工望而知之，中工問而知之，下工脈而知之。"

故 ①原因；緣故。《類經》序："此其故，正以經文奧衍，研閱誠難。"②陳舊的；原來的。《華佗傳》："故督郵頓子獻得病已差。"③特意；特地。《華佗傳》："已故到譙，適值佗見收，怱怱不忍從求。"④必定。《華佗傳》："若不得此藥，故當死。"⑤所以；因此。《華佗傳》："兒得母寒，故令不時癒。"

過 ①超過。《華佗傳》："凡醫咸言背及胸藏之間不可妄針，針之不過四分。"②來訪；前往拜訪。《皇甫謐傳》："柳爲布衣時過吾，吾迎送不出門。"③到達。《史記·扁鵲倉公列傳》："舍客長桑君過，扁鵲獨奇之。"④過失；錯誤。《溫病條辨》敘："致死則不言己過。"⑤病。《素問·五藏生成篇》："是以頭痛巔疾，下虛上實，過在足少陰巨陽。"

顧 ①回視；回頭看。《華佗傳》："熊頸鴟顧，引挽腰體。"②反而。《古今醫案按·痢》："而我顧投以參、術、陳皮、芍藥等補劑十餘貼，安得不日以劇？"③顧惜；

顧及。《大醫精誠》："亦不得瞻前顧後，自慮吉凶。"④連詞，表示輕微的轉折，略等於"不過""只是"。《鑒藥》："顧醫之態，多嗇術以自貴。"

肱 ①上臂，肩肘之間。《靈樞・九針》："風者，人之股肱八節也。"②泛指手臂。

癸 ①天干的第十位。②天癸。指人體內一種促進性機能發育成熟的精微物質。

匱 (一)［guì］①收藏東西用的器具。大者為匱，小者為匣。自唐以來寫作"櫃"。《素問・氣穴論》："藏之金匱，不敢復出。"②做丸衣。《脾胃論・感應丸》："研令細，用好蠟匱和。"《本草綱目・木部・伏苓》："白茯苓去皮四兩，作匱。"(二)［kuì］①缺乏，不足。《素問・天元紀大論》："簡而不匱，久而不絕。"

H

患 ①憂慮；擔心。《漢書・藝文志》序："至秦患之，乃燔滅文章，以愚黔首。"②禍患；災禍。《傷寒論》序："卒然遭邪風之氣，嬰非常之疾，患及禍至，而方震慄。"③厭惡。《大醫精誠》："物情同患。"

或 ①有人；有的人。《華佗傳》："或難其異。"②有時；有的時候。《史記・扁鵲倉公列傳》："爲醫或在齊，或在趙。在趙者名扁鵲。"③或許；大概。《吳醫彙講・書方宜人共識說》："醫案人或不識，所係尚無輕重。"④或者。《丹溪翁傳》："然有陰虛火動，或陰陽兩虛濕熱自盛者，又當消息而用之。"⑤如果。《元氣存亡論》："若元氣不傷，雖病甚不死。元氣或傷，雖病輕亦死。"

候 ①伺望。《新修本草》序："風濕候隙，遘手足之災。"②探測；測知。《靈樞・師傳》："候五藏六府之大小焉。"③訪問；拜訪。《華佗傳》："鹽瀆嚴昕與數人共候佗。"④等待；等候。《針灸大成》："用針之法，候氣爲先。"⑤氣候；節氣。《素問・六節藏象論》："五日謂之候，三候謂之氣。"⑥徵候。《黃帝內經素問注・序》："陰陽之候列。"⑦脈候。《傷寒論・序》："九候曾無髣髴。"

晄 面部因氣血虛少而發白無光的病色。《幼幼集成・簡切辨證》："小兒寒證有七：面晄白……"

熇 (hè，又讀 hào) 火勢熾盛的樣子。①連用。"熇熇"。《靈樞・行針》："重陽之人，熇熇高高。"《素問・瘧論》："無刺熇熇之熱，無刺渾渾之脈。"②高熱。《瘟疫論・妊娠時疫》："火毒消散，炎熇頓為清涼。"《醫方集解・逍遙散》："無燥熇之患，金水自能相生。"

斛 ①量器名。也是容量單位。《莊子・胠篋》："為之斗斛以量之，則並與斗斛而竊之。"古代以十斗為一斛，南宋末年改為五斗一斛。《嵇中散集・養生論》："夫種田者，一畝十斛。謂之良田。"②石斛。中藥名。

J

稽 (一)［jī］①查考。《類經》序："粵稽往古，則周有扁鵲之摘《難》，晉有玄晏先生之類分。"②根據；憑證。《類經》序："此其臆度無稽，固不足深辨。"

③停留。《靈樞·癰疽》："榮衛稽留於經脈之中，則血泣而不行。"（二）［qǐ］叩頭至地。《公羊傳·宣公六年》："靈公望見趙盾，愬而再拜；趙盾逡巡北面再拜稽首，趨而出。"

集 ①鳥棲止於樹。漢禰衡《鸚鵡賦》："飛不妄集，翔必擇林。"②聚集。《素問·厥論》："陰脈者，集於足心。"③安定。《史記·周本紀》："武王爲殷初定未集，乃使其弟管叔鮮、蔡叔度相祿父治殷。"④成就；完成。《後漢書·耿弇傳》："今吏士死亡者多，弇願歸幽州，益發精兵，以集大計。"

亟 （一）［jí］①急速。《素問·生氣通天論》："不亟正治，粗乃敗之。"②急切；迫切。《不失人情論》："醫家所甚亟。"（二）［qì］①屢次；頻繁。《素問·四氣調神大論》："去寒就溫，無泄皮膚，使氣亟奪。"

積 ①積聚。《史記·扁鵲倉公列傳》："邪氣畜積而不得泄。"②多。《後漢書·郭玉傳》："弟子程高尋求積年。"③久；長期。《景嶽全書》："非若男婦損傷積痼癡頑者之比。"④積滯。《儒門事親·汗下吐三法該盡治病詮》："催生下乳，磨積逐水。"

極 ①達到頂點、最高限度。《漢書·藝文志·方技略》："房中者，情性之極，至道之際。"②窮盡。《傷寒論》序："經絡府俞，陰陽會通，玄冥幽微，變化難極。"③窮究。《大醫精誠》："故學者必須博極醫源，精勤不倦，不得道聽途說，而言醫道已了。"④享盡。《素問·上古天真論》："將從上古合同於道，亦可使益壽而有極時。"⑤疲困。《華佗傳》："人體欲得勞動，但不當使極爾。"

間 （一）［jiān］①中間。《史記·扁鵲倉公列傳》："君有疾在腸胃間，不治將深。"②一會兒；片刻。《史記·扁鵲倉公列傳》："有間，太子蘇。"（二）［jiàn］①間隔。《華佗傳》："中間三日發病。"②悄悄的；偷偷的。《史記·扁鵲倉公列傳》："乃呼扁鵲私坐，間與語曰。"③痊癒。《史記·扁鵲倉公列傳》："今主君之病與之同，不出三日必間。"（三）［xián］（作"閑"）①閑暇。《史記·呂不韋列傳》："華陽夫人以爲然，承太子間，從容言子楚質於趙者絶賢，來往者皆稱譽之。"②安靜。《莊子·大宗師》："其心間而無事。"

兼 ①同時具有或涉及若干方面。《孟子·公孫丑上》："宰我、子貢善爲說辭，冉牛、閔子、顏淵善言德行。孔子兼之。"②兩倍或兩倍以上。《三國志·魏志·典韋傳》："好酒食，飲啖兼人。"③俱；同時。《華佗傳》："遊學徐土，兼通數經。"④加上。《黃帝內經素問》序："《素問》即其經之九卷也，兼《靈樞》九卷，乃其數焉。"

薦 ①牧草。《莊子·齊物論》："民食芻豢，麋鹿食薦。"②墊席；墊褥。《古今醫案按·痢》："既而困憊，不能起床，乃以袵席及薦闕其中，而聽其自下焉。"③進獻；送上。《大醫精誠》："珍羞疊薦，食如無味。"④祭祀時獻牲。《易·觀》："觀，盥而不薦，有孚顒若。"⑤推薦；介紹。《不失人情論》："又若薦醫，動關生死。"

將 （一）［jiāng］①扶持。《靈樞·師傳》："寒溫中適，故氣將持，乃不致邪僻也。"②將養。《華佗傳》："好自將愛，一年便健。"③滋養。《傷寒論·平脈法》："微者衛氣不行，澀者榮氣不逮，榮衛不能相將。"④欲；打算。《局方發揮》："《局方》製作將擬仲景耶?"⑤抑或；還是。《素問·上古天真論》："人年老而無子者，材力盡邪? 將天數然也?"（二）［jiàng］①將帥；將領。《靈樞·師傳》："肝者主爲將，使之候外。"②統率；帶領。《靈樞·本輸》"少陽屬腎，腎上連肺，故將兩藏。"（三）［qiāng］願；請。《鑒藥》："將子詣諸。"

節 ①時節；季節。《新修本草》序："春秋節變。"②氣節；節操。《傷寒論》序："降志屈節，欽望巫祝，告窮歸天。"③常法；規律。《良方》自序："此煮煉之節。"④節錄。《黄帝内經素問注》序："合《經絡》而爲《論要》，節《皮部》爲《經絡》。"⑤調節。《丹溪翁傳》："事母夫人也，時其節宣以忠養之。"

津 ①渡口。《論語·微子》："長沮、桀溺耦而耕，孔子過之，使子路問津焉。"②水。《靈樞·決氣》："腠理發泄，汗出溱溱，是謂津。"③過剩。《素問·生氣通天論》："是故味過於酸，肝氣以津。"

矜 ①自誇；誇耀。《大醫精誠》："衒耀聲名，訾毁諸醫，自矜己德。"②驕傲。《郭玉傳》："玉仁愛不矜。"③憐憫。《論語·子張》："嘉善而矜不能。"④苦；勞困。《莊子·在宥》："矜其血氣，以規法度。"

謹 ①謹慎；慎重。《元氣存亡論》："故人之一身，無處不宜謹護。"②恭敬。《史記·扁鵲倉公列傳》："扁鵲獨奇之，常謹遇之。"③嚴謹；嚴格。《黄帝内經素問注》："謹守病機，各司其屬。"④慎守；嚴守。《抱樸子·微旨》："中有嘉味甘如蜜，子能得之謹勿失。"⑤禮儀；禮節。《史記·項羽本紀》："大行不顧細謹，大禮不辭小讓。"

竟 ①終了；完畢。《類經》序："言之未竟，知必有闞余之謬而隨議其後者。"②窮究。《溫病條辨》敘："攄生平之心得，窮源竟委，作爲是書。"③終於；果然。《華佗傳》："佗遂下手，所患尋差，十年竟死。"④竟然；居然。《類經》序："竟不知孰可摘孰可遺。"

經 ①織物的縱線。與"緯"相對。《郗縣遇見人織率爾寄婦》："經稀疑杼澀，緯斷恨絲輕。"②對典範著作及宗教典籍的尊稱。《丹溪翁傳》："苟將起度量，立規矩，稱權衡，必也《素》《難》諸經乎。"③人體經脈的簡稱。《素問·陰陽別論》："人有四經十二從。"④指婦女的月經。《本草綱目·人一·婦人月水》："女人之經，一月一行，其常也；或先或後，或通或塞，其病也。"⑤經營；謀求。《大醫精誠》："醫人不得恃己所長，專心經略財物。"⑥效法；遵循。《素問·寶命全形論》："能經天地陰陽之化者，不失四時。"

就 ①趨向。《秋燥論》："水流濕，火就燥。"②到；往。《華佗傳》："家人車載欲往就醫。"③赴任；就職。《華佗傳》："沛相陳珪舉孝廉，太尉黄琬闢，皆不就。"④接近；靠近；親近。《丹溪翁傳》："與人交，一以三綱五紀爲去就。"⑤完成；成就。《類經》序："易稿者數四，方就其業。"⑥達到。《類經》序："冀有以發隱就明，轉難爲易。"⑦介詞。從。《本草經集注》："更復就中求其類例。"⑧副詞。立即；便。《本草綱目·牽牛子》："自是但覺腸結，一服就順。"

絕 ①斷；斷絕。《黄帝内經素問注》序："恐散於末學，絕彼師資。"②衰竭。《養生論》："好色不倦，以致乏絕。"③死亡。《素問·四氣調神大論》："與道相失，未央絕滅。”④独特；独一无二；高超。《華佗傳》：“佗之絕技，凡此類也。”

舉 ①雙手舉起。《素問·陰陽別論》：“四肢不舉。”②舉動；行動。《良方》自序：“古之人視疾，必察其聲音、顏色、舉動、膚理、情性、嗜好。”③推薦；舉薦。《後漢書·範滂傳》：“舉孝廉。”④提出；列舉。《溫病條辨敘》：“不能舉一反三。”⑤救助。《史記·扁鵲倉公列傳》：“先生過小國，幸而舉之。”⑥指診脈輕取。《脈經》：“浮脈舉之有餘，按之不足。”⑦皆；全。《溫病條辨敘》：“舉世同風，牢不可破。”

具 ①準備。《丹溪翁傳》：“庶幾可療也，即自具藥療之。”②齊全。《禮記·樂記》：“其功大者其樂備，其治辯者其禮具。”③完全；都。《類經》序：“見便得趣，由堂入室，具悉本源。”④記載；收錄。《丹溪翁傳》：“然翁講學行事之大方，已具吾友宋太史濂所爲翁墓誌。”⑤工具。《漢書·藝文志·方技略》：“方技者，皆生生之具，王官之一守也。”

厥 ①昏厥。《素問·生氣通天論》：“闢積於夏，使人煎厥。”②厥逆之氣。《素問·陰陽應象大論》：“厥氣上行，滿脈去形。”③代詞，其。《傷寒論》序：“厥身已斃，神明消滅，變爲異物。”

濈 ①水外流。即汗出的樣子。《傷寒論·陽明病脈證並治》：“手足濈然汗出者，此大便鞕也，大承氣湯主之。”②迅速貌。曹植《七啟》：“翔爾鴻翥（zhù，鳥向上飛）濈然鳧（fú，水鳥）沒。”

痎 ①一種瘧疾。《說文·病部》：“痎，二日一發瘧也。”②瘧疾的通稱。《素問·生氣通天論》：“夏傷於暑，秋為痎瘧。”③通“疥”。《春秋左傳·昭公二十年》：“齊侯疥，遂痁。”疏：“疥當為痎，痎是小瘧，痁是大瘧。”

䐃 (jiǒng 或 jūn）筋肉結聚的地方。《素問·玉機真藏論》：“身熱脫肉破䐃，真藏見，十月之內死。”

疽 結成塊狀的毒瘡。浮淺者為癰，深厚者為疽。《靈樞·癰疽》：“熱氣淳盛，下陷肌膚，筋髓枯，內連五藏，血氣竭，當其癰下，筋骨良肉皆無餘，故命曰疽。”王充《論衡·幸偶》：“氣結閼積，聚為癰，潰為疽。”

咀 ①品味，細嚼。《管子·水地》：“三月如咀，咀者何？曰五味。”②切碎藥物。《良方·自序》：“今之處藥，或有惡火者，必日之而後咀。”

K

考 ①老；壽。《漢書·藝文志·方技略》：“樂而有節，則和平壽考。”②對死去的父親的稱呼。《禮記·曲禮下》：“生曰父曰母曰妻，死曰考曰妣曰嬪。”③省察；察考。《易·復》：“敦復無悔，中以自考也。”④研究；考究。《本草綱目》原序：“書考八百餘家。”

可 ①許可；允許。《論語·先進》：“小子鳴鼓而攻之可也。”②可以。《傷寒論·平脈法》：“頭無汗者可治，有汗者死。”③值得。《大醫精誠》：“世有愚者，讀方三年，便謂天下無病可治。”④合宜；適合。《莊子·天運》：“其味相反，而皆可於口。”⑤大約；約計。《華佗傳》：“手足完具，色黑，長可尺所。”

尻 ①脊骨的末端。《醫宗金鑒・幼科雜病心法要訣・審病》：“耳尻肢涼知痘疹，指稍發冷主驚癇。”②尾骶部。《素問・刺腰痛》：“足太陽脈令人腰痛，引項脊尻背如重狀。”《素問・痹論》：“尻以代踵，脊以代頭。”③前陰。《針灸甲乙經・六經受病發傷寒熱病第一中》：“熱病振慄慄鼓頷，腹滿陰萎，咳引尻溺出，虛也。”

窠 ①巢穴。本指鳥、獸、蟲的巢穴，可借指人安居或聚會之處。《白茅堂集・李時珍傳》：“五倍子，構蟲窠也，認為木實。”《雷公炮炙論》：“旋安石蜂窠於赤瓶中，燒蜂窠盡為度。”②聚會處。《靈樞・大惑論》：“皆上註於目而為之精，精之窠為眼。”③漕洞。《三因極一病證方論・癲癇證治》：“用磚鑿一窠，可容二兩許。”④同“窩”《外科正宗・膿窠瘡》：“膿窠瘡，乃肺經有熱，脾經有濕，二氣交感。”

刳 ①剖开，解剖。《靈樞・淫邪發夢》：“厥氣客於膽，則夢斗訟自刳。”②挖空。《周易・系辭下》：“刳木為舟。”

憒 ①昏亂，昏迷。《古今醫案按・類中》：“乃先以稀涎散吐痰一二碗，昏憒即醒。”《醫宗金鑒・正骨心法要訣・昏憒》：“傷損昏憒乃傷之至重，以致昏憒不知人事。”②憒憒。煩亂，不舒服。《素問・至真要大論》：“厥陰之勝，耳鳴頭眩，憒憒欲吐，胃鬲如寒。”《諸病源候論・虛勞裏急候》：“寸微，關實，尺弦緊者……身憒憒也。”③昏庸，糊塗。班固《詠史》：“百男何憒憒，不如一緹縈！”

L

厲 ①“礪”的古字。粗磨石。《史記・高祖功臣侯者年表序》：“使河如帶，泰山若厲。”②磨礪。《史記・扁鵲倉公列傳》：“厲針砥石，以取外三陽五會。”③“勵”的古字。勸勉。《丹溪翁傳》：“史稱其風聲氣節，足以激貪而厲俗。”④振奮。《丹溪翁傳》：“凡有關於倫理者，尤諄諄訓誨，使人奮迅感慨激厲之不暇。”⑤病災；瘟疫。《左傳・襄公三十一年》：“盜賊公行，而夭厲不戒。”⑥染疫而死。《管子・五行》：“旱札，苗死，民厲。”⑦指病人。《禮記・檀弓下》：“古之侵伐者，不斬祀，不殺厲，不獲二毛。”⑧惡鬼。《左傳・成公十年》：“晉侯夢大厲，被髮及地，搏膺而踴。”

諒 ①誠實；守信用。《丹溪翁傳》：“若翁者，殆古所謂直諒多聞之益友，又可以醫師少之哉？”②確實。《大醫精誠》：“自衒功能，諒非忠恕之道。”③料想。《景嶽全書》：“不可謂姑去其邪，諒亦無害。”

醽醁 古代美酒名。產於湖南酃縣，取液於綠水，故名。《本草綱目・谷部・酒》：“紅曰醍，綠曰醽。”《千金要方・大醫精誠》：“醽醁兼陳，看有若無。”

醴 ①甜酒。《素問・湯液醪醴論》：“為五谷湯液及醪醴奈何？”②甜美的泉水。③水名。通“澧”。④泛指酒。《嵇中散集・養生論》：“滋味煎其府藏，醴醪鬻其腸胃。”

廩 ①糧倉。《素問・靈蘭秘典論》：“脾胃者，倉廩之官，五味出焉。”②糧食。③儲藏，儲積。《素問・皮部論》：“傳入於腑，廩於腸胃。”④通“凜”。凜秋。

瘰癧 病證名。即淋巴結結核。因多見於頸部，俗名癧子頸。《靈樞·寒熱》："寒熱瘰癧在於頸腋者，皆何氣使生?"

M

瞑 ①閉目。《徐靈胎先生傳》："先投一劑，須臾目瞑能言。"②眼睛昏花。《素問·至真要大論》："頭痛少氣，發熱耳聾目瞑。"③通"眠"。假寐；小睡。泛指睡覺。《靈樞·營衛生會》："老人之不夜瞑者，何氣使然?"

名 ①名稱；篇名。《黄帝内經素問注》序："義不相涉，闕漏名目者，區分事類，别目以冠篇首。"②文字。《管子·君臣上》："書同名，行同軌。"③稱做。《傷寒論·傷寒例》："其冬有非節之暖者，名曰冬溫。"④聞名。《史記·扁鵲倉公列傳》："扁鵲名聞天下。"⑤名義。《史記·扁鵲倉公列傳》："以此視病，盡見五藏癥結，特以診脈爲名耳。"⑥高大。《素問·四氣調神大論》："萬物命故不施，不施則名木多死。"

蒙 ①覆蓋。《丹溪翁傳》："天台周進士病惡寒，雖暑亦必以綿蒙其首。"②承受；遭受。《續名醫類案·吐血》："在前人，蒙謗之害甚微；在病者，受誤之害甚鉅。"③蒙昧無知。《黄帝内經素問注》序："冀乎究尾明首，尋注會經，開發童蒙。"④愚昧；糊塗。《傷寒論》序："身居厄地，蒙蒙昧昧，惷若遊魂。"

末 ①樹梢。《靈樞·邪氣藏府病形》："此亦本末根葉之出候也，故根死則葉枯矣。"②肢體；四肢。《秦醫緩和》："風淫末疾。"③末尾；結尾；終點。《靈樞·邪氣藏府病形》："在足少陽之本末，亦視其脈之陷下者，灸之。"④後來的。《黄帝内經素問》序："恐散於末學。"⑤衰微。《中藏經·陰陽大要調神論》："陽始於子前，末於午後。"⑥次要的；非根本的；末節。《傷寒論》序："崇飾其末，忽棄其本。"⑦相當于"未""沒有""不"。《儒門事親·汗下吐三法該盡治病詮》："非吐汗下末由也已。"

悗 (一)［mèn］①同"悶""懣"。郁悶，不舒暢。《靈樞·口問》："下氣不足，則乃為痿厥心悗。"②凝澀疼痛。《靈樞·百病始生》："厥氣生足悗。"(二)［mán］①煩悶。《靈樞·五亂》："清濁相干，亂於胸中，是謂大悗。"②迷惑。《呂氏春秋·審分》："夫說以智通，而實以過悗。"

眊 ①眼睛看不清。《名醫方論》："手足無力，耳目昏眊之證見於脾。"②同"耄"。老年。

懣 ①煩悶。《後漢書·華佗傳》："廣陵太守陳登得病，胸中煩懣，面赤不食。"②憤慨。《漢書·霍光傳》："（昌邑王）即位，行淫亂，光憂懣。"

娩 (一)［miǎn］①分娩，婦女生小孩。《說文·子部》："娩，生子免身也。"(二)［wǎn］①柔順。婉娩。《禮記·内則》："女子十年不出，姆教婉娩聽從。"

N

逆 ①迎面。《華佗傳》："小兒戲前門，逆見，自相謂曰。"②倒向；反向。《靈樞·邪氣藏府病形》："中外皆傷，故氣逆而上行。"③違背；拂逆。《素問·四氣調神大論》："逆之則傷肝，夏爲寒變。"④中醫指氣血不和、胃氣不順等所致病症。《素問·陰陽應象大論》："此陰陽反作，病之逆從也。"

淖 ①爛泥，泥沼。《左傳·成公十六年》："有淖於前，乃皆左右相違於淖。"②潤滑。《素問·八正神明論》："是故天溫日明，則人血淖液而衛氣浮。"③滑利。《醫宗金鑒·四診心法要訣上》："寒多則凝，凝則黑青；熱多則淖，淖則黃紅。"④滿溢。《醫宗金鑒·訂正金匱要略註·果實菜谷禁忌》："此皆生風發火之物，若合食則血氣更淖溢不和。"⑤陰氣太盛。《素問·陰陽別論》："淖則剛柔不和，經氣乃絕。"

淖澤 ①柔潤。《靈樞·邪氣藏腑病形》："其陰皮薄，其肉淖澤。"《針灸甲乙經·病形脈診上》："尺膚濇以淖澤者，風也。"②滲潤。《靈樞·決氣》："谷入氣滿，淖澤註於骨。"

衄 ①鼻出血。《素問·金匱真言論》："故春善病鼽衄"②泛指出血。齒衄、肌衄等《靈樞·百病始生》："陽絡傷則血外溢，血外溢則衄血。"③收縮。《韓非子·說林上》："夫死者，始死而血，已血而衄。"

O

漚 （一）[òu]①長時間浸泡。《說文·水部》："漚，久漬也。"②形容胃腐熟食物的樣子。《靈樞·營衛生會》："余聞上焦如霧，中焦如漚，下焦如瀆。"（二）[ōu]①水中氣泡。《本草綱目·禽部·鷗》："鷗者，浮水上，輕漾如漚也。"②通"鷗"，水鳥。《列子·黄帝》："海上之人有好漚鳥者，每旦之海上，從漚鳥遊，漚鳥之至者百住而不止。"

P

平 ①平地。《鑒藥》："蹈危如平。"②正常；平衡。《漢書·藝文志·方技略》："辯五苦六辛，致水火之齊，以通閉解結，反之於平。"③調理；調治。《靈樞·根結》："上工平氣，中工亂脈，下工絕氣危生。"④[pián]辨治。《傷寒論》序："乃勤求古訓，博採衆方，撰用《素問》《九卷》《八十一難》《陰陽大論》《胎臚藥錄》，並平脈辨證，爲《傷寒雜病論》。"

衃 ①紫黑暗晦的瘀血。《金匱要略·婦人妊娠病脈證並治》："下血者，後斷三月衃也。"②凝固，血止。《針灸甲乙經·血溢發衄》："衄而不衃，血流，取足太陽；衃，取手太陽。"《素問病機氣宜保命集·腫脹論》："惡血當瀉不瀉，衃以留止，日以益大，狀如懷子。”③通“胚”。《三因極一病證方論·養胎大論》：“一月血聚，謂之始衃；二月精凝，謂之始膏。”

衃血 ①瘀血。《古今醫案按·崩漏》：“服湯二劑，果下衃血，天癸旋至。”②紫黑的顏色。《脈經·扁鵲華佗察聲色要訣第四》：“病人面黃目赤者，不死，赤如衃血死。”

擗 ①跌倒。《傷寒論·辨太陽病脈證並治》：“振振欲擗地者，真武湯主之。”②捶胸。《孝經·喪親》：“擗踴哭泣，哀以送之。”

癖 ①腹有積聚而成塊之病。《諸病源候論·癖病諸候》：“三焦痞隔，則腸胃不能宣行，因飲水漿，便令停止不散，更遇寒氣積聚而成癖。癖者，謂僻側在於兩脅之間，有時而痛是也。”②宿食不消。《諸病源候論·癖病諸候》：“癖者，脾胃為水谷之海，食不消，偏僻癖邊，故謂之癖。”③成為習慣的嗜好。如“癖好”。④通“辟”，積存。《靈樞·水脹》：“因有所系，癖面內著，惡氣乃起，瘜肉乃生。”⑤古病名。寒癖、飲癖、痰癖、懸癖。

睥 ①眼睛。《審視瑤函·暴風客熱癥》：“暴風客熱忽然猖，睥脹頭疼淚似湯。”②黑珠；黑瞳。《審視瑤函·赤膜下垂癥》：“要求變癥不生時，上睥瘀血須開決。”③瞼緣。《證治準繩》：“乃睥翻轉貼在外瞼之上，如舌舐唇之狀。”

澼 ①漂洗。《莊子·逍遙遊》世世以洴澼絖爲業。②病證名。《儒門事親·臟毒下血》：“澼者，腸間積水也。”③腸澼。中醫古病證名，以大便膿血為主證。《醫方集解·白頭翁湯》：“白頭翁苦寒，能入陽明血分，而涼血止澼。”④澼澼。象聲詞。《臨證指南醫案·暑》：“氣結自胸及腹，澼澼自利不爽。”⑤澼囊。癥狀名。如裝水的袋。《醫方集解·神術散》：“治水飲結成澼囊。”

Q

契 ①刻，指占卜時以刀鑿刻龜甲。《詩·大雅·綿》：“爰始爰謀，爰契我龜。”②指刻在甲骨等上的文字。《易經·繫辭下》：“上古結繩而治，後世聖人易之以書契。”③契合；投合。《黃帝內經素問注》序：“不謀而遐邇自同，勿約而幽明斯契。”

全 ①保全。《黃帝內經素問注》序：“夫釋縛脫艱，全真導氣，拯黎元於仁壽，濟羸劣以獲安者，非三聖道，則不能致之矣。”②全面。《病家兩要說》：“然必也小大方圓全其才，仁聖工巧全其用。”③完全。《華佗傳》：“普依準佗治，多所全濟。”④通“痊”，病癒。《醫師章》：“十全爲上，十失一次之。”

忔 （一）［qì］①喜也。②壯勇貌。通“仡”“屹”。《史記·周紀》：“棄為兒時，忔如巨人之志。”（二）［yì］不欲，不想。《史記·扁鵲倉公列傳》：“病得之少憂，數忔食飲。”

愆 ①喪失。《新修本草·序》：“六氣斯珍，易愆寒燠之宜。”②顯示。《針灸大成·標幽賦》：“或不得意而散其學，或愆其能而犯禁忌。”③超過。《素問·上古天真論》：“所以謂之月事者，平和之氣，常以三旬而一見也，故愆期者謂之有病。”

④延誤。《用藥如用兵論》："富強之國，可以振威武也。然而，選材必當，器械必良，克期不愆，布陣有方。"⑤引起的（原因）《醫宗金鑒・眼科心法要訣・黑翳如珠歌》："淚出羞澀疼痛甚，大人肝腎虛風愆。"⑥時間或前或後。《葉天士女科》："經來或先或後，名曰愆期。"

鈐 ①鎖。《爾雅・序》："六藝之鈐鍵。"②關鍵。《傷寒選錄・自序》："仆於常山醫流張道人處，密受《通玄類證》，乃仲景之鈐法也。"③囊括，概括。《傷寒論・黃序》："詳究仲景以三陰三陽鈐百病之義。"

蕁 （一）［qián］①蕁麻。中藥名。②蕁麻疹。病名（二）［tán］①草名。即知母②火勢上騰《淮南子・天文訓》："火上蕁，水下流。"

齲 齒病名。即蛀牙。齲齒，牙齒發生腐蝕性病變。《素問・繆刺論》："齒齲，刺手陽明。"

逡 （一）［qūn］（1）退讓，退卻。《漢書・公孫弘傳》："有功者上，無功者下，則群臣逡。"（2）逡巡。①退行。《素問・氣穴論》："帝捧手逡巡而卻曰。"②有顧慮而退卻或徘徊。《幼科鐵鏡・十三不可學》："怠緩之人必多逡巡，不可學。"（二）［jùn］急速。《禮記・大傳》："遂率天下諸侯執豆籩，逡奔走。"註："逡，疾也。"

鼽 ①鼻流清涕。《素問・氣交變大論》："其谷不成，咳而鼽。"②鼻塞不通。《呂氏春秋・盡數》："精不流則氣郁，郁，處頭則為腫為風……處鼻則為鼽為窒。"③面頰，顴骨。《素問・氣府論》："足陽明脈氣所發者六十八穴……面鼽骨空各一。"

R

任 ①擔荷；負載。《靈樞・本神》："所以任物者謂之心。"②承當；擔任。《秦醫緩和》："和聞之，國之大臣，榮其寵祿，任其大節。"③任務。《病家兩要說》："斯足謂之真醫，而可以當性命之任矣。"④放縱。《不失人情論》："富者多任性而禁戒勿遵，貴者多自尊而驕恣悖理。"⑤聽任；任憑。《溫病條辨》敘："知我罪我，一任當世，豈不善乎？"

緛 ①本義指衣物的皺褶。《說文・糸部》："緛，衣戚也。"段玉裁註："縐，戚也。"②拘縮，收縮。《素問・生氣通天論》："濕熱不攘，大筋緛短，小筋弛長。"《素問病機氣宜保命集・病機論》："善暴僵仆，裏急緛戾，脅痛嘔泄。"

瞤 ①眼皮跳動。《脈經・肝足厥陰經病證》："肝中風者，頭目瞤，兩脅痛。"②肌肉掣動。《素問・氣交變大論》："筋骨繇復，肌肉瞤酸。"《醫宗金鑒・傷寒心法要訣・誤服三湯致變救逆》："身瞤振振欲擗地，桂加附子真武痊。"

瞤瞤 不斷掣動。《千金要方・脾藏脈論》："形如醉人，腹中煩重，皮肉瞤瞤而短氣也。"

S

稍 ①小。《冬日作》："稍寒人欲健，太飽事多慵。"②漸；逐漸。《華佗傳》："將軍以爲不然。佗捨去，婦稍小差。"③立刻；隨後；不久。唐韋應物《歎楊花》："纔縈下苑曲，稍滿東城路。"④略微；稍微。《丹溪翁傳》："稍長，從鄉先生治經，爲舉子業。"

少 （一）[shǎo] ①數量小；少量。《丹溪翁傳》："渙焉無少凝滯於胸臆。"②減少。《素問·四氣調神大論》："逆之則傷肝，夏爲寒變，奉長者少。"③缺少；輕視。《丹溪翁傳》：若翁者，殆古所謂直諒多聞之益友，又可以醫師少之哉？④稍微。《養生論》："縱少覺悟，咸歎恨於所遇之初，而不知慎衆險於未兆。"（二）[shào]①年輕。《史記·扁鵲倉公列傳》："姓秦氏，名越人，少時爲人舍長。"②小。《素問·玉機真藏論》："少腹【宀免】熱而痛，出白。"

審 ①詳細。《大醫精誠》："唯當審諦覃思。"②審定；審察。《後漢書·範滂傳》："其未審者，方更參實。"③清楚；確實。《普濟本事方》："審如是，雖不服藥亦可。"

勝 ①能承擔；禁得起。《溫病條辨·敘》："藏府無語，冤鬼夜嗥，二千餘年，略同一轍，可勝慨哉？"②盡。《傷寒論·傷寒例》："煩躁諸變，不可勝數。"③勝過；偏勝。《素問·陰陽應象大論》："陽勝則熱，陰勝則寒。"④用作運氣學說術語"勝氣"的省稱。《素問·至真要大論》："治諸勝復，寒者熱之，熱者寒之。"

適 （一）[shì] ①去；往。《黃帝內經素問》序："欲詣扶桑，無舟莫適。"②調適。《史記·扁鵲倉公列傳》："更適陰陽，但服湯二旬而復故。"③正好；恰巧。《傷寒論·傷寒例》："此以冬時不調，適有傷寒之人，即爲病也。"④剛剛。《華佗傳》："鹽瀆嚴昕與數人共候佗，適至。"（二）[dí] ①專主；作主。《呂氏春秋·下賢》："帝也者，天下之適也。"②舊時指正妻或正妻所生之子。後來寫作"嫡"。《左傳·莊公八年》："僖公之母弟曰夷仲年，生公孫無知，有寵於僖公，衣服禮秩如適，襄公絀之。"

式 ①準則。《素問·疏五過論》："聖人之術，爲天下式。"②楷模。《東觀漢記·鄧彪傳》："（彪）以廉讓率下，爲百僚式。"③用；施行。《黃帝內經素問注》序："幸遇真經，式爲龜鏡。"

屬 （一）[shǔ] ①類別；種類。《大醫精誠》："其虻蟲、水蛭之屬。"②隸屬；歸屬。《黃帝內經素問注》序："蔵謀雖屬乎生知。"（二）[zhǔ] ①連接；接續。《類經》序："又若經文連屬，難以強分。"②委托；囑咐。《華佗傳》："郡守子知之，屬使勿逐。"

夙 ①早晨。《詩·大雅·抑》："夙興夜寐，灑埽庭內，維民之章。"②早年。《黃帝內經素問注》序："冰弱齡慕道，夙好養生，幸遇真經，式爲龜鏡。"③舊；平素。《黃帝內經素問注》序："歷十二年，方臻理要，詢謀得失，深遂夙心。"

庶 ①衆；多。《新修本草》序："丹青綺煥，備庶物之形容。"②衆人；百姓。《素問·寶命全形論》："君王衆庶，盡欲全形。"③非正妻生的孩子；宗族的旁支。

與“嫡”相對。《左傳・文公十八年》：“天乎，仲爲不道，殺適立庶。”④大概；差不多。《養生論》：“庶可與羡門比壽，王喬爭年。”⑤希望。《丹溪翁傳》：“庶使後之君子得以互考焉。”⑥也許；或許。《傷寒論》序：“雖未能盡癒諸病，庶可以見病知源。”

嗇 ①珍惜，愛惜。《針灸大成・醫案》：“是以聖人嗇氣，如持至寶；庸人妄為，而傷太和。”②吝嗇。《劉夢德文集・鑒藥》：“顧醫治態，多嗇術以自貴，遺患以要財。”③通“澀”，滯塞，不暢。《史記・扁鵲倉公列傳》：“嗇而不屬者，其來難，堅，故曰月不下。”

嗇嗇 ①滯澀不通。《靈樞・雜病》：“心痛腹脹，嗇嗇然，大便不通。”②形容怕冷的樣子。《傷寒論・辨太陽病脈證並治上篇》：“陰弱者汗自出，嗇嗇惡寒，淅淅惡風。”

娠 （一）［shēn］①胎兒在母腹中微動。《說文・女部》：“娠，女妊身動也。”②指懷孕。《瀕湖脈學・滑脈》：“滑而沖和，娠孕可決。”（二）［zhèn］①養馬的人。揚雄《方言》：“燕齊之間，養馬者謂之娠。”②官家的女奴、婢女。《說文・女部》：“官婢女隸謂之娠。”

眚 ①眼睛生翳膜。《說文》：“眚，目病生翳也。”②病患。《新修本草・序》：“成腸胃之眚。”③災禍。《素問・五運行大論》：“其眚為隕。”《素問・六元正紀大論》：“災眚時至。”

恃 ①依賴，憑藉。《靜香樓醫案・內傷雜病門》：“欲陽之降，必滋其陰，徒恃清涼無益也。”《三國誌・華佗傳》：“佗恃能厭食事，猶不上道。”②怙恃。父母的代稱。《《詩經・小雅・蓼莪》：“無父何怙，無母何恃?”父死稱失怙，母死稱失恃。

溲 ①排泄大小便。《史記・扁鵲倉公列傳》：“令人不得前後溲。”②揉合。《本草綱目・蒸餅》：“餅者，並也，溲面使合並也。”③浸泡。《儀禮・士虞禮》：“明齊溲酒。”④淘洗。《聊齋誌異》：“析薪溲米。”

吮 嘴聚攏而含吸。嬰兒吮乳。《幼幼集成・臍風論證》：“臍風初發，吮乳必口松。”

T

湯 ①沸水；熱水。《華佗傳》：“佗令溫湯近熱，漬手其中，卒可得寐。”②中藥湯劑。《史記・扁鵲倉公列傳》：“臣意即爲柔湯使服之，十八日所而病癒。”③湯池；護城河。《後漢書・光武帝紀贊》：“金湯失險，車書共道。”

徒 ①同一類的人。《儒門事親・汗下吐三法該盡治病詮》：“皆鯀湮洪水之徒。”②弟子；門徒。《黃帝內經素問注》序：“俾工徒勿誤，學者惟明。”③空；白白的。《傷寒論》序：“幽潛重泉，徒爲啼泣。”④只；僅僅。《丹溪翁傳》：“苟不知此，而徒守其法，則氣之降者固可愈，而於其升者亦從而用之，吾恐反增其病矣。”

慝 ①邪惡。《書・大禹謨》：“（舜）負罪引慝，只載見瞽瞍。”註：“慝，惡也。”②災禍，疾病。《劉夢德文集・鑒藥》：“以授予曰：‘服是足以瀹昏煩而鋤蘊結，銷蠱慝而歸耗氣。’”③陰氣。《左傳・昭公十七年》：“唯正月之朔，慝未作。”

註："㶁，陰氣也。"

摶 ①把散碎的東西捏聚成團。《良方·自序》："漆之於人，有終日摶漉而無害者。"②聚結。《靈樞·無色》："察其散摶，以知遠近。"③中傷。《醫宗金鑒·訂正金匱要略註·肺痿肺癰咳嗽上氣》："初病風熱，外摶皮毛，則榮衛受邪。"④內蘊。《醫宗金鑒·雜病心法要訣·破傷風》："熱甚風摶並於經絡也，為風火邪。"⑤亢盛。《儒門事親·血崩》："陰虛陽摶之為崩，陰脈不足，陽脈有余。"

W

亡 ①散失；丟失。《漢書·藝文志》序："以書頗散亡。"②死亡。《不失人情論》："使深危之病，坐而待亡。"③失敗。《不失人情論》："車薪杯水，難免敗亡。"④損耗；耗竭。《素問·生氣通天論》："風客淫氣，精乃亡，邪傷肝也。"⑤疏忽。《養生論》："亡之於微，積微成損，積損成衰。"⑥通"無"。《溫病條辨》敘："亡如世鮮知十之才士，以闕如爲恥。"

望 ①遠視。《史記·扁鵲倉公列傳》："望見桓侯而退走。"②声望。《徐靈胎先生傳》："家本望族。"③中醫四診之一。指察看病人氣色。《史記·扁鵲倉公列傳》"不待切脈、望色、聽聲、寫形，言病之所在。"④希望；盼望。《大醫精誠》"而望其生，吾見其死矣。"⑤指月光滿盈時，即農曆每月十五。《標幽賦》："望不補而晦不瀉。"

惟 ①思考。《對山醫話》："然惟於此而愈不敢自信矣。"②願；希望。《病家兩要說》："惟好生者略察之。"③只有；只是。也作"唯""維"。《與薛壽魚書》："今天下醫絕矣，惟講學一流轉而未絕者，何也?"④句中語氣詞，表肯定或強調。《黃帝內經素問注》序："俾工徒勿誤，學者惟明。"

尪 ①瘦弱。《千金要方·婦人方下》："治產後虛羸勞冷，身體尪瘦方。"②骨骼彎曲癥。脛、背、胸彎曲都成尪。《呂氏春秋·盡數》："苦水所，多尪與傴人。"

喎 ①嘴歪。《靈樞·經脈》："口喎唇胗，頸腫喉痹。"②喎斜。《針灸大成·手陽明經穴主治·考正穴法》："鼻喎多涕，鼽衄骨瘡。"③喎僻，口眼喎斜。《金匱要略·中風歷節病脈證並治》："正氣引邪，喎僻不遂。"

痏 ①瘡瘍。《呂氏春秋·至忠》："齊王疾痏。"②毆人致傷成瘢痕。《說文通訓定聲·解部》："凡毆傷……有瘡瘢曰痏。"③針刺的痕跡，針孔。《靈樞·邪氣臟腑病形》："已發針，疾按其痏，無令其血出。"④疾患。《章太炎醫論集》："《本經》言其主治惡瘡或瘍，則腸中瘡痏自除矣。"

X

息 ①呼吸。《傷寒論》序："動數發息，不滿五十。"②歎氣。《靈樞·邪氣藏府病形》："膽病者，善太息，口苦。"③滋息；生長；增加。《丹溪翁傳》："或陰陽兩虛濕熱自盛者，又當消息而用之。"④兒女。《皇甫謐傳》："父兄見出，妻息長訣。”⑤棲息；止息。《中藏經・陰陽大要調神論》：“更始更末，無有休息。”

鮮 ①泛指魚類。《老子・六十章》：“治大國若烹小鮮。”②鮮明；明麗。《易・説卦》：“（震）其究爲健，爲蕃鮮。”③味美。唐權德輿《拜昭陵過咸陽墅》：“村盤既羅列，雞黍皆珍鮮。”④（xiǎn）少；儘。《丹溪翁傳》：“苟將起度量，立規矩，稱權衡，必也《素》《難》諸經乎！然吾鄉諸醫鮮克知之者。”

相 （一）［xiāng］①互相。《不失人情論》：“有素不相識，遇延辨症。”②遞相。《秦醫緩和》：“故有五節，遲速本末以相及。”③指代性副詞，表示動作行爲只偏指一方，可指代“我”“你”“他”。《傷寒論》序：“相對斯須，便處湯藥。”④相與：共同；一塊。《溫病條辨》敘：“世俗樂其淺近，相與宗之，而生民之禍亟矣。”（二）［xiàng］①省視；察看。《儒門事親・汗下吐三法該盡治病詮》：“各相其病之所宜而用之。”②幫助；輔助。《秦醫緩和》：“主相晉國，於今八年。”③古官名。漢時諸侯王國的實際執政者，地位相當于郡太守。《華佗傳》：“沛相陳珪舉孝廉，太尉黃琬闢，皆不就。”

向 ①朝北的窗。《詩・豳風・七月》：“十月蟋蟀入我牀下，穹窒熏鼠，塞向墐戶。”②面對；面向。《靈樞・師傳》：“病人向壁臥，此熱已去也。”③將近。《外台秘要》序：“凡古方纂得五六十家，新撰者向數千卷。”④趨向。《溫病條辨》敘：“好學之士，咸知向方。”⑤從前。《丹溪翁傳》：“乃悉心焚棄向所習舉子業。”

信 ①守信用；實踐諾言。《左傳・宣公二年》：“賊民之主，不忠；棄君之命，不信。”②果真；確實。《華佗傳》：“若妻信病，賜小豆四十斛，寬假限日。”③信從；相信。《史記・扁鵲倉公列傳》：“信巫不信醫，六不治也。”④任意；聽任。《荀子・哀公》：“故明主任計不信怒，闇主信怒不任計。”⑤連宿；兩夜。引申爲兩天。《鑒藥》：“予受藥以餌，過信而骽能輕，痺能和，涉旬而苛癢絶焉。”

尋 ①古代長度單位，一般爲八尺。《與崔連州論石鐘乳書》：“況鐘乳直產於石，石之精麁疎密，尋尺特異。”②探求。《傷寒論・序》：“若能尋余所集，思過半矣！”③尋找；追尋。《傷寒論・傷寒例》：“尋其邪由，及在腠理，以時治之。”④延伸；連續不斷。《中藏經・陰陽大要調神論》：“水火通濟，上下相尋。”⑤不久；隨即。《華佗傳》：“士大夫不耐痛癢，必欲除之。佗遂下手，所患尋差，十年竟死。”

呷 ①吸而飲，即小口喝。《溫熱論》（外感溫熱篇）：“兩味煎湯，呷下即止。”②咳嗽聲。《諸病源候論・咳嗽病諸候》：“痰氣相擊，隨嗽動息，呼呷有聲，謂之呷嗽。”

焮 ①燒灼。《外科正宗・癰疽陽癥歌》：“七日之間多焮痛，二七之間膿漸慢。”②熾盛。《素問病機氣宜保命集・眼目論》：“如大便秘，焮氣未定，依方服之。”③色鮮紅。《醫宗金鑒・傷寒心法要訣・頤毒》：“高腫焮紅痛為順，反此神昏命必傾。”

癇 ①病證名。癲癇。《冷廬醫話・針灸》：“嘗見有癇癥挾虛，因針而轉劇。”②病證名。驚風。《幼幼集成・錄諸家驚風論》：“急慢驚風，古人所謂陰陽癇也。”③病證名。子癇。《沈氏女科輯要箋正・妊婦似風》：“或腰背反張，時昏時醒，名為痙，又名子癇。”

翕 ①收縮，斂息。《詩經·小雅·大東》："唯南有箕，載翕其舌。"《韓非子·喻老》："將欲翕之，必固張之。"②合，聚。《詩經·小雅·常棣》："兄弟既翕，和樂且湛。"③安鎮。《溫病條辨·胞胎論二》："專翕純靜，翕攝陽動之太過。"④熾熱。《脈經·平郁冒五崩漏下經閉不利腹中諸病證》："氣歷陽部，面翕如醉。"《素問·陰陽應象大論》："炎上翕艷，火之性也。"⑤吸。《幼幼集成·胎病論》："故六淫外襲，則感而致病，翕受之理也。"

翕翕 ①如羽毛覆蓋在身，感覺微熱。《傷寒論·辨太陽病脈證並治上篇》："淅淅惡風，翕翕發熱。"②象聲詞。《針灸大成·任脈經穴主治·考正穴法》："喉中翕翕如水雞聲。"③汗出的樣子。《醫宗金鑒·幼科雜病心法要訣·汗證總括》："虛者汗出翕翕，發熱惡寒。"④不斷。《諸病源候論·虛勞骨蒸候》："翕翕思水，口唾白沫。"

齘 磨牙。《金匱要略·痙濕暍病脈證並治第二》："痙為病，胸滿，口襟，臥不著席，腳攣急，必齘齒，可與大承氣湯。"

渫 ①除去污穢。《周易·井卦》："九三，井渫不食，為我心惻。"②中醫治法之一。《儒門事親·汗吐下三法該盡治病詮》："炙、蒸、熏、渫、洗、熨、烙、針刺、砭射、導引、按摩，凡解表者，皆汗法也。"③渙散。枚乘《七發》："精神越渫，百病鹹生。"

焮 ①腫痛。《醫宗金鑒·外科心法要訣·腫痛治法》："不發熱，不焮痛，不腫高，不作膿。"②腫起。《醫宗金鑒·外科心法要訣·疥瘡》："焮腫作痛，破津黃水，甚流黑汁。"

酗 ①沉迷於酒，發酒瘋。

眩 ①兩目昏黑發花。《本草綱目·百病主治藥下·天麻》："頭風眩運，消痰定風。"②迷惑，迷亂。③眩暈。《針灸甲乙經》："邪在心，則病心痛，善悲，時眩仆。"④通"炫"。

Y

演 ①水長流。《文選·木華〈海賦〉》："爾其爲大量也，則南澰朱崖，北灑天墟，東演析木，西薄青徐，經途瀴溟，萬萬有餘。"②拓展；推演。《傷寒論》序："觀今之醫，不念思求經旨，以演其所知，各承家技，終始順舊。"③闡發；引申。《黃帝內經素問注》序："及乎近代諸家，尤不過順文敷演，而難者仍未能明，精處仍不能發。"

衍 ①水廣布或長流。《素問·氣交變大論》："泉湧河衍。"②推演；擴展。《易·繫辭上》："大衍之數五十，其用四十有九。"③大；多。《類經》序："此其故，正以經文奧衍，研閱誠難。"④指動植物繁衍。《管子·八觀》："薦草多衍，則六畜易繁也。"⑤多餘。特指文章中因傳寫錯誤而多出字句，衍文。《素問·上古天真論》：林億注新校正云："詳'被服章'三字疑衍。"

業 ①古代懸鍾磬用的大木版。《詩・周頌・有瞽》："設業設虡。"②寫字用的業版。《禮記・玉藻》："父命呼，唯而不諾。手執業，則投之。"③學業。《丹溪翁傳》："乃悉焚棄向所習舉子業。一於醫致力焉。"④職業。《華佗傳》："以醫見業，意常自悔。"⑤以……爲業；從事於。《類經》序："奈何今之業醫者，亦置《靈》《素》於罔聞。"⑥已經。《類經》序："宋臣高保衡等敘業已闢之。"

已 ①完畢。《丹溪翁傳》："乃以法大吐之，吐已，病如失。"②痊癒。《靈樞・邪氣藏府病形》："得其相生之脈，則病已矣。"③已經。《丹溪翁傳》："時翁已有醫名，羅故知之。"④隨後；不久。《華佗傳》："已故到譙，適值佗見收，怱怱不忍從求。"⑤同"以"。表示時間、方位、數量的界限。《靈樞・邪氣藏府病形》："身半已上者邪中之也，身半已下者濕中之也。"

益 ①"溢"的古字。水從器中漫出。《呂氏春秋・察今》："澭水暴益。"②增加；補助。《大醫精誠》："若盈而益之，虛而損之。"③進一步。《丹溪翁傳》："翁不自滿足，益以三家之說推廣之。"④有益。《丹溪翁傳》："若翁者，殆古所謂直諒多聞之益友。"⑤副詞。更加。《丹溪翁傳》："於是，翁之醫益聞。"⑥逐漸；漸漸。《丹溪翁傳》："益聞道德性命之說。"

藝 ①種植。《書・禹貢》："淮沂其乂，蒙羽其藝。"②技藝；才能。《大醫精誠》："故醫方卜筮，藝能之難精者也。"③指禮、樂、射、禦、書、數六種古代教學科目。《禮記・學記》："不興其藝，不能樂學。"④指經籍。《論衡・藝增》："言審莫過聖人，經藝萬世不易。"

因 ①依靠；憑藉。《素問・生氣通天論》："是故陽因而上，衛外者也。"②接著。《華佗傳》："體中不快，起作一禽之戲，沾濡汗出，因上著粉，身體輕便。"③於是；就。《史記・扁鵲倉公列傳》："言未卒，因噓唏服臆，魂精泄橫。"④依照；根據。《史記・扁鵲倉公列傳》："因五藏之輸，乃割皮解肌，訣脈結筋。"⑤由於。《素問・生氣通天論》："因於露風，乃生寒熱。"

淫 ①過度；無節制。《秦醫緩和》："陰淫寒疾，陽淫熱疾，風淫末疾，雨淫腹疾。"②久雨。《素問・五運行大論》："其眚淫潰。"③放縱；恣肆。《左傳・昭公六年》："制爲祿位以勸其從，嚴斷刑罰以威其淫。"④謂運行失其常度。《素問・四時逆從論》："凡此四時刺者，大逆之病，不可不從也。反之，則生亂氣，相淫病焉。"⑤邪惡；奸邪。《素問・上古天真論》："淫邪不能惑其心。"⑥亂雜；淫靡不正。《秦醫緩和》："於是有煩手淫聲，慆堙心耳，乃忘平和。"

魘 ①夢中驚駭，噩夢。《神農本草經》："久服，不夢寤魘寐。"②魘死，昏迷。《針灸大成・捷要灸法》："一切急魘暴絕，灸足兩大趾內，去甲一韭葉。"③魘魅。一種迷信方法。

窅 ①深目。《說文・目部》："窅，深目也。"②深陷。《靈樞・水脹》："按其腹，窅而不起。"③深遠。南朝齊謝朓《遊敬亭山》："緣源殊未極，歸徑窅如迷。"

暍 ①中暑，傷暑。《金匱要略・痙濕暍病脈證治》："太陽中暍，發熱惡寒，身重而疼痛。"②熱邪之一。《儒門事親・霍亂吐瀉死生如反掌說》："風濕暍三氣合而成霍亂。"③病證名。《醫宗金鑒・刪補名醫方論・白虎人參湯》："身熱而渴者，暍是也。"《傷寒論·辨痓濕暍病脈證並治篇》："傷寒所致太陽病，痓、濕、暍，此三種。"

瘖 ①啞，不能說話。《素問·奇病論》："人有重身，九月而瘖，此為何也?"②瘖啞。蘇軾《司馬君實獨樂員》："撫掌笑先生，年來笑瘖啞。"

鞕 (一)［yìng］①"硬"的異體字。《靈樞·平痓濕暍脈證》："若其人大便鞕，小便自利者。"②大便秘結。《瘟疫論·註意逐邪勿拘結糞》："設引經論，初鞕後必塘，不可攻之句，誠千古是弊。"③緊繃。《景嶽全書·脈神章》："弦脈，按之不移，鞕如弓弦。"④脹悶。《傷寒論·辨太陽病脈證並治》："日晡所小有潮熱，從心下至少腹鞕滿而痛不可近者，大陷胸湯主之。"(二)［gěng］同"梗"。梗塞，阻礙。《靈樞·寒熱論》："暴瘖氣鞕，取扶突與舌本出血。"

傴 ①駝背。《素問·刺禁論》："刺脊間中髓為傴。"②彎腰。《金匱發微》："問起病因，則為寒夜傴僂制裘。"

菀 (一)［yù 或 yùn］①通"蘊"，郁結，積滯。《素問·生氣通天論》："大怒則形氣絕，而血菀於上，使人薄厥。"(二)［wǎn］①茂盛。《詩經·大雅·桑柔》："菀彼桑柔，其下候旬。"②紫菀。中藥名。

燠 ①熱。《素問·六元正紀大論》："其運熱，其化喧暑郁燠，其變炎烈沸騰，其病熱郁。"②暖。《金匱要略心典》："不在溫腎以散寒，而在燠土以勝水。"

噦 ①干嘔。《傷寒論·辨陽明病脈證並治》："以其人本虛，攻其熱必噦。"②呃逆。《靈樞·口問》："氣並相逆，復出於胃，故為噦。"

慍 ①惱怒。《國語·楚語下》："夫民心之慍也，若防大川焉。潰而所犯必大矣。"②通"蘊"，蘊蓄。

慍慍 ①不舒暢。《素問·玉機真藏論》："太過則令人逆氣，而背痛慍慍然。"②郁伏。《素問·至真要大論》："夫所勝者，勝至已病，病已慍慍，而復已萌也。"③同"隱隱"。《千金要方·堅癥積聚》："手心中慍慍如有蟲狀。"

Z

知 ①了解。《史記·扁鵲倉公列傳》："長桑君亦知扁鵲非常人也。出入十餘年，乃呼扁鵲私坐。"②辨識。《史記·扁鵲倉公列傳》："簡子疾，五日不知人。"③知覺。《華佗傳》："須臾便如醉死，無所知，因破取。"④主持。《外台秘要》序："久知弘文館圖籍方書等，繇是覩奧升堂。"⑤病癒。《金匱要略·消渴小便利淋病脈症·栝蔞瞿麥丸方》："飲服三丸，日三服。不知，增至七八丸，以小便利，腹中溫爲知。"⑥照顧；照管。《傷寒論》序："而進不能愛人知人，退不能愛身知己。"⑦"智"古字。《漢書·張禹傳》："是兒多知，可令學經。"

支 "肢"的古字。《華佗傳》："縣吏尹世苦四支煩，口中乾，不欲聞人聲。"②繁瑣。《與伯修書》："弟謂永明一向只道此事是可以明得的，故著《宗鏡》一書，極力講解，而豈知愈講愈支，愈明愈晦乎?"③支撐；涉及。《靈樞·邪氣藏府病形》："胃脘當心而痛，上支兩脅，膈噎不通。"④阻塞。《素問·六氣正化大論》："厥陰所至爲支痛，少陰所至爲驚惑、惡寒、戰慄、譫妄。"⑤地支。《清史稿・時憲誌四》："支，子、丑、寅、卯、辰、巳、午、未、申、酉、戌、亥。"

植 ①戶植。門外閉時用以加鎖的中立直木。《墨子・非儒下》："季孫與邑人爭門關，決植。"②木柱。《墨子・備城門》："城上百步一樓，樓四植，植皆爲通舄。"③直立。《養生論》："壯士之怒，赫然殊觀，植髮衝冠。"④建立。《呂氏春秋・知度》："凡朝也者，相與召理義也，相與植法則也。"⑤種植。引申爲生長。《莊子・外物》："草木之倒植者過半而不知其然。"

止 ①足；腳。後通作"趾"。《漢書・刑法志》："當斬左止者，笞五百。"②居住。《華佗傳》："止宿交接，中間三日發病，一如佗言。"③至；到。《華佗傳》："府吏兒尋、李延共止，俱頭痛身熱，所苦正同。"④終止；睡眠。《靈樞・營衛生會》："故氣至陽而起，至陰而止。"⑤語氣詞。《史記・扁鵲倉公列傳》："不出千里，決者至衆，不可曲止也。"⑥阻止。《戰國策・齊策三》："孟嘗君將入秦，止者千數而弗聽。"

旨 ①味美；美味。《禮記・學記》："雖有嘉餚，弗食，不知其旨也。"②美；美好。《書・說命中》："王曰：'旨哉！說乃言惟服。'"③意圖；宗旨。《丹溪翁傳》："爲之敷揚三家之旨，而一斷於經。"④上級的命令；尊長的指示。《後漢書・曹褒傳》："今承旨而殺之，是逆天心，順府意也。"⑤特指皇帝的詔書、命令。《漢書・孔光傳》："數使錄冤獄，行風俗，振贍流民，奉使稱旨。"

致 ①招致；導致。《丹溪翁傳》："其論藏腑氣化有六，而於濕熱相火三氣致病爲最多。"②給予。《丹溪翁傳》："甯歉於己，而必致豐於兄弟。"③使。《不失人情論》："譽之則蹠可爲舜，毀之則鳳可作鴞，致懷奇之士，拂衣而去。"④獲得；配製。《漢書・藝文志・方技略》："辯五苦六辛，致水火之齊。"⑤達到。《黃帝內經素問注》序："濟羸劣以獲安者，非三聖道，則不能致之矣。"⑥通"至"。極。《中藏經・陰陽大要調神論》："死生致理，陰陽中明。"

治 ①治理；管理。《丹溪翁傳》："翁爲直陳治道。"②主宰；統管。《類經》序："藏府治內，經絡治外。"③安定；太平。《儒門事親・汗下吐三法該盡治病詮》："如世已治矣，刑措而不用。"④特指血脈、精神等正常。《史記・扁鵲倉公列傳》："血脈治也，而何怪？"⑤舉行。《史記・扁鵲倉公列傳》："國中治穰過於衆事。"⑥整理。《丹溪翁傳》："遂治裝出遊。"⑦配製方藥。《丹溪翁傳》："即命人治人參膏。"

誅 ①指責。《醫學源流論》："而醫者之罪已不可勝誅矣。"②攻伐；討伐。《儒門事親・汗下吐三法該盡治病詮》："及其有病，當先誅伐有過。"③殺戮。《孟子・梁惠王下》："聞誅一夫紂矣，未聞弒君也。"

卒 ①步兵，後泛指士兵。《靈樞・玉版》："禁止士卒無白刃之難者，非一日之教也。"②終；完成。《漢書・藝文志》序："會向卒，哀帝復使向子侍中奉車都尉歆卒父業。"③悉；全部。《靈樞・百病始生》："余固不能數，故問先師，願卒聞其道。"④死，上古特指諸侯大夫的死。《左傳・僖公三十二年》："冬，晉文公卒。"⑤通"猝"。匆忙；迅即。《靈樞・四時氣》："轉筋於陽治其陽，轉筋於陰治其陰，皆卒刺也。"⑥通"猝"。突然。《傷寒論》序："卒然遭邪風之氣。"

⑦草率。《素問・徵四失論》："卒持寸口，何病能中?"

皶 ①面部所生的粉刺。《素問・生氣通天論》："勞汗當風，寒薄為皶，郁乃痤。"②鼻子上生的小瘡。《神農本草經》："主五內邪氣，胃中熱氣，面赤，酒疱皶鼻。"

瘵 ①病。《千金要方・序》："疴瘵萌起。"②大病，難治的病。《儒門事親・汗下吐三法該盡治病詮》："必欲去大病大瘵，非吐汗下未由也已。"③癆病。指肺病，特指肺結核。《丹溪心法・癆瘵》："臟中有蟲嚙心肺間，名曰瘵疾。"④凋敝，疾苦。《杜工部草堂詩・壯遊》："大軍載草草，凋瘵滿膏肓。"

鑿 (一)［záo］①打孔，挖通。《靈樞・刺節真邪》："善穿地者，不能鑿凍。"②開創。《儒門事親・五苦六辛》："征君大服其識見深遠，鑿昔人不傳之妙。"③除掉。《幼幼集成・傷食證治》："一邊重者，只補足輕之一邊，決不鑿去馬子。"(二)［zuò］①呆板。《景嶽全書・論傷寒古治法》："然病有不同，證有多變，故不可以一定之法，鑿鑿為拘。"②確實。《景嶽全書・病家兩要說》："道聞數語，謂非鑿鑿有憑。"

煠 ①灼燙。《蘭室秘藏・口齒論》："以勺抄在口中，煠痛處，待少時則止。"《丹溪心法・腳氣》："右煎湯煠洗。"②泡浸。《本草綱目・冬青》："其嫩芽煠熟水，浸去苦味。"③食物放入油或水中，一沸而出。唐《劉恂・嶺表異錄下》："水母……先煮椒桂，或豆蔻生姜，縷切而煠之。"

怔 (一)［zhèng］①發呆，發楞。(二)［zhēng］怔忡①心悸。宋楊億《天貺殿碑》："伏紙怔忡。"②病名。患者心跳劇烈。《素問玄機原病式》："心中躁動，謂之怔忡。"

蹠 ①腳掌，足跟。②踐，踩。屈原《九章・哀郢》："心嬋媛而傷懷兮，眇不知其所蹠。"③人名。同"跖"。春秋戰國時奴隸起義領袖，曾被誣為大盜。《醫宗必讀・不失人情論》："譽之則跖可為舜，毀之則鳳可為鴞。"

瘈 (一)［zhì］①瘋狂，特指狗發瘋。②拘急。《靈樞・周痹》："其瘈堅轉，引而行之。"《千金要方・瘿瘤》："寤寐不安，身體瘈縮。"(二)［chì］通"瘛"。①病名，筋脈痙攣。《素問・玉機真臟論》："病筋脈相引而急，病名曰瘛。"②瘈瘲(chì zòng)。驚風病。又稱癇疾。病狀手足痙攣。《素問・診要經終論》："太陽之脈，其終也，戴眼，反折，瘈瘲。"《傅青主女科・汗出》："因而遇風，變為瘛瘲者有之。"《臨證指南醫案・瘧》："三焦皆閉，神昏瘛瘲有諸。"按：拘急為瘈，弛緩為瘲，二字連用指抽搐。

痓 ①痙攣。《素問・厥論》："發喉痹，嗌腫，痓，治主病者。"②同"痙"。《素問・厥論》："肺移熱於腎，傳為柔痓。"

濯 (1)洗。《婦人大全良方・產難門》："若臨月洗頭濯足，亦致產難。"
(2)濯濯。①脈跳動的樣子。《章太炎醫論・論急性粟粒結核證》："始發於頸如大豆，浮在脈中，濯濯脈轉，苦驚惕。"②水激蕩的聲音。《素問・氣厥論》："水氣客於大腸，疾行則鳴濯濯，如囊裹漿。"③寒顫的樣子。《針灸甲乙經・五臟傳病發寒熱》："寒濯濯，心煩，手臂不仁。"

瘇 ①同"尰"。指足腫。《靈樞・水脹》："陰股間寒，足脛瘇，腹乃大。"